中华放射学病例集锦

第一辑

金征宇 刘士远 徐 克 ◎ 主编

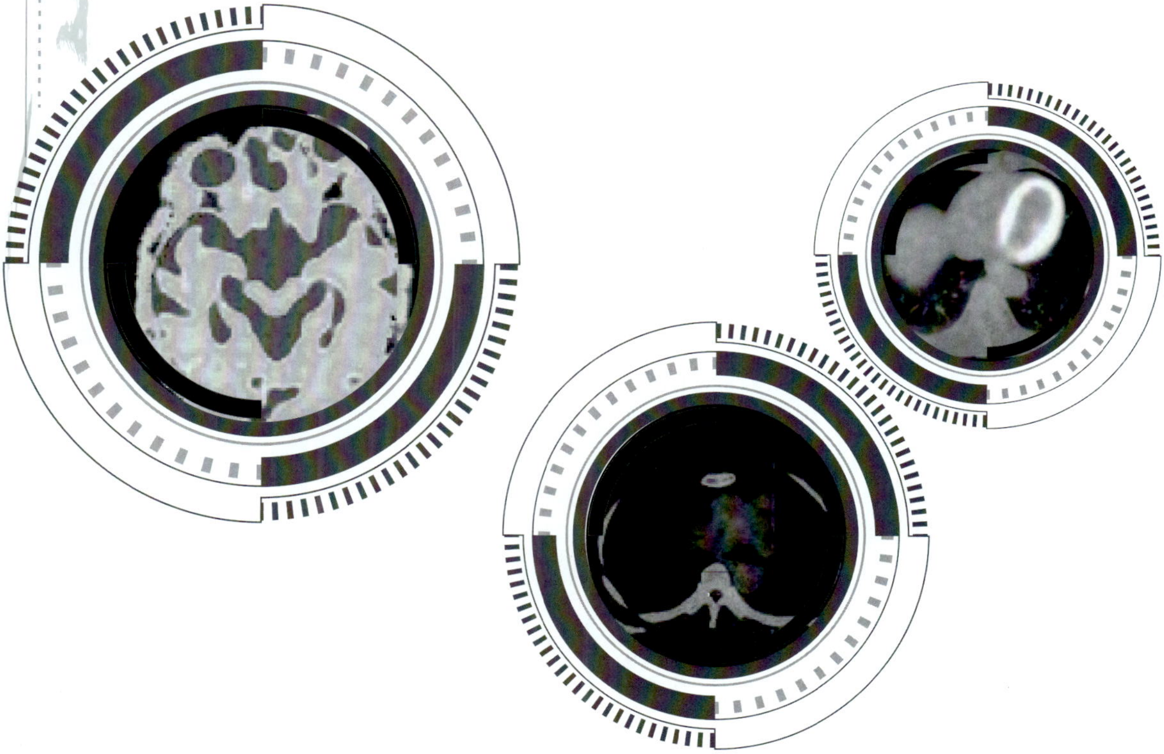

科学技术文献出版社
SCIENTIFIC AND TECHNICAL DOCUMENTATION PRESS
·北京·

图书在版编目（CIP）数据

中华放射学病例集锦. 第一辑 / 金征宇，刘士远，徐克主编. —北京：科学技术文献出版社，2019. 11

ISBN 978-7-5189-5530-5

Ⅰ. ①中… Ⅱ. ①金… ②刘… ③徐… Ⅲ. ①放射医学—病案—汇编—中国 Ⅳ. ① R81

中国版本图书馆 CIP 数据核字（2019）第 087719 号

中华放射学病例集锦（第一辑）

策划编辑：张　蓉　　责任编辑：张　蓉　巨娟梅　　责任校对：文　浩　　责任出版：张志平

出 版 者　科学技术文献出版社
地　　址　北京市复兴路15号　邮编 100038
编 务 部　（010）58882938，58882087（传真）
发 行 部　（010）58882868，58882870（传真）
邮 购 部　（010）58882873
官方网址　www.stdp.com.cn
发 行 者　科学技术文献出版社发行　全国各地新华书店经销
印 刷 者　北京地大彩印有限公司
版　　次　2019 年 11 月第 1 版　2019 年 11 月第 1 次印刷
开　　本　787 × 1092　1/16
字　　数　306千
印　　张　16.75
书　　号　ISBN 978-7-5189-5530-5
定　　价　138.00元

第一主编简介

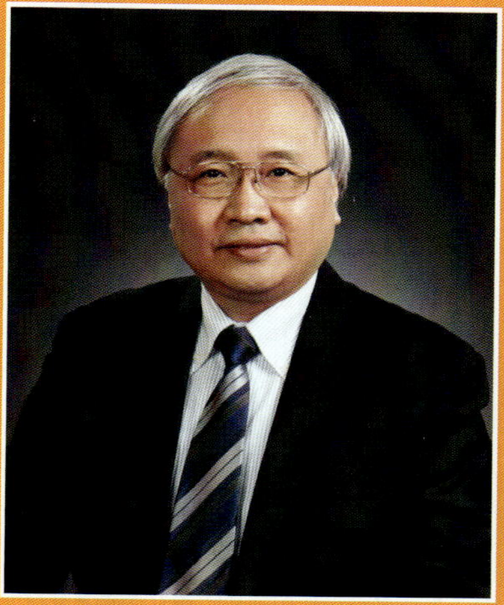

金征宇

主任医师，教授，博士研究生导师、博士后导师。中国医学科学院北京协和医院放射科主任。北京协和医学院影像医学与核医学系系主任。

专业团体任职

现任中华医学会理事、中华医学会放射学分会主任委员、中国医师协会放射医师分会候任会长、中国医学装备协会副理事长、中国医学装备协会磁共振应用专业委员会主任委员等。担任《中华放射学杂志》副总编辑/常务编委、《中国医学影像技术杂志》《介入放射学杂志》《磁共振成像杂志》等杂志副主编，《实用放射学杂志》《放射学实践杂志》《中国循环杂志》等杂志编委。

主要荣誉

2008年被卫生部授予“突出贡献中青年专家”荣誉称号；2012年荣获第八届中国医师奖；2014年荣获北美放射学会（RSNA）颁发的荣誉会员，成为中国第四位获此殊荣的放射学专家；2016年荣获日本放射学会（JRS）颁发的荣誉会员；2016年获得国务院政府特殊津贴；2017年受邀出任亚太放射学会执行委员；2017年获得第十八届吴阶平-保罗•杨森医学药学奖；荣获欧洲放射学（ESR）颁发的荣誉会员、美国伦琴射线放射学会（ARRS）会员、欧洲心血管和介入放射学会（CIRSE）会员、北美放射学会（RSNA）终身荣誉会员、日本放射学会（JCR）终身荣誉会员。

编委会

序言

大数据、人工智能时代如滚滚洪流，以前所未有之速度向我们疾驰而来。影像学黑白图像中蕴藏的万千信息，正是人工智能最好的突破口。现阶段，人工智能已经成为各国放射学会共同的热门主题，医学影像信息系统（PACS）嵌入式的人工智能产品更是层出不穷。影像学界对人工智能的认知已经使人工智能成为影像科医生的好帮手。它可以将影像科医生从简单重复劳动中解脱出来，集中精力分析病例，最大限度地体现医生的价值。

不积跬步无以至千里。在实际工作中，影像科医生需要有扎实的临床基本功，见微知著的影像分析能力，随访病理患者的总结反思能力，以及使自身技能不断螺旋上升的学习能力。《中华放射学病例集锦（第一辑）》集全国各地放射学界之精华，覆盖全身各系统，从临床情况和影像学表现出发，抽丝剥茧分析病例，提出鉴别诊断，指出每个鉴别诊断的异同，最后给出病理结果及经验总结。

这种递进式的编写结构再现了临床真实场景，极大启发了读者的独立思考能力，体现了编者的良苦用心。值得一提的是，编者从每个病例出发，并抓住关键词以表格形式总结各疾病鉴别点，言简意赅，清晰明了，传递了深邃的影像诊断思维。

在人工智能时代的今天，中华放射学会主任委员金征宇教授组织全国知名专家，无私贡献珍贵病例资料，希望此书能唤起所有影像人的初心，为患者提供更精准的诊疗服务！

戴建平

前言

放射医学在疾病的诊断和治疗中发挥着十分重要的作用。伴随影像技术日新月异的发展，临床医师越来越依赖于影像学检查及影像医师的诊断。影像医师不但要从黑白影像中抽丝剥茧发现可疑病变，更需要将患者的临床信息与影像结果进行匹配，做出正确的影像诊断，最大限度地为临床诊断提供线索。本书收录了来自全国各地的影像病例，这些病例临床资料详实，影像分析详尽，极具代表性。我非常荣幸能够与中华放射学分会全体专家一起撰写这本病例集锦，为放射界工作添砖加瓦，略尽自己的绵薄之力。

本书分为8章，覆盖全身各个系统，包含68个临床病例， 514幅放射图片，从临床某一具体病例出发，不但详细阐述、总结该病例的影像学表现，更增加了该病例详尽的临床信息。内容紧密结合临床，方法侧重总结凝练，是本书有别于其他放射影像书的特色之处。本书完善了传统影像学书籍缺乏详细临床资料的不足之处，力求让读者在临床信息基础上，通过实际病例，切实地建立对某一疾病的放射影像诊断思维，掌握该疾病的影像诊断及鉴别诊断关键点，举一反三、触类旁通、事半功倍。博学而不穷，笃行而不倦，不断学习与积累珍贵病例，有益于放射科医师提升自身业务水平，真诚希望广大读者能从此书中受益。

乘众人之智，则无不任也；用众人之力，则无不胜也！《中华放射学病例集锦（第一辑）》的顺利编写得益于中华医学会放射学分会各影像学组及放射界同仁的精诚合作，为本书各个病例提供了宝贵、详细的临床资料和影像解析，确保了此书的高学术水平。同时，在本书编写的过程中更是离不开各位编者的辛勤劳动和无私奉献，让繁杂的编写工作更加顺利。在此一并表示衷心感谢！最后，本书的出版更是为即将召开的中华医学会第26次全国放射学学术大会献上的一份衷心的祝福！

由于编者水平及时间有限，难免出现不足与纰漏之处，恳请大家提供宝贵意见，以便日后改正。

金征宇

目录

Contents

第一章 神 经

第二章　头颈部

第三章　心胸系统

第六章 介入系统

第一章
神　经

病例1　脑内弥漫白质病变

老年男性，行走不稳5年，尿失禁、智力减退3年

临床情况

患者男性，71岁。行走不稳5年，尿失禁、智力减退3年；症状逐渐加重，有波动（每2~3个月出现1次加重，每次持续10天）。起病住院后发现糖尿病；家族中多人有类似表现。查体：神清，构音不清，表情少，查体部分遵嘱，定向力、理解力、记忆力、计算力减退。四肢肌张力增高，肌力5级，双手可见静止性及姿势性震颤，双上肢腱反射减低；双手轮替动作笨拙，指鼻、跟膝胫查体不配合；起身动作迟缓，行走身体前倾，步伐小、步速慢，伴随动作少。

影像检查

头部磁共振常规扫描（图1-1）。

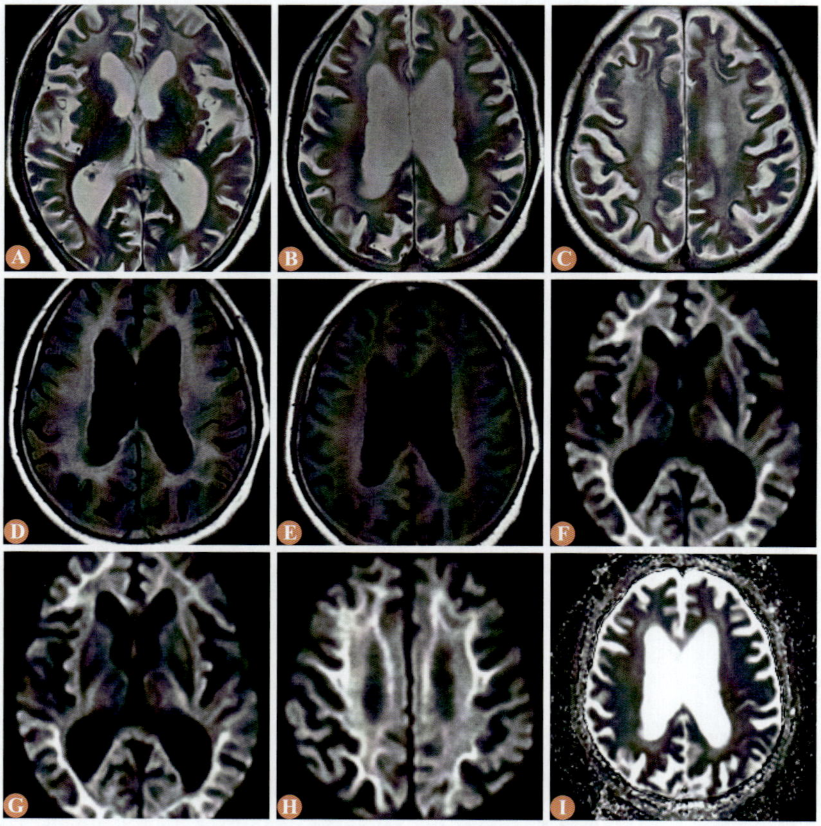

图1-1　A~B.轴位MR T_2WI；C.轴位FLAIR；D.轴位FLAIR；E.轴位MR T_1WI；F~H. DWI；I.ADC；检查显示双侧大脑半球弥漫萎缩，脑回变薄，脑沟增宽。皮层下白质弥漫性异常信号。T_2WI（图A、图B）和FLAIR（图C）序列呈高信号，T_1WI（图D）上呈低信号。DWI（图E~图G）显示大脑半球皮髓质交界处广泛连续的高信号，ADC（图H）显示弥散受限不明显。T_2WI（图I）未见明确微出血灶

老年人弥漫对称性脑白质病变的基本鉴别诊断

1. 脑小血管病

- 临床特征：缺血和（或）出血卒中、认知功能下降和精神情感异常、步态异常、尿便障碍。
- 影像特征：新发皮层下小梗死，多发腔隙灶，弥漫白质高信号（推测为血管源性的），多发扩大的血管周围间隙，多发微出血灶及脑萎缩，常同时具备上述多项异常。
- 本例考虑脑小血管病的符合点和不符合点：

  符合点：弥漫性白质高信号，脑萎缩，老年人（脑血管病发病率最高），糖尿病（脑血管病高危因素），临床表现（认知、步态、尿便异常）；

  不符合点：脑小血管病除了白质病变，多伴有新发小梗死，腔隙灶，微出血灶，上述改变本例均未见。脑小血管病未见有关大脑半球皮髓交界区DWI曲线状高信号的报道。

2. 获得性代谢（或）中毒疾病

- 临床特征：急性或亚急性发病，多有明确的中毒或代谢病相关病史。
- 影像特征：脑内对称性病变。
- 本例考虑获得性代谢（或）中毒性疾病的符合点和不符合点：

  符合点：弥漫脑白质病变，双侧对称，

  不符合点：获得性代谢病（如肝性脑病、肾性脑病、维生素缺乏）或中毒疾病多有明确病史，急性或亚急性起病。本例不符。

3. 成年人起病的遗传代谢病

- 临床表现：复杂多样。
- 影像特征：脑内弥漫性白质异常，双侧对称。
- 本例考虑成年人起病遗传代谢病的符合点和不符合点：

  符合点：弥漫脑白质病变，双侧对称。目前除了佩梅病没有成人型外，其他遗传代谢脑病多数可以成年人发病，存活期10~30年，所以各年龄节段均有，中老年患者可见。

  不符合点：年龄偏大。尚未见遗传代谢病有大脑半球皮髓交界区DWI曲线状高信号的报道。

  遗传代谢病很多亚型，病变多样，表现复杂，诊断需要影像、临床、实验室检查、病理和基因学检查综合确诊。

4. 神经变性病（AD、多系统萎缩、进行性核上性麻痹、路易体痴呆、FTD等）

- 临床特征：认知功能下降、步态异常。

- 影像特征：弥漫或局限性的脑萎缩。不同亚型萎缩分布略有差别。
- 本例考虑神经变性病的符合点和不符合点：

  符合点：老年人，弥漫脑萎缩，认知功能下降（痴呆）；

  不符合点：上述变性病的白质高信号一般较轻（合并脑小血管病时病变可明显），DWI上一般无高信号。

5. 神经元包涵体病

- 临床特征：步态异常、痴呆、排尿异常。
- 影像特征：脑萎缩、弥漫脑白质病变、大脑半球皮髓交界区连续的DWI曲线状高信号。
- 本例考虑神经元包含体病的符合点和不符合点：

  符合点：临床表现符合（行走不稳5年，尿失禁、智力减退3年）。影像特征符合（弥漫脑萎缩、皮层下白质高信号、皮髓质交界弥漫连续的曲线状DWI高信号）；

  不符合点：无。

老年人弥漫对称性脑白质病变五种主要疾病的鉴别诊断（表1-1）。

表 1–1　老年人弥漫对称性脑白质病变五种主要疾病的鉴别诊断

鉴别点	脑小血管病	获得性代谢/中毒	成年人起病的遗传代谢病	神经变性病	神经元核内包涵体病
发病率	常见	少见	罕见	常见	罕见
临床表现	卒中、认知减退、步态异常等	复杂多样	复杂多样	认知减退、步态异常	认知减退、步态异常、排尿障碍
病史	脑血管病高危因素	代谢或中毒相关病史	可能有家族史		部分可有家族史
特征性影像	小梗死、腔隙灶、微出血灶	双侧对称性病变	双侧对称性病变	弥漫或特定部位的萎缩，少数完全无特征	DWI上皮髓交界区连续的曲线状高信号

本例病理结果及经验总结

本例老年男性，慢性起病，进行性加重的步态异常、认知功能下降和尿失禁，症状有波动性。磁共振显示弥漫性脑萎缩，皮层下白质高信号及皮髓交界处广泛连续的DWI高信号，临床和影像均符合典型的神经元包涵体病（neuronal intranuclear hyaline inclusion disease，NIID）表现。

NIID是以一种慢性退行性的神经变性病，以中枢和外周神经系统以及内脏器官内嗜酸性透明包涵体为特征。分为未成人型（儿童、青少年）和成人型，后者又可分为散发型和家族型。散发性发病年龄相对较大，以痴呆为首发和最主要的临床表现（94.7%）。

家族型以痴呆为首发症状者，发病年龄在40岁以上。以肢体乏力为首发症状者，发病年龄多为16~39岁，表现为下肢乏力，逐渐出现感觉障碍和自主神经功能障碍。病程在20年左右出现痴呆和白质病变。

NIID具有较为特征性的影像表现，表现为DWI上大脑半球皮髓质交界处的曲线状高信号。这种高信号局限于皮髓质交界区，初始多见于额叶，随者病情进展逐步扩散至整个大脑半球，且不随时间进展而消失，也不会深入到白质内。除了DWI上的高信号，T2WI/FLAIR上可见皮层下白质高信号，多双侧对称，随着病情进展，白质高信号也逐渐增多，但缺乏特异性，难以与其他白质病变区分。同时出现弥漫性的脑组织萎缩，表现脑回变薄，脑沟回扩大和脑室系统扩大。有少数病例临床上表现为亚急性起病，出现发热、头痛、呕吐和意识障碍，MRI上可出现局灶性水肿伴有强化。

DWI上皮髓交界区的曲线状高信号在散发性的病例中出现率100%，在家族型中为81.8%，这种高信号也不会随时间而消失。而且目前也尚未见其他疾病有类似报道。因此，这种影像表现可以作为特征性的影像标志物，一旦具有这种影像表现，即可疑诊NIID。本病的确诊依赖于皮肤活检和FMR1基因检测。

NIID目前没有有效的药物。治疗以对症支持治疗为主，如癫痫发作给予抗癫痫药物。周围神经受累给予营养神经治疗等。

（北京协和医院　李明利）

病例2　鞍区实性占位

老年男性，头痛、头晕、视物不清20天

临床情况

患者男性，60岁，头痛、头晕、视物不清20天。查血：神经元特异性烯醇化酶（NSE）36.95μg/L，垂体催乳素 19.01μg/L，癌胚抗原（CEA）2.69ng/ml，甲种胎儿球蛋白（AFP）2.23U/ml。自发病以来患者精神、食欲、睡眠较前变差，大小便正常。

影像检查

颅脑CT平扫+CTA及MRI平扫+增强（图1-2、图1-3）。

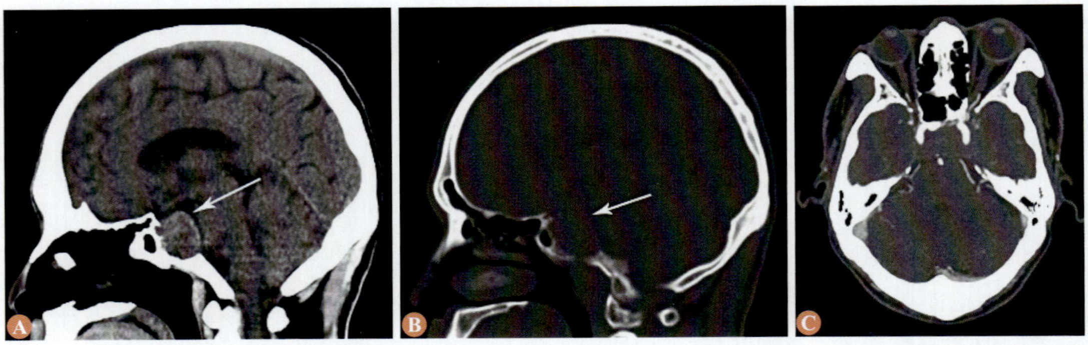

图1-2 A、B.头颅CT平扫软组织窗和骨窗；C.CTA检查（MIP）。鞍区可见一团块状稍高-低密度实性占位（箭头），边界清楚，邻近颅骨骨质破坏，CTA检查病变内未见肿瘤血管

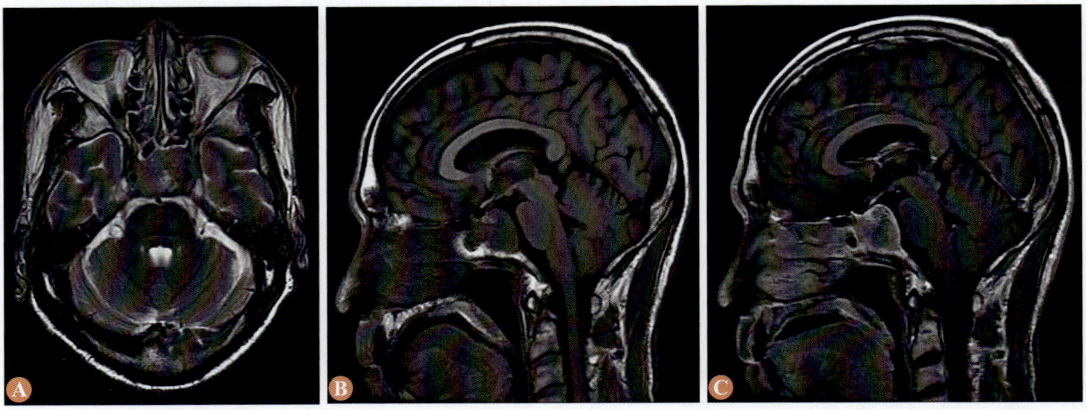

图1-3 A.轴位MR T_2WI平扫；B.矢状位MR T_1WI平扫；C.矢状位增强扫描。鞍区示一团块状占位性病变，在矢状位MR T_1WI上呈不均匀稍低信号影，在轴位T_2WI上呈稍高信号，增强后病变呈明显不均匀强化

鞍区占位的基本鉴别诊断

1. 转移瘤

- 临床特征：最常见为鼻咽癌颅内侵犯，其次为肺癌和乳腺癌转移，肿瘤标志物（CEA、NSE、SCC）升高。
- 影像特征：边界欠清，稍高-低密度实性占位，邻近骨质破坏；在MRI上T_1WI呈低信号，T_2WI呈高信号，增强后肿瘤中度-明显强化。
- 本病例考虑为转移瘤的符合点及不符合点：

  符合点：SCC升高，边界欠清，稍高-低密度实性占位，明显强化，邻近骨质破坏；

  不符合点：无既往肿瘤病史，无体重下降。

2.垂体腺瘤

- 临床特征：激素水平改变，相应内分泌症状。
- 影像特征：垂体结构消失，T_2WI稍高信号背景上散布高信号小泡影，即“小泡征”，是垂体瘤较为特征性MRI征象。肿瘤可以向上生长突破鞍膈，形成两头大中间细小的葫芦形，称为“束腰征”。

- 本病例考虑为垂体腺瘤的符合点及不符合点：
  符合点：垂体泌乳素升高；
  不符合点：无内分泌症状，垂体结构存在。

3. 脑膜瘤

- 临床特征：肿瘤占位效应（压迫周围组织）所引起的症状，无特异性。
- 影像特征：以钝角与硬脑膜呈宽基底相连，CT呈高密度，常引起邻近骨质增生，体积较大者可以包裹颈内动脉海绵窦段，易导致颈内动脉狭窄。CTA检查瘤体内可见较丰富肿瘤血管。在MRI上T_1WI呈等信号，少数呈低信号，T_2WI呈等信号或高信号，肿瘤信号均匀或不均匀，与瘤内含血管、钙化、囊变及纤维间隔有关。增强后肿瘤明显强化，40%脑膜瘤增强扫描会出现 “鼠尾征”。
- 本病例考虑为脑膜瘤的符合点及不符合点：
  符合点：视物不清，CT高密度；
  不符合点：未见肿瘤血管，无“鼠尾征”。

4.颅咽管瘤

- 临床特征：肿瘤占位效应（压迫周围组织）所引起的症状，无特异性。
- 影像特征：最有诊断意义的是CT上颅咽管瘤周边“蛋壳样”高密度钙化，几乎不侵及鞍底。MRI表现多种多样，取决于内容物成分。囊性颅咽管瘤囊液内含有胆固醇、角蛋白、血液，在MRI上T_1WI呈高信号，T_2WI呈低信号。实性颅咽管瘤及囊实性混杂颅咽管瘤的实性部分在T_1WI多呈等信号，T_2WI多呈等信号或高信号，少数含钙化、角质蛋白或散在骨小梁的病灶在T_1WI及T_2WI均呈低信号。
- 本病例考虑为颅咽管瘤的符合点及不符合点：
  符合点：明显强化；
  不符合点：肿瘤无钙化，侵及鞍底并骨质破坏。

鞍区占位四种主要疾病的鉴别诊断（表1-2）。

表1–2 鞍区占位四种主要疾病的鉴别诊断

鉴别点	转移瘤	垂体腺瘤	脑膜瘤	颅咽管瘤
临床症状及病史	既往肿瘤病史	相应内分泌症状	无特殊	无特殊
实验室检查	CEA、NSE、SCC等肿瘤标志物升高	垂体泌乳素升高	无特殊	无特殊
强化方式	中度–明显不均匀强化	实性部分明显强化，伴囊变、出血时强化不均匀	均匀/不均匀明显强化	瘤体实性成分及囊壁明显强化
特征表现	骨质破坏、神经垂体转移	“小泡征”、“束腰征”	“鼠尾征”	蛋壳样钙化

本例病理结果及经验总结：

最终病理结果：转移瘤。

本例患者为中老年男性患者，近期出现头痛、头晕、视物不清，肿瘤标志物NSE升高，病变位于鞍区，CT平扫呈稍高密度，颅底骨质破坏，但CTA检查瘤内未见肿瘤血管。本例虽然既往无肿瘤史，近期无体重下降，但依据其影像学表现及生物学行为，基本可排除颅咽管瘤、脑膜瘤、垂体瘤等鞍区常见疾病，须首先考虑转移瘤的诊断。最终病理证实为肺癌转移。需注意的是，泌乳素分泌是脉冲式的，一天当中分泌量会有所不同，而且，泌乳素的分泌要受到很多因素的影响，故轻度泌乳素升高的诊断价值有待商榷。

（广东省第二人民医院　江桂华）

病例3　基底节区囊实性占位

青年男性，突发抽搐1次

临床情况

患者男性，17岁，突发抽搐1次并伴有短暂昏迷。查体示：神清，精神稍差。右侧肢体肌力三级，左侧肢体肌力五级。

影像检查

脑部薄层扫描CT+三维重建（图1-4A）。

脑部MRI平扫+增强（图1-4B~D）。

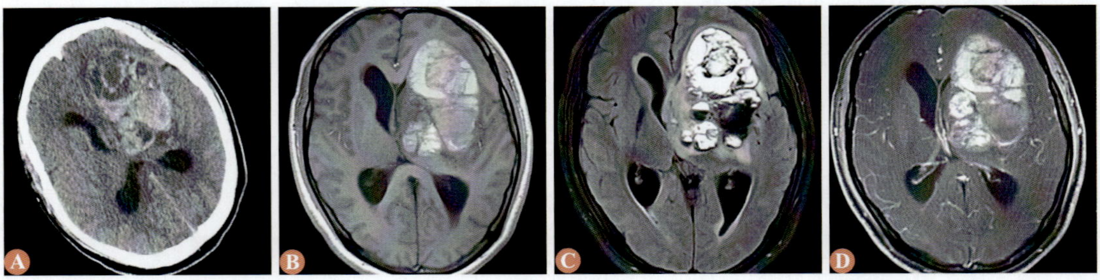

图1-4　A.轴位CT平扫显示左侧额颞岛叶、基底节区可见巨大高、低混杂密度肿块影，截面大小约为7.7cm×6.5cm×5.5cm。病灶呈囊实性，伴出血和少许钙化，灶周白质水肿。左侧脑室、三脑室受压，中线结构右移；B.轴位MR T_1WI显示左侧基底节区病灶呈高低混杂T_1信号；C.轴位MR T_2WI显示病灶以高低混杂T_2信号为主，周围少许白质水肿；D.轴位MR Gd-DPTA增强显示增强后实性部分可见强化。左侧额颞岛叶、基底节区可见囊实性占位性病变，形态欠规则，呈多分叶样。信号混杂，以等短T_1、高低T_2信号为主，可见多个液平分层样改变。增强后实性部分强化。瘤周可见水肿，右侧脑室及三脑室受压，幕上脑室系统梗阻扩张，中线结构向右侧移位

基底节区囊实性占位基本鉴别诊断

1. 胶质瘤

- 临床特征：最常见的颅内肿瘤，幕上大脑半球好发，多表现为头痛、颅内压增高、癫痫等症状。其中多型性黄色星形细胞瘤和毛细胞性星形细胞瘤多见于青少年及儿童。
- 影像特征：低级别胶质瘤相对边界清晰光滑，成分均匀，瘤周水肿轻。高级别胶质瘤形态不规则，可合并囊变、坏死及出血，增强后强化不均匀。瘤周水肿及占位效应较明显。
- 本病例考虑为胶质瘤的符合点及不符合点：

  符合点：基底节区为胶质瘤最为好发的部位之一。高级别胶质瘤可合并囊变、坏死及出血。

  不符合点：发病年龄不符，瘤周水肿相对较轻。

2. 淋巴瘤

- 临床特征：早期表现为头痛、呕吐等颅内高压表现，定位体征取决于病灶的部位与范围，可表现为肢体麻木、瘫痪、失语及共济失调等。
- 影像特征：CT表现为等、高密度肿块，边缘清晰，增强后明显强化。MRI表现为长T_1、长T_2信号，增强后可见特征性的“握拳状”或“团块状”强化。瘤周水肿轻。
- 本病例考虑为淋巴瘤的符合点及不符合点：

  符合点：病灶可以出现在基底节区，瘤周水肿较轻；

  不符合点：病灶为单发，其内成分混杂，伴囊变及出血。强化方式为实性部分强化，未见典型的“脐凹征”“握拳征”。

3. 畸胎瘤

- 临床特征：颅内畸胎瘤位于中线部位，多数以颅内高压为首发症状，表现为头痛、呕吐和视乳头水肿。
- 影像特征：含有三胚层成分，肿块不均质及形态不规则。CT表现为有高密度实性成分和低密度囊性成分，可见钙化及骨化。MRI提示信号极为混杂，但边界清晰，良性畸胎瘤周围无水肿，恶性畸胎瘤周围可存在水肿。增强后实性部分明显强化。
- 本病例考虑为畸胎瘤的符合点及不符合点：

  符合点：发病年龄为青少年男性。病灶形态不规则，成分复杂伴囊变及出血，增强后强化不均匀；

  不符合点：发病部位位于左侧基底节区而不是在中线等好发部位，病灶内不含脂肪成分。

4. 生殖细胞瘤

- 临床特征：好发于松果体区，其次为鞍上区、丘脑和基底节区。20%表现为多发，最常见于松果体区合并鞍上区。特征性好发人群为20岁以下的男性患者。临床表现根据肿瘤部位不同可以出现颅压增高、中枢性尿崩症、内分泌紊乱、Parinaud综合征、偏身无力萎缩等症状。试验性放射治疗有效。
- 影像特征：基底节区的生殖细胞瘤在CT和MRI特征性表现为不规则形团块，容易合并囊变、出血和坏死。CT为高低混杂密度，常伴出血，部分病灶出现少许钙化。MRI表现为等长T_1、T_2呈高低混杂信号，当合并出血时，其信号特点符合血肿演变规律。增强后实性部分明显均匀或不均匀强化。瘤周水肿相对较轻。肿瘤可能膨胀性生长浸润邻近组织，或沿前连合纤维束向对侧基底节区扩散，还能沿脑脊液，室管膜及脑膜种植转移。松果体区生殖细胞瘤常并有梗阻性脑积水。
- 本病例考虑为生殖细胞瘤的符合点及不符合点：

  符合点：17岁男性、突发抽搐伴偏身肌力下降、囊实性肿块伴钙化出血、瘤周水肿较轻、增强后实性部分强化。

  不符合点：无。

基底节区囊实性占位四种主要疾病鉴别诊断（表1-3）。

表1–3 基底节区囊实性占位四种主要疾病的鉴别诊断

鉴别点	胶质瘤	淋巴瘤	恶性畸胎瘤	生殖细胞瘤
好发人群	成年人好发，男女发病率无差异	多见于40~70岁，儿童、免疫低下的患者如艾滋病、老年人、脏器移植术后	小儿或青年多见（约占70%），男性多于女性	多见于20岁以下男性患者
发病部位	最常见的肿瘤，幕上额叶多见，其次是颞叶或顶叶	多发生于胼胝体、基底节区、丘脑、脑室周围及等深部，大脑皮层近脑表面多见	松果体区、鞍区，可在后颅窝及三脑室等中线部位	好发于松果体区，其次为鞍上区，丘脑和基底节区，可多发
瘤周水肿	高级别胶质瘤瘤周水肿相对较广泛，占位效应明显	很少出现瘤周水肿	无水肿或水肿轻微	瘤周水肿相对较轻
强化方式	低级别胶质瘤强化较弱或无强化，高级别胶质瘤实性部分中度或明显强化	增强后呈明显均匀"握拳状"或"团块状"强化	增强后不规则"斑块样"或"花环状"强化	实性部分明显均匀或不均匀强化
特征表现	是基底节区最常见的肿瘤，多见于丘脑，增强后无增强或环形增强。可能伴有出血及囊变，较难鉴别	极少发生出血坏死和囊变；容易侵犯室管膜及软脑膜，容易多发病灶	含有3个胚层的组织成分，信号不均匀，容易囊变及坏死	最常见于松果体区，容易囊变、出血坏死、钙化，增强后实性部分明显强化；容易通过脑脊液播散转移

本例病理结果及经验总结

最终病理结果：左侧基底节区生殖细胞瘤。

术中所见：左侧额颞岛叶可见囊性占位，囊液呈草绿色，并有瘤卒中液呈暗红色，血供丰富，与周围组织边界不清。

本例为17岁青年男性患者，主要症状为突发抽搐和昏迷，查体右侧肢体肌力减退。生殖细胞瘤是颅内一种少见的胚胎性肿瘤，好发于松果体区，其次为鞍上区、丘脑和基底节区，又称为异位生殖细胞瘤。特征性好发人群为20岁以下的男性患者。如果病史提示青春期的男性患者出现一侧的肢体肌力减退，提示考虑本病。基底节区的生殖细胞瘤在CT和MRI特征性表现为不规则形团块，容易合并囊变、出血和坏死。CT为高低混杂密度，常伴出血，部分病灶出现少许钙化。MRI表现为等长T_1、T_2呈高低混杂信号，当合并出血时，其信号特点符合血肿演变规律。增强后实性部分明显均匀或不均匀强化。瘤周水肿相对较轻。肿瘤可能膨胀性生长浸润邻近组织，或沿前连合纤维束向对侧基底节区扩散，还能沿脑脊液、室管膜及脑膜种植转移。如果在基底节区的病灶同时发现在松果体及下丘脑区显示病变，高度提示诊断本病。

（华中科技大学同济医学院附属协和医院 汪 晶 石浩军）

病例4 小脑出血性病变

老年男性，无明显诱因头晕恶心伴纳差2天

临床情况

患者男性，60岁，无明显诱因头晕恶心伴纳差2天，无肢体无力，无肢体抽搐，无二便失禁。查血甲胎蛋白（AFP）3.05ng/ml，鳞状上皮细胞癌抗原 0.70μg/L，前列腺特异抗原 0.652ng/ml，神经元特异烯醇化酶 11.71μg/L，CA125 11.68U/ml，CA153 27.58U/ml↑（正常0~25U/ml），CA199 12.04U/ml，CA242 5.29U/ml，CA50 3.90U/ml。白细胞7.3×10^9，单核细胞百分比 2.8%↓（正常3%~10%），淋巴细胞百分比 13.6%↓（正常20%~50%），中性粒细胞百分比 83.2%↑（正常40%~75%）。

影像检查

头颅CT平扫（图1-5）。

头颅MRI平扫+增强（图1-6）。

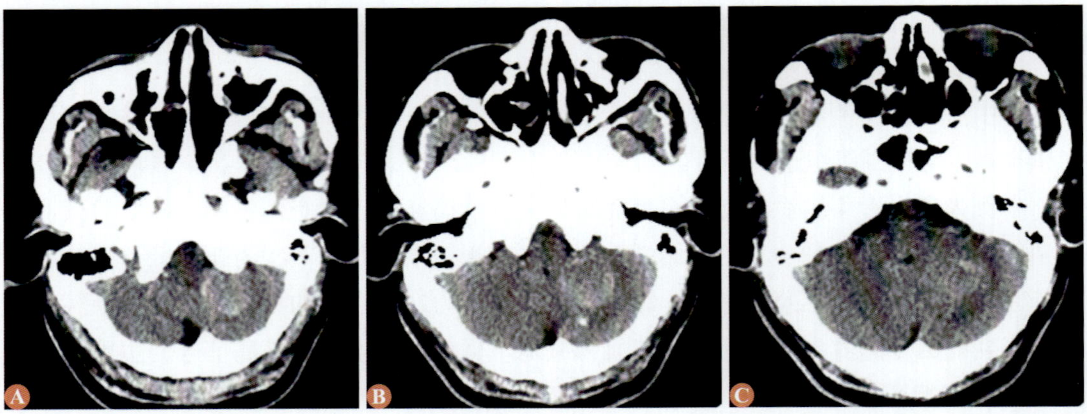

图1-5 头颅CT平扫显示左侧小脑类圆形等高密度影，大小约23mm×26mm，周围可见低密度水肿带，病变后方可见点状钙化灶，脑桥及第四脑室轻度受压改变

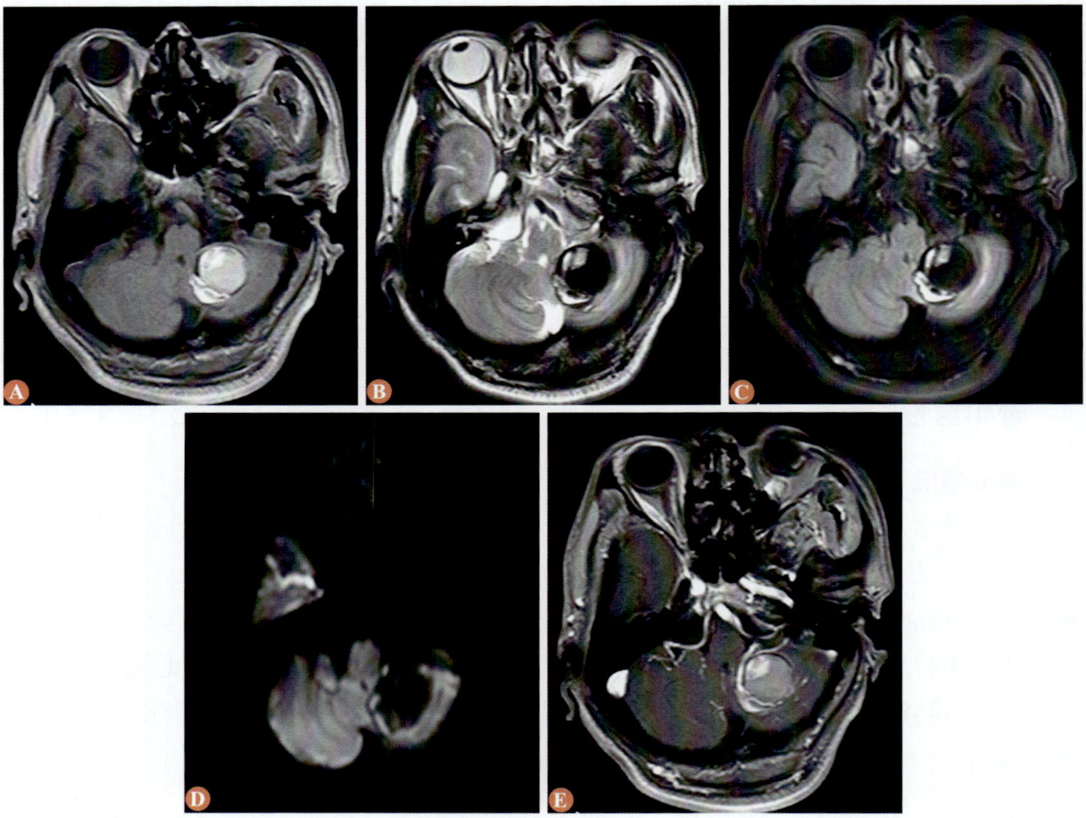

图1-6 A.轴位MR T_1WI平扫；B. 轴位MR T_2WI平扫；C.轴位MR T_1WI脂肪抑制序列；D.DWI；E.轴位MR T_1WI增强扫描。左侧小脑类圆形异常信号，大小约30mm×36mm，T_1WI呈等高信号，T_2WI、T_1WI脂肪抑制序列及DWI上病变混杂高低信号，周围少许水肿，脑桥及第四脑室轻度受压改变，增强扫描无明显强化，病变边缘可见增强的血管影

小脑出血性病变基本鉴别诊断

1. 高血压脑出血

- 临床特征：老年人，有高血压病史，多位于基底节区。
- 影像特征：脑内圆形、类圆形或不规则高密度灶，CT值约50~80HU，血肿可破入脑室或蛛网膜下腔。灶周水肿轻，血肿大者有占位相应。增强扫描无明显强化。MRI在超急性期T_1WI等低信号、T_2WI高信号，急性期T_1WI等低信号、T_2WI低信号；亚急性早期T_1WI中心等低信号、外周高信号，T_2WI低信号；亚急性晚期T_1WI高信号，T_2WI高信号；慢性期早期T_1WI高信号、T_2WI高信号、边缘有低信号含铁血黄素环；慢性期晚期T_1WI低信号、T_2WI高信号，边缘仍可见低信号含铁血黄素环。
- 本病例考虑为高血压脑出血的符合点及不符合点：
  符合点：CT及MRI信号特点符合脑出血改变；
  不符合点：无高血压病史，非高血压脑出血最常见的基底节区部位，MRI增强扫描血肿周围可见增强的血管影。

2. 动静脉畸形脑出血

- 临床特征：高峰年龄20~40岁。
- 影像特征：无并发症时平扫等密度，增强扫描可见点状、条索状或小片状强化；伴发血肿时急性血肿表现为高密度，慢性期表现为等低密度，增强扫描可见畸形血管团；伴发梗死软化平扫表现为低密度灶，增强扫描多无强化。MRI可显示粗大的供血动脉和引流静脉、畸形血管团及并发出血囊变血栓形成。
- 本病例考虑为动静脉畸形脑出血的符合点及不符合点：
  符合点：MRI显示有供血动脉和增粗的引流静脉，CT上的钙化提示瘤巢的位置；
  不符合点：年龄偏大，瘤巢不明显。

3. 脑转移瘤伴出血

- 临床特征：成年人小脑半球最常见的肿瘤，有其他部位原发恶性肿瘤的病史。
- 影像特征：通常为多发，位于皮髓质交界处。增强扫描可见环形强化，瘤周水肿明显，可有出血。
- 本病例考虑为脑转移瘤出血的符合点及不符合点：
  符合：成年人小脑出血；
  不符合：无其他部位原发恶性肿瘤病史，单发病灶，无明显强化，水肿较轻。

4. 多形性胶质母细胞瘤伴出血

- 临床特征：成年人多位于幕上。
- 影像特征：病变较大，边界不清，可见出血、囊变，周围大片水肿，增强扫描病灶边缘不均匀明显强化、环状或花边状不规则强化。

- 本病例考虑为多形性胶质母细胞瘤伴出血的符合点及不符合点：

  符合点：病变有出血改变；

  不符合点：病变无明显强化，大片水肿改变。

小脑出血性病变四种主要疾病的鉴别诊断（表1-4）。

表1–4 小脑出血性病变四种主要疾病的鉴别诊断

鉴别点	高血压脑出血	动静脉畸形脑出血	转移瘤伴出血	多形性胶质母细胞瘤伴出血
临床症状及病史	高血压	无特殊	其他部位原发恶性肿瘤病史	无特殊
实验室检查	高血压	无特殊	其他部位原发恶性肿瘤指标增高	无特殊
病变部位	基底节区	幕上多见（85%）	幕上皮髓质交界区	幕上
强化方式	无强化，血肿溶解期可环形强化	点片状、条索状强化	结节状或环形强化	不均匀明显强化、环状或花边状不规则强化
特征表现	CT类圆形高密度灶	MRI可见增粗的供血动脉、引流静脉及瘤巢	多发结节状或环形强化	出血、囊变，周围大片水肿，花边状不规则强化

本例病理结果及经验总结

最终病理结果：术中左侧小脑血肿形成，血肿内上侧可见血管团组织，由左侧小脑后下动脉分支供血，大小约5mm × 6mm × 7mm，血管团似见血栓形成。最终病变诊断为动静脉畸形伴出血。

本例患者为中老年男性患者，无明显诱因头晕恶心伴纳差2天。CT表现为等高低密度灶，提示脑出血改变。但脑出血的原因需要进一步进行探讨，老年人脑出血最常见的疾病谱为高血压、淀粉样变性、静脉窦血栓形成、肿瘤伴发出血；年轻人脑出血最常的疾病谱为动静脉畸形、海绵状血管瘤、血管炎、药物滥用。

进一步磁共振检查，观察平扫序列的表现，进一步说明该病变为出血性病变。增强扫描显示病变无明显强化，说明无明显实性成分，可以排除肿瘤性病变。此外，增强扫描序列可见血肿内上方强化的两条血管影，结合CT见到点状钙化灶，提示为动静脉畸形。本病例瘤巢较小，显示不佳，但是仍可以供血动脉和增粗的引流静脉。因此，日常工作中应该注意病变周围血管的强化情况。

（上海交通大学附属第六人民医院　李文彬）

病例5 脑内幕上占位

年轻男性，发作性右上肢抽搐、僵硬20天

临床情况

患者男性，32岁，因发作性右上肢抽搐、僵硬20天就诊。患者20天前突发右上肢抽搐、僵硬，约2分钟后抽搐停止、僵硬程度缓解，右上肢仍感无力，之后患者间断发作，发作情况同前，入院就诊。查体：神志清，精神可，言语清晰流利，能正确回答问题，双侧瞳孔等大等圆，对光反应灵敏，眼球活动可，视力视野粗测正常，面部感觉粗测正常，双侧额纹对称，鼻唇沟对称，口角无歪斜，鼓腮无漏气，右上肢远端肌力三级，近端肌力五级，其肢体肌力五级，肌张力正常。

影像检查

CT平扫+增强扫描+MRS成像（图1-7）。

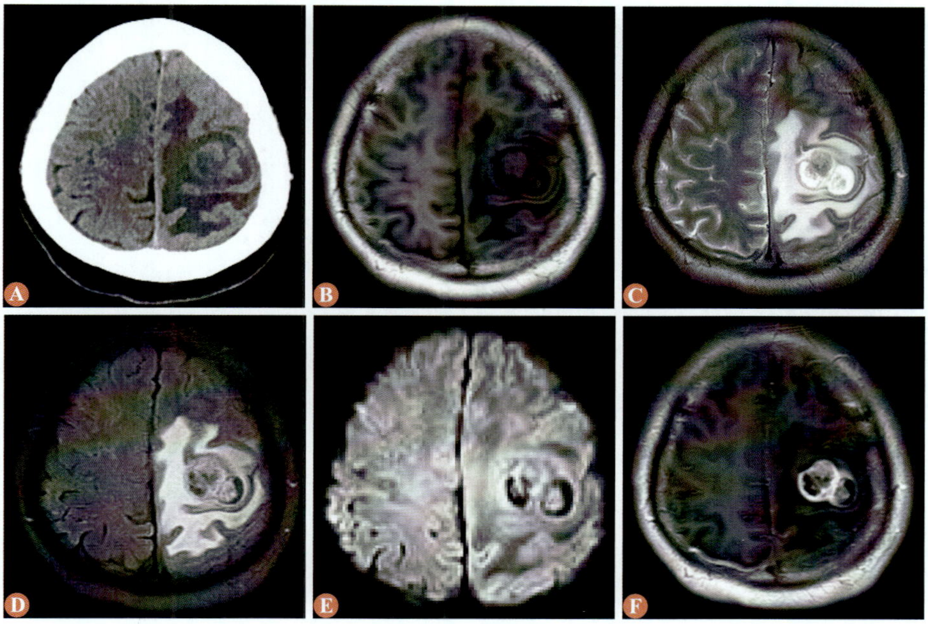

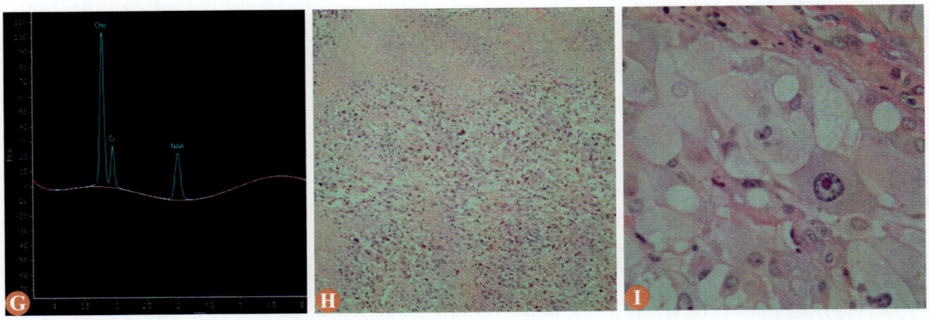

图1–7　A.CT平扫；B.轴位MR T_1WI平扫；C.轴位MR T_2WI；D.轴位T_2 FLAIR；E.DWI；F.轴位MR T_1WI增强扫描；G.波谱成像；H~I. 病理图片。CT平扫显示左侧额顶叶表浅部囊实性病变，周围见大片水肿；B~J. MR T_1WI示病变呈混杂等长T_1信号，T_2WI和FLAIR序列病变呈混杂高、低信号，DWI病变呈等低信号，MRI增强扫描显示病变不均匀明显强化，MRS显示病变NAA峰明显下降，Cho峰明显升高；H~I.镜下见病灶呈实性多结节状，富含纤细血管网，可见大片地图样坏死，肿瘤细胞异型性显著，呈上皮样，胞浆丰富，嗜酸性，核大，染色质粗糙，核仁明显，可见黑色素瘤样大核仁，核分裂象易见（H：HE，×100；I：HE，×400）

脑内幕上占位基本鉴别诊断

1. 胶质母细胞瘤

- 临床特征：头痛、头晕、恶心、呕吐，中老年多见。
- 影像特征：常位于深部脑白质，CT平扫肿瘤多密度不均，可呈高、等、低密度同时存在混杂密度；MRI平扫肿瘤信号混杂，瘤周水肿明显；CT和MRI增强扫描病变表现为环状明显不均匀强化。MRS表现为NAA峰明显下降，Cho峰明显升高。
- 本病例考虑为胶质母细胞瘤的符合点及不符合点：

  符合点： CT密度不均，MRI信号不均，瘤周水肿明显，MRI增强扫描病变明显不均匀强化。MRS表现为NAA峰明显下降，Cho峰明显升高。

  不符合点： 发病位置表浅，发病年龄较小。

2. 转移瘤

- 临床特征：头痛、头晕、恶心、呕吐，中老年多见。
- 影像特征：有原发肿瘤病史，位置表浅，常多发，瘤周水肿明显。影像表现可多种多样，密度可均匀或不均匀，CT和MRI增强扫描可呈环状强化或实性强化。
- 本病例考虑为转移瘤的符合点及不符合点：

  符合点：位置表浅，瘤周水肿明显，增强扫描不均匀强化；

  不符合点：发病年龄较小，无原发肿瘤病史。

3. 淋巴瘤

- 临床特征： 头痛、头晕、恶心、呕吐，任何年龄均可发病。

- 影像特征：好发于深部脑白质或位于脑表面，CT平扫一般密度均匀，MRI平扫信号均匀，DWI呈明显均匀高信号，增强扫描明显均匀强化。瘤周水肿一般较轻。
- 本病例考虑为淋巴瘤的符合点及不符合点：

  符合点： 位置表浅；

  不符合点： CT密度不均匀，MRI平扫信号不均匀，DWI呈不均匀等低信号，MRI增强扫描不均匀强化。

4. 脑脓肿

- 临床特征： 头痛、头晕、恶心、呕吐、发热，白细胞增多，任何年龄均可发病。
- 影像特征： 深部脑白质或脑表面均可发生，CT平扫脓肿内部密度均匀，囊壁密度稍高，周围见大片水肿，MRI脓液呈长T_1长T_2信号，DWI呈明显均匀高信号，增强扫描呈环状强化。
- 本病例考虑为脑脓肿的符合点及不符合点：

  符合点：病变周围见大片水肿；

  不符合点：CT和MRI平扫均可见实性成分，DWI呈不均匀等低信号，MRI增强扫描病变不均匀强化，可见实性成分。

脑内幕上占位四种主要疾病的鉴别诊断（表1-5）。

表1-5 脑内幕上占位四种主要疾病的鉴别诊断

鉴别点	胶质母细胞瘤	转移瘤	淋巴瘤	脑脓肿
临床症状及病史	无特殊	原发肿瘤病史	无特殊	无特殊
实验室检查	无特殊	无特殊	无特殊	白细胞增高
病变部位	深部脑白质多见	位置表浅	深部脑白质或脑表面	深部脑白质或脑表面
强化方式	花环样强化	方式多样	明显均匀强化	环状强化
特征表现	密度、信号不均匀，花环样强化	无特殊	DWI均匀高信号，明显均匀强化	DWI均匀高信号，环状强化

本例病理结果及经验总结

最终病理结果：上皮样胶质母细胞瘤。

上皮样胶质母细胞瘤是2016年WHO中枢神经系统肿瘤分类中新增的肿瘤实体，归于“胶质母细胞瘤 IDH野生型”项下。上皮样胶质母细胞瘤以大的上皮样细胞为特征，富含嗜酸性胞浆，染色质呈空泡状，有类似恶性黑色素瘤的大核仁，出现多样的横纹肌样细胞。IDH野生型的上皮样胶质母细胞瘤经常缺乏传统的成年人IDH野生型胶质母细胞瘤的分子学特征，比如EGFR的扩增和第十号染色体的缺失，而经常有*ODZ3*半合子的缺失。上皮样胶质母细胞瘤约50%可伴有*BRAF V600E*基因突变，该基因突变常出现于多形性黄色星形细胞瘤。伴有*BRAF V600E*基因突变的多形性黄色星形细胞瘤转化为上皮样胶质母细胞瘤的病例也有报道，提示两者关系密切。

上皮样胶质母细胞瘤常见于儿童及青年，发病位置于脑实质表浅部或间脑，边界一般清楚，可能被误诊为转移瘤。这与传统的胶质母细胞瘤明显不同，传统的胶质母细胞瘤好发于45~75岁，大多数位于大脑半球深部的皮质下白质，呈浸润性生长，与周围脑实质分界不清。本例为患者男性，32岁，位于左侧额顶叶表浅部的占位性病变，边界尚清楚，MRI平扫信号混杂，MRI增强扫描明显不均匀强化，瘤周可见大片水肿，表现出高级别胶质瘤的特征，MRS显示NAA峰明显降低，Cho峰明显升高，亦符合高级别胶质瘤的波谱特征，结合发病年龄、部位和影像学特征，不难做出上皮样胶质母细胞瘤的诊断。

[山东大学齐鲁医院（青岛）　管　帅　孟祥水]

病例6　双侧丘脑-基底节病变

老年女性，无明显诱因出现言语不清伴肢体无力1周

临床情况

患者女性，64岁，1周前无明显诱因出现言语不清及肢体无力，主要表现为吐字不清、言语笨拙及舌尖麻木、行走时双下肢拖曳伴摆臂减弱；偶有头晕，卧床休息后头晕可缓解，且上述症状逐渐加重，恶心、呕吐1次。

影像检查

头颅平扫CT+头颅MRI平扫及增强+头MRA（图1-8）。

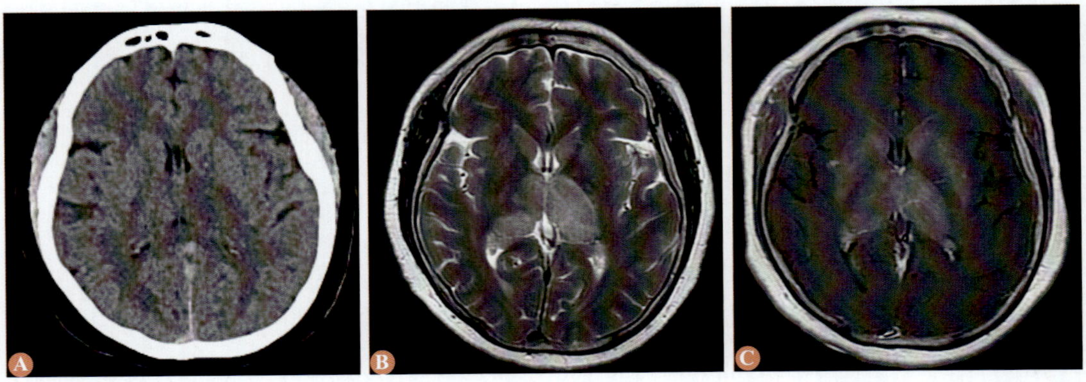

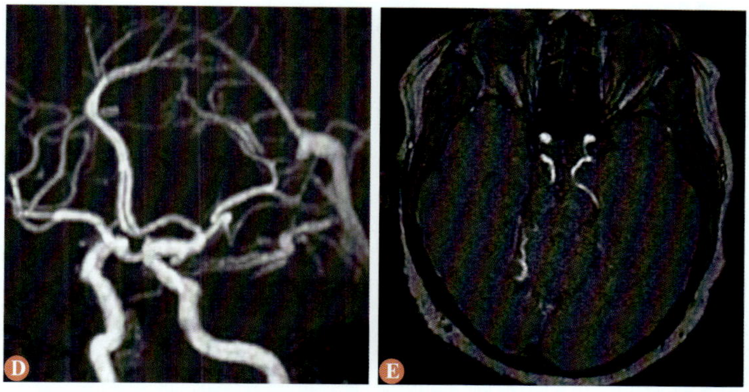

图1–8 A.CT平扫可见双侧丘脑稍低密度影，边界清楚，左侧为著；B.MR T_2WI可见双侧丘脑、双侧尾状核头部、豆状核稍高信号影，边界较清；C.轴位MR T_1WI增强扫描呈斑片状强化；D、E.颅脑动脉MRA可见右侧增粗、纡曲血管影，直窦及上矢状窦异常显影，直窦与上矢状窦及Gallen静脉交汇处明显增粗

双侧丘脑–基底节病变基本鉴别诊断

1. 肿瘤性病变

- 临床特征：多慢性起病，常表现为头痛，发生于丘脑者也可表现为肢体运动障碍及记忆、认知下降。
- 影像特征：

  高级别胶质瘤：T_1WI呈低信号，T_2WI呈高信号，DWI呈高信号，信号不均，囊变坏死或出血多见；增强可表现为明显不均匀强化，呈结节状或花环状；可有明显的占位效应及瘤周水肿。

  淋巴瘤：T_1WI呈等-稍低信号，T_2WI呈等稍高信号，DWI呈高信号，信号常较均匀，增强呈明显均匀强化，有占位效应及瘤周水肿。
- 本例双侧发病，边界清楚，信号均匀，丘脑与基底节病变分离，未见明确占位效应及周围水肿，不符合肿瘤性病变。

2. 韦尼克脑病

- 临床特征：多有长期饮酒病史，主要表现为突然发作的神经系统功能障碍，如眼外肌麻痹、精神异常及共济失调。
- 影像特征：乳头体，丘脑，第三、第四脑室，导水管周围及延髓对称性T_1WI低信号、T_2WI稍高信号，FLAIR显示更为清楚，DWI可表现为轻到中等程度高信号，增强扫描可见强化，无占位征象。
- 常有特定的临床病史及相应的临床表现，累及丘脑者常累及室管膜旁灰质，不同于本例累及丘脑中心。

3. 丘脑梗死

- 临床特征：多急性起病，系基底动脉尖端缺血或闭塞所致血液循环障碍，主要表现为眼球运动障碍、瞳孔异常、意识障碍、注意力及行为异常。

- 影像特征：T_1WI呈低信号，T_2WI 及 FLAIR略高信号、DWI 高信号，ADC 低信号，MRA常可显示责任动脉狭窄、闭塞。
- 丘脑梗死多急性起病，弥散信号明显增高不同于本例，且MRA伴有责任动脉狭窄、闭塞。

4. 渗透性脱髓鞘病变

- 临床特征：可能与脑内渗透压失衡有关，脑桥外髓鞘溶解综合征（EPM）常累及丘脑，临床常表现为共济失调、肌张力障碍或意识障碍。
- 影像特征：脑桥外髓鞘溶解综合征常累及丘脑、双侧尾状核、苍白球及壳核等部位，T_1WI呈低信号，T_2WI及FLAIR呈高信号，DWI明显高信号，增强多不伴有强化。
- 本例亚急性起病，增强呈斑片状强化，未见血管闭塞，但可见异常血管沟通可与之鉴别。

5. 深静脉血栓形成

- 临床特征：常亚急性起病，临床多因深静脉血栓形成，丘脑深部静脉血流回流障碍，静脉高压，导致丘脑水肿所致。
- 影像特征：双侧丘脑T_1WI低信号，T_2WI高信号，DWI呈高信号，增强呈斑片状强化，静脉血栓在CT上常表现为静脉稍高密度，相应MRI上可表现为高信号，增强或静脉造影显示为充盈缺损。
- 本例增强或MRV未见充盈缺损，且见到了增粗纡曲静脉可与之鉴别。

6. 硬脑膜动静脉瘘

- 临床特征：常急性/亚急性起病，多表现颅内出血、静脉高压引起的相关症状，其中静脉高压相关症状与瘘口及引流位置相关，包括耳鸣、海绵窦综合征、帕金森病及丘脑性痴呆。
- 影像特征：多以对称或不对称双侧丘脑水肿为首发表现，部分可累及双侧基底节区，增强描呈轻中度斑点状、斑片状异常强化，DWI扩散不受限；MRA或CTA偶可见增粗纡曲的供血动脉；DSA可明确显示异常交通血管，供血动脉多为脑膜中动脉、脑膜后动脉或枕动脉，也可以为多支动脉供血，绝大多数病例引流入Gallen静脉–直窦系统。
- 本例亚急性起病，双侧丘脑与基底节异常信号，信号均匀，边界清楚，病变分离，MRA显示增粗、迂曲血管影以及直窦、上矢状窦异常显影，有助于诊断。

双丘脑–基底节对称性病变七种主要疾病的鉴别诊断（表1-6）。

表1-6 双丘脑-基底节对称性病变七种主要疾病的鉴别诊断

鉴别点	胶质瘤	淋巴瘤	韦尼克脑病	梗死	渗透性脱髓鞘病变	深静脉血栓形成	硬脑膜动静脉瘘
临床症状及病史	慢性起病，头痛、肢体运动障碍及记忆、认知下降等	慢性起病，头痛、肢体运动障碍及记忆、认知下降等	长期饮酒病史，主要表现为突发的眼外肌麻痹、精神异常及共济失调等	急性起病，主要表现为眼球运动障碍、瞳孔异常、意识障碍、注意力及行为异常	共济失调、肌张力障碍或意识障碍	亚急性起病，多为丘脑水肿症状	急性/亚急性起病，多表现为颅内出血、静脉高压引起的相关症状
实验室检查	无特殊	无特殊	维生素B缺乏；离子紊乱	无特殊	低钠血症	可有炎性改变；血黏度增加，D-二聚体可升高	无特殊
病变部位	多发生在白质，丘脑也可发生	常发生在皮层下或深部白质，丘脑可发生	乳头体，丘脑，第三、四脑室，导水管周围及延髓	丘脑	脑桥、丘脑、尾状核、苍白球及壳核等	深静脉属区，包括丘脑	丘脑、基底节
强化方式	明显不均匀强化，结节状或环状	明显均匀强化	有强化	亚急性期可有强化	多不强化	静脉梗死区可不均匀强化；增强MRV可见静脉内充盈缺损	轻/中度强化，均匀/不均匀
特征表现	肿瘤信号不均，囊变坏死或出血多见；DWI高信号，MRS显示Cho峰升高、NAA峰明显降低，高灌注改变；占位效应及瘤周水肿明显	肿瘤信号均匀，呈T_1WI等-稍低信号，T_2WI等-稍高信号，DWI呈高信号；低灌注改变	发病部位具有特征性；对称性异常信号，DWI高信号；乳头体萎缩	病灶按供血区分布，信号随病程而演变，急性期呈DWI高信号，ADC值降低，MRA可显示责任动脉狭窄、闭塞	脑桥外对称性异常信号，T_1WI低信号，T_2WI高信号，DWI高信号	受累静脉血液流空信号消失，增强MRV可见充盈缺损	双侧丘脑对称或不对称水肿表现，可累及双侧基底节区，MRA可见增粗纡曲的供血动脉，DSA可明确诊断

本病例总结及经验总结

最终结果：硬脑膜动静脉瘘

本例患者为老年女性，以言语不清及肢体无力来查，同时伴有记忆及认知下降，常规MRI检查发现双侧丘脑及尾状核异常信号，增强可见强化，弥散不受限，首先需要排除占位性病变，但该病灶未见明确占位效应，且DWI信号不高，起病较急，所以可排除肿瘤；其次，我们可以想到血管源性病变，所以建议患者进一步做MRA及MRV检查，通过MRA我们并未发现血管狭窄、闭塞，同时见到右侧小脑幕增粗、纡曲血管影，MRV显示直窦及上矢状窦异常显影，直窦与上矢状窦及Gallen静脉交汇处明显增粗，可以判断该病是由静脉异常导致，需要做DSA或CTA进一步明确诊断（图1-9）。

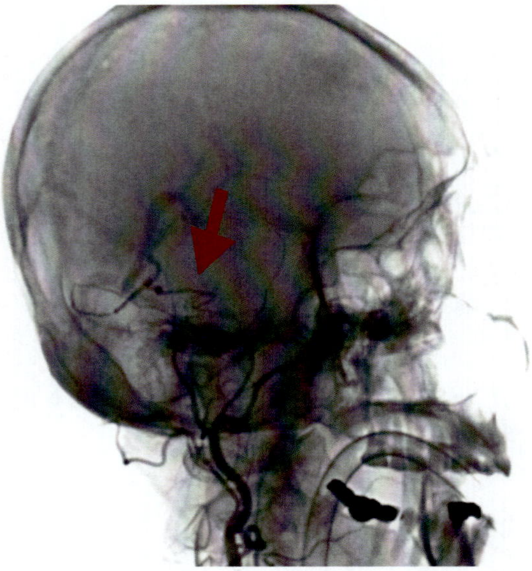

图1-9 DSA显示供血动脉主要为右侧脑膜中动脉分支（箭头），引流静脉为直窦，并向下矢状窦引流

（大连医科大学附属第一医院　苗延巍）

病例7　脑干点线状强化病变

老年男性，头晕、走路不稳、言语含糊3个月

临床情况

患者男性，73岁，头晕、走路不稳、言语含糊3个月，加重半月。神经系统检查：言语稍含糊，指鼻试验、轮替动作及跟膝胫试验双侧欠稳准。血WBC 11.27×10^9/L、中性粒细胞百分比79.8%，纤维蛋白原4.18g/L。免疫全项：IgG 1580mg/dl、IgE 660IU/ml，补体C3 73.9mg/dl。免疫血清电泳：α2球蛋白7.4%、β球蛋白7.2%。肿瘤标志物：铁蛋白

727.22ng/ml、细胞角蛋白19片段3.32ng/ml。腰椎穿刺：脑脊液压力为170mmH_2O。脑脊液常规：潘氏实验（++），红细胞800×10^6/L；脑脊液生化：蛋白 0.78g/L，乳酸脱氢酶20U/L；神经病理细胞学：（脑脊液）未见肿瘤细胞，偶见白细胞。寡克隆区带、脑脊液寡克隆电泳、ANCA抗体均为阴性。患者自发病以来精神、睡眠可，进食量减少，小便淋漓，大便可，体重较前减轻约5kg。

影像检查

头部MRI平扫+增强（图1-10）。

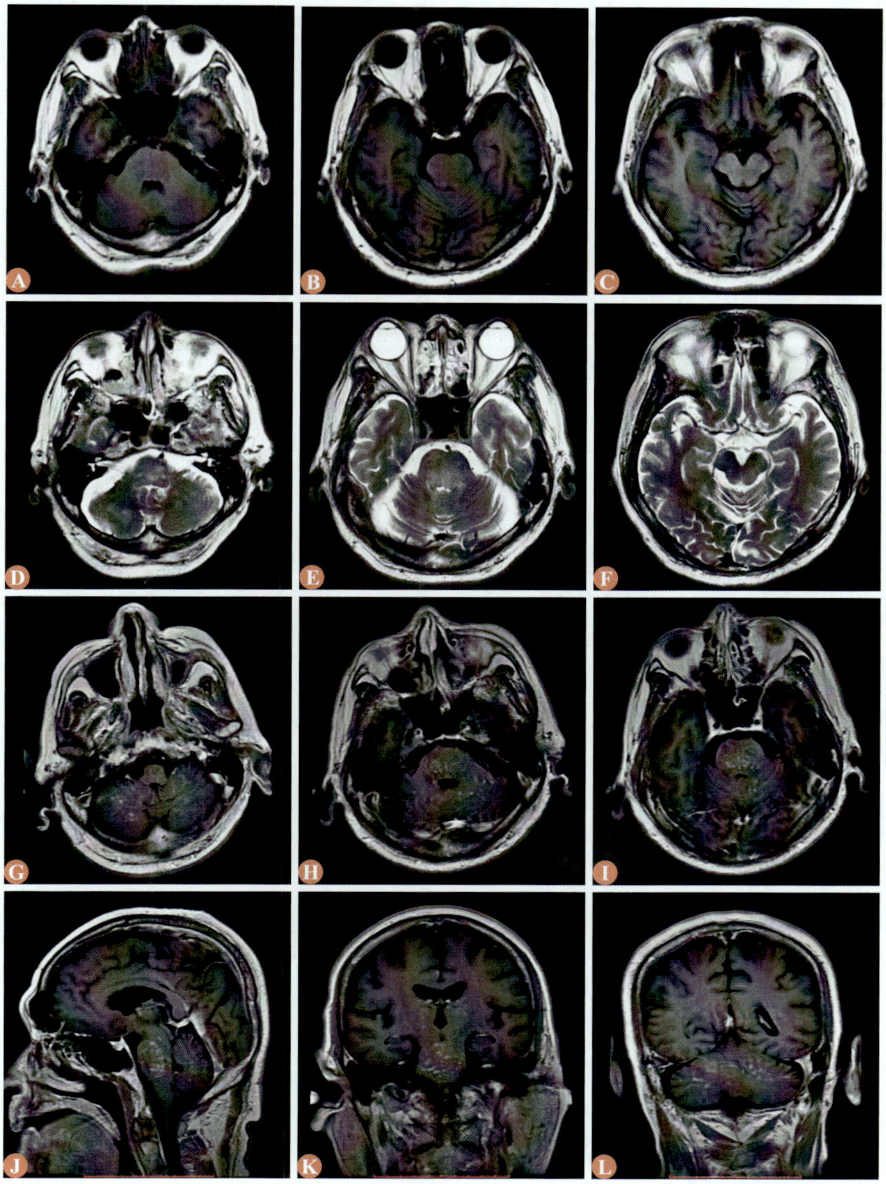

图1-10 A~C. 轴位MR T_1WI平扫；D~F. 轴位MR T_2WI；G~I. 轴位MR T_1WI增强扫描；矢状位MR T_1WI增强扫描；K~L. 冠状位MR T_1WI增强扫描。脑干、双侧桥臂及小脑半球斑片状稍长T_2稍长T_1信号，增强扫描呈点状、线样强化

类固醇激素治疗后，复查头部MRI平扫及增强检查（图1-11）。

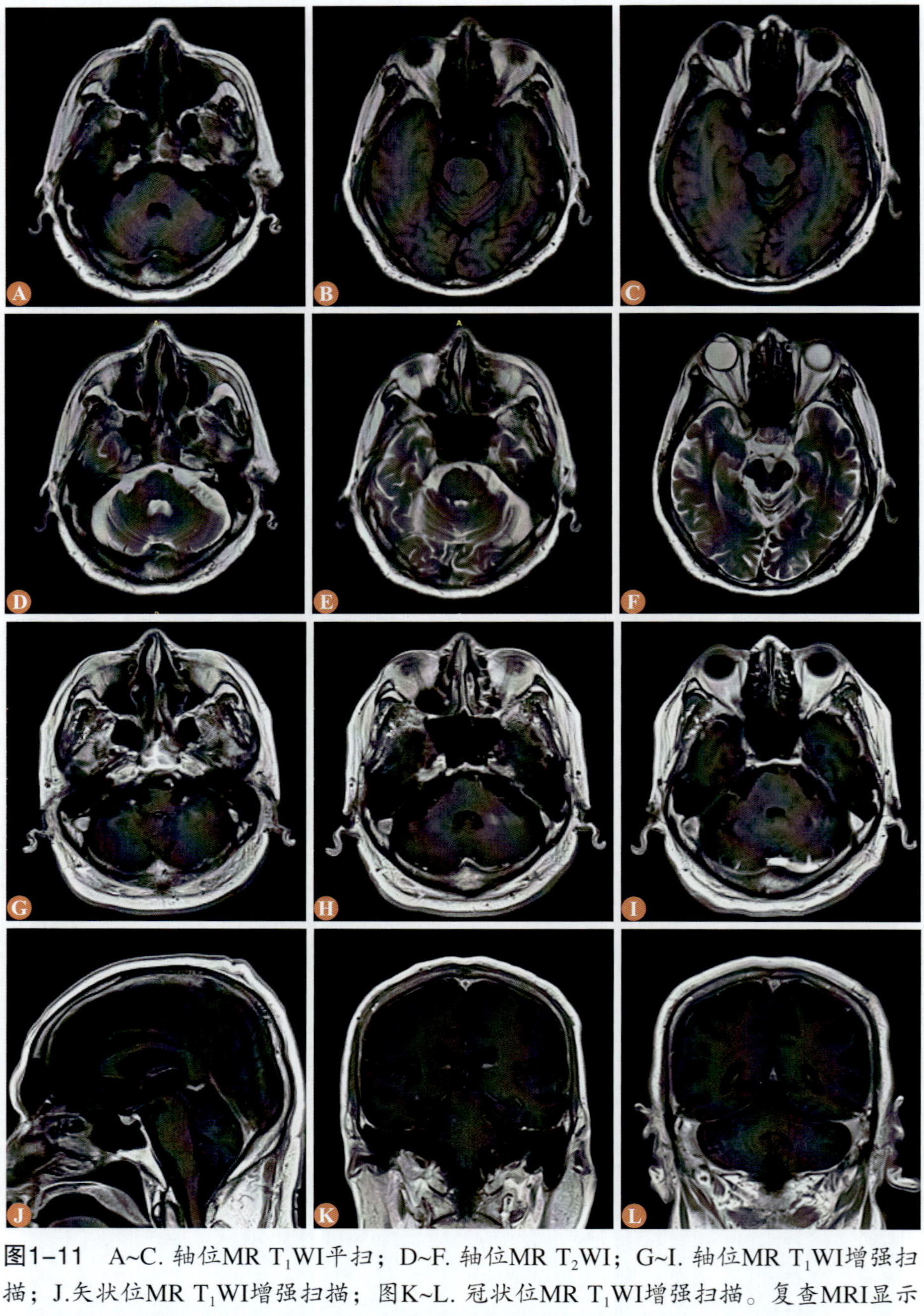

图1-11　A~C. 轴位MR T_1WI平扫；D~F. 轴位MR T_2WI；G~I. 轴位MR T_1WI增强扫描；J.矢状位MR T_1WI增强扫描；图K~L. 冠状位MR T_1WI增强扫描。复查MRI显示原脑干、双侧桥臂及双侧小脑半球T_2WI异常信号及点状、线样强化基本消失

脑干点线状强化病变基本鉴别诊断

1. 类固醇激素反应性慢性淋巴细胞炎症伴脑桥血管周围强化症（CLIPPERS）

- 临床特征：亚急性起病，进行性发展，临床表现根据病变位置而异（脑干、颅神经、小脑），常见表现为复视和共济失调（视为首发症状）、构音障碍、动眼神经麻痹、眼球震颤、面部感觉异常、眩晕、耳鸣等症状，其中脑干相关的临床症状最常见，且多为上述症状的相互组合，可伴锥体束征或脊髓受累的表现，对类固醇激素异常敏感。
- 影像特征：脑干多发的星点状、曲线样或“胡椒粉样”强化灶，直径＜3mm；伴或不伴脑桥臂、小脑等其他部位受累，病变部位通常无明显的占位效应和血管源性水肿。
- 本病例考虑为CLIPPERS的符合点及不符合点：
  符合点：头晕、走路不稳、言语含糊，脑干、桥臂及小脑多发点状及线样强化，对类固醇激素敏感；
  不符合点：未做活检穿刺证实。

2. 神经系统结节病

- 临床特征：非裔美国人和北欧白人发病率相对较高，可发生于任何年龄，常见于中青年，女性多于男性；临床症状取决于肉芽肿受累部位，面神经麻痹（中枢或外周型）和视力丧失为主要表现，实验室检查：血管紧张素转换酶（ACE）↑。
- 影像特征：柔脑膜、硬脑膜受累占40%，表现为增厚及强化，幕上及幕下均可受累；还可见沿血管周围分布单个或多个结节性肉芽肿；可以有颅神经、泪腺、腮腺等多器官受累。
- 本病例考虑为神经结节病的符合点及不符合点：
  符合点：脑干及小脑半球脑沟内多发结节状强化；
  不符合点：无其他系统受累表现，临床特点不符合。

3. 多发性硬化

- 临床特征：年轻女性多见，复发–缓解交替，病灶呈空间及时间多发。
- 影像特征：脑干异常信号，脑白质内同时有病灶；活动期可有强化，缓解期无强化。
- 本病例考虑为多发性硬化的符合点及不符合点：

符合点：脑干受累相应表现，增强扫描呈点片状强化，对类固醇激素有效；
不符合点：流行病学特点不符，脑白质内无其他病灶。

4. 淋巴瘤样肉芽肿

- 临床特征：神经系统症状缺乏特异性，与病灶位置相关，脑脊液检查常有压力增高、蛋白及淋巴细胞增高。

- 影像特征：脑、小脑、基底节、中脑、脑干和胼胝体至少一个部位累及，多呈长 T_1、长 T_2 信号，增强扫描可见小血管壁线状强化和血管周围组织点状强化。
- 本病例考虑为淋巴瘤样肉芽肿病的符合点及不符合点：
  符合点：临床表现、病灶特点；
  不符合点：脑脊液检查。

脑干点线状强化病变四种主要疾病的鉴别诊断（表1-7）。

表1-7 脑干点线状强化病变四种主要疾病的鉴别诊断

鉴别点	CLIPPERS	神经系统结节病	多发性硬化	淋巴瘤样肉芽肿
临床症状及病史	无特异，脑干受累的多种症状组合	其他系统受累表现；面神经麻痹和视力丧失	时间、空间多发性	性格改变、共济失调、癫痫发作
脑脊液检查	偶有短暂寡克隆带阳性	压力增高、淋巴细胞增高	寡克隆带阳性	常有压力增高、蛋白及淋巴细胞增高
病变部位	脑桥	脑膜受累多见，也可见于脑实质	多见于侧脑室周围白质	脑实质、脑膜、颅神经
信号特点	稍长 T_1、稍长 T_2 信号，FLAIR高信号，无明显占位效应及血管源性水肿	稍长 T_1、稍长 T_2 信号，FLAIR高信号，受累脑质肿胀	长 T_1、长 T_2 信号，FLAIR高信号	长 T_1、长 T_2 信号
强化方式	点状、曲线样强化，直径<3mm	脑膜增厚强化，多发结节强化	活动期强化，缓解期不强化	小血管壁线状强化、血管周围组织点状强化

本例经验总结

最终诊断：CLIPPERS。

本例患者为老年男性患者，头晕、走路不稳、言语含糊3个月，加重半月。头部MRI平扫及增强检查示脑干、双侧桥臂及双侧小脑半球异常信号，并呈多发点状及线样强化，且未见明显占位效应，脑脊液检查未提供确切感染证据，给予类固醇激素治疗后，临床症状改善，复查示病灶基本消失。虽然没有进行穿刺活检，但是依据临床表现、影像学检查以及病灶对类固醇激素的敏感反应，应该想到CLIPPERS的可能性。

（天津医科大学天津总医院　孙志华）

病例8 脊髓弥漫性异常信号

中年女性，四肢进行性麻木、乏力10个月

临床情况

患者女性，38岁，因“四肢进行性麻木、乏力10个月”就诊。神经系统查体显示双下肢肌力减低，肌张力增高。T_4平面以下感觉减退。四肢腱反射亢进，病理征均阳性。腰椎穿刺检查：初压205mmH_2O，脑脊液潘氏试验阳性，白细胞计数81×10^6/L，单核细胞100%。脑脊液生化：乳酸脱氢酶43.89U/L（↓），蛋白5.81g/L（↑），葡萄糖2.01mmol/L（↓）。外周血液、脑脊液布氏杆菌虎红平板凝集试验阳性。肌电图显示神经源性损害。

影像检查

胸椎MRI平扫+增强扫描（图1-12）。

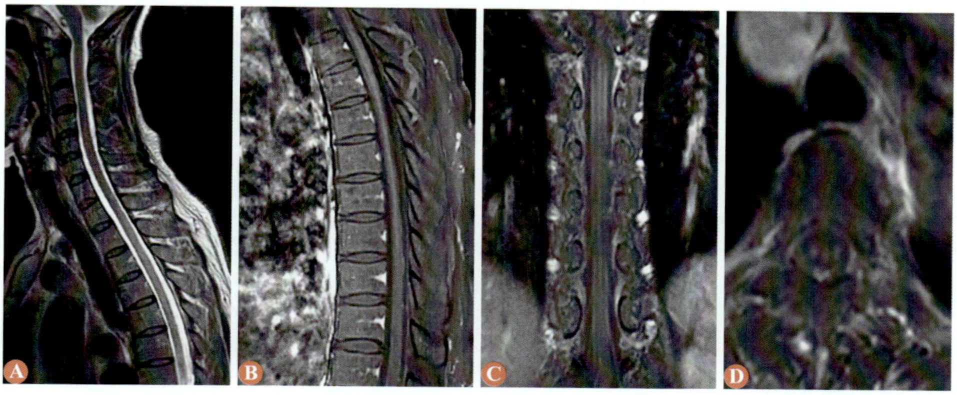

图1-12 A.矢状位MR T_1WI；B.矢状位MR T_1WI增强扫描；C.冠状位MR T_1WI增强扫描；D.轴位MR T_1WI增强扫描。平扫显示胸段脊髓轻度肿胀，脊髓内T_1WI-9节段可见条状T_2WI稍高信号病灶（A）；增强后矢状扫描位显示脊髓内广泛条片状中度强化（B），冠状位见脊髓内纵行长条状异常强化（C），轴位显示脊髓侧索及后索强化（D）

脊髓弥漫性异常信号的鉴别诊断

1. 神经型布鲁菌病

- 临床特征：头痛，四肢麻木无力，感觉障碍，意识障碍，抽搐等神经系统症状；外周血液、脑脊液布氏杆菌虎红平板凝集试验阳性。
- 影像特征：神经型布鲁菌病影像学表现缺乏特异性，可分为无异常表现、炎性病变、白质病变和血管病变。炎性病变MRI表现为小脑幕、硬脑膜、基底节、神经根异常强化，还可表现为肉芽肿形成。白质病变表现为弥漫性或局限性脱髓鞘改变，MRI表现为双侧大脑半球皮层下或侧脑室旁白质区、脑干、胼胝体、小脑、脊髓内广泛多发的T_1WI低信号，T_2WI及FLAIR高信号，增强扫描可伴强化，且随

着疾病好转，白质区脱髓鞘改变可能长期存在。血管病变表现为腔隙性梗死、小出血灶或静脉栓塞。

- 本病例考虑为神经型布鲁菌病的符合点及不符合点：
  符合点：双下肢肌力减低，肌张力增高，感觉减退。四肢腱反射亢进，病理征均阳性。外周血液、脑脊液布氏杆菌虎红平板凝集试验阳性。肌电图显示神经源性损害。胸段脊髓内广泛脱髓鞘表现，增强扫描可见异常强化。
  不符合点：无。

2. 多发性硬化

- 临床特征：亚急性起病，临床上表现为空间和时间多发性，肢体无力，感觉异常，视力下降，眼肌麻痹，共济失调，发作性症状和精神症状。脑脊液IgG增高。诱发电位异常。
- 影像特征：大小不一类圆形的T_1WI低信号、T_2WI高信号，常见于侧脑室周围、半卵圆中心及胼胝体；脑干、小脑和脊髓见不规则T_1WI低信号、T_2WI高信号斑块。
- 本病例考虑为多发性硬化的符合点及不符合点：
  符合点：亚急性病程，肢体无力，感觉减退；
  不符合点：无时间和空间的多发性，无眼部症状或共济失调。脊髓内为长节段脱髓鞘改变，无侧脑室周围脱髓鞘斑块。

3. 视神经脊髓炎

- 临床特征：急性或亚急性起病的眼痛、视力下降或失明、视野缺损，可单眼、双眼间隔或同时发病，在其前或其后数日或数周伴发横贯性或上升性脊髓炎；NMO-IgG阳性。
- 影像特征：视神经与脊髓同时或相继受累的急性或亚急性脱髓鞘病变。颅内病灶分布多与AQP4高表达区域相一致，而不符合MS的影像诊断标准。特征性病灶位于下丘脑、丘脑、三脑室、导水管、桥脑被盖及四脑室周围。延髓病变常与颈髓病灶相延续。病变往往不强化。眼部MRI急性期可见视神经增粗、肿胀，呈T_1WI低信号、T_2WI高信号，可见“轨道样”强化。通常双侧视神经均有异常，视交叉及视觉传导通路上可见异常。脊髓内病变常累及3个或3个以上椎体节段，以颈段或颈胸段同时受累最为多见，病变可向上延伸至延髓下部。病变多位于脊髓中部，累及大部分灰质和部分白质。急性期多伴有脊髓肿胀并可见强化。疾病后期部分病例脊髓变细、萎缩、中心空洞形成。
- 本病例考虑为视神经脊髓炎的符合点及不符合点：
  符合点：亚急性起病，胸段脊髓内长节段脱髓鞘病变；
  不符合点：无眼部症状，影像检查无颅内病灶或视神经受累。

4. 急性播散性脑脊髓炎（ADEM）

- 临床特征：急性或亚急性起病，儿童多见。典型的ADEM是单相病程，复发型和多相型需要与多发性硬化鉴别。患者可出现单侧或双侧锥体束征，急性偏瘫，共济失调，颅神经麻痹，视神经炎，癫痫，偏身感觉障碍，言语障碍，并且多伴有意识障碍；发热和脑膜刺激征亦常见，可继发于脑干损害或意识障碍的呼吸衰竭。24小时鞘内IgG合成率增高。
- 影像特征：MRI表现为片状的边界不清的T_1WI低信号、T_2WI高信号，病灶累及广泛，包括皮层下、半卵圆中心、双侧半球的灰白交界、小脑、脑干和脊髓，丘脑和基底节常受累，多不对称。有脊髓症状的患者脊髓MRI可发现局灶或节段性病灶，但多数为较长脊髓节段（>3）甚至为全脊髓。
- 本病例考虑为ADEM的符合点及不符合点：
  符合点：亚急性起病，胸段脊髓内长节段脱髓鞘病变；
  不符合点：无病毒感染或疫苗接种等诱因，无发热或脑膜刺激征，无颅内病灶。

5. 急性多发性神经根神经炎（吉兰–巴雷综合征，GBS）

- 临床特征：急性或亚急性起病，少数慢性起病，青壮年男性多见。主要表现为运动障碍，包括肢体瘫痪（四肢对称性下运动神经元性瘫痪，常自下肢开始逐渐波及上肢，也可从一侧到另一侧），躯干肌瘫痪（颈肌、躯干肌、肋间肌、膈肌，当呼吸肌瘫痪时出现呼吸困难，严重者可因呼吸衰竭而死亡），颅神经麻痹（以舌咽、迷走和一侧或两侧面神经的周围性瘫痪为多见，其次为动眼、滑车、外展神经）。此外，还可出现感觉障碍和自主神经功能障碍。脑脊液在发病后1~2周出现蛋白细胞分离现象（蛋白增高而细胞数正常或接近正常）。
- 影像特征：MRI表现包括异常增粗的鞘内神经根和马尾，增强扫描有不同程度的强化。
- 本病例考虑为GBS的符合点及不符合点：
  符合点：亚急性起病，双下肢肌力减低，感觉减退；
  不符合点：无肢体或躯干肌瘫痪，无颅神经麻痹，无脑脊液蛋白细胞分离现象，MRI检查无神经根或马尾增粗强化。

脊髓脱髓鞘病变五种主要疾病的基本鉴别诊断（表1-8）

表1–8 脊髓脱髓鞘病变五种主要疾病的基本鉴别诊断

鉴别点	神经型布鲁菌病	多发性硬化	视神经脊髓炎	ADEM	GBS
临床症状及病史	疫区居民，与家畜或畜产品有密切接触史	空间和时间多发性	眼痛、视力下降或失明、视野缺损	病毒感染或疫苗接种等诱因，发热或脑膜刺激征	青壮年男性多见，主要表现为运动障碍

（续表）

鉴别点	神经型布鲁菌病	多发性硬化	视神经脊髓炎	ADEM	GBS
病变部位	脊髓白质广泛多发病灶	脊髓病灶＜2个椎体节段，多偏心分布于白质	病灶分布多与AQP4高表达区域相一致，脊髓导水管周围，长脊髓病灶＞3个椎体节段	脊髓内局灶或节段性病灶，多数为较长脊髓病灶＞3椎体节段，甚至全脊髓	鞘内神经根和马尾
实验室检查	外周血液、脑脊液布氏杆菌虎红试验阳性	脑脊液IgG增高	血清NMO-IgG阳性	24小时鞘内IgG合成率增高	脑脊液蛋白细胞分离显像
信号特征	脊髓内T_1WI低信号，T_2WI高信号	脊髓内T_1WI低信号、T_2WI高信号	急性期视神经增粗、肿胀，脊髓内T_1WI低信号、T_2WI高信号，后期脊髓萎缩	边界不清的T_1WI低信号、T_2WI高信号	异常增粗的鞘内神经根和马尾

本病例结果及经验总结：

最终诊断：神经型布鲁菌病。

本例患者为中年女性，亚急性起病，四肢进行性麻木、乏力。MRI检查表现为胸段脊髓长节段脱髓鞘改变。脊髓脱髓鞘病变的病因有多种，包括感染、疫苗接种、外伤、应激等，或者无明确诱因。脱髓鞘疾病累及部位广泛，影像学表现缺乏特异性。本例患者外周血液、脑脊液布氏杆菌虎红平板凝集试验阳性提示有布氏杆菌感染，并且排除了其他疾病，因此诊断为神经型布鲁菌病。

（中日友好医院　谢　晟）

病例9　桥小脑角区占位

中年女性，右耳听力下降伴耳鸣3年

临床情况

患者女性，38岁，右耳听力下降伴耳鸣3年。3年前无明显诱因出现右耳听力下降，伴持续性耳鸣，伴间断头晕、伴右侧面部感觉功能不适。伴左侧肢体运动不适（自觉左侧肢体力量下降），不伴恶心、呕吐。自发病以来精神、睡眠较差，饮食可，二便正常，体重变化不明显。

影像检查

颞骨薄层CT（图1-13）。

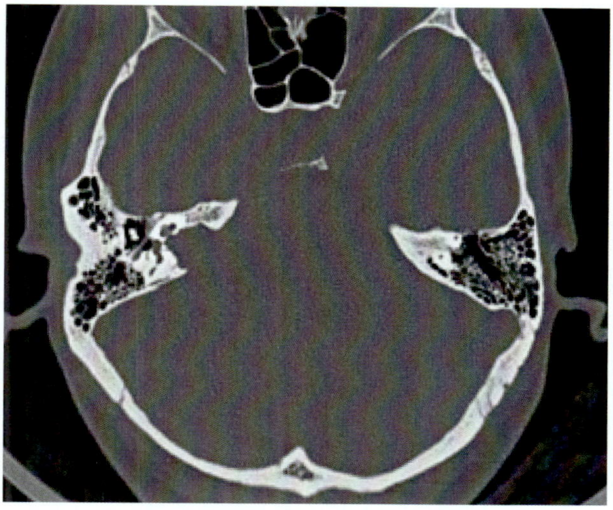

图1–13　CT显示右侧内听道扩大，邻近骨质破坏

头颅MRI平扫+增强（图1-14）。

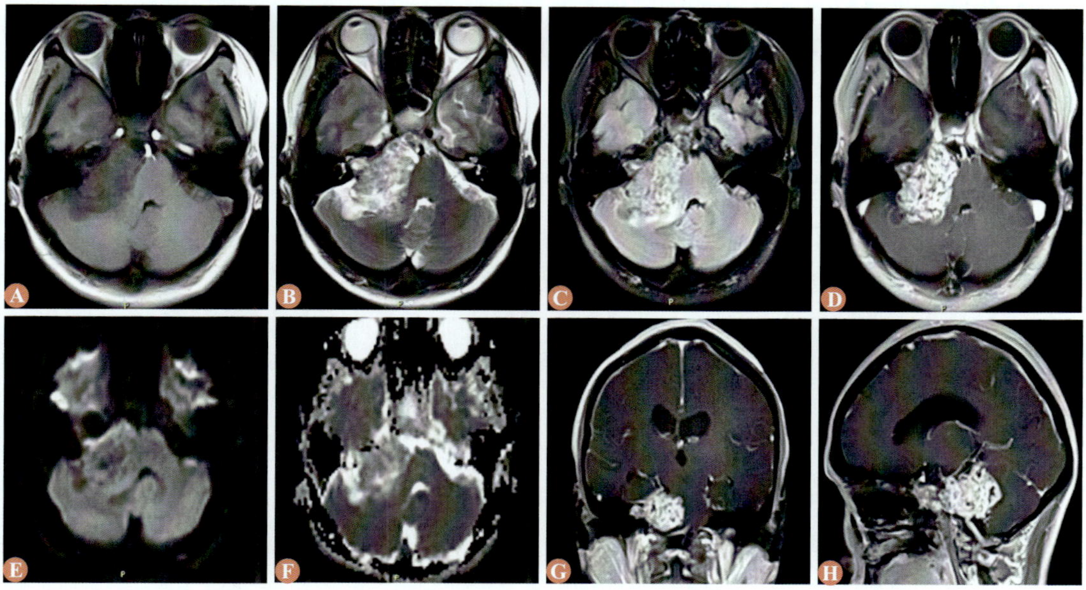

图1–14　A.MR T_1WI；B. MR T_2WI；C. T_2-FLAIR；D. 轴位增强MRI；E.DWI；F.ADC；G. 冠位增强MRI；H.矢状位增强MRI。检查显示右侧桥小脑角区见扇贝样囊实性占位，呈长T_1混杂T_2信号，T_2-FLAIR为高低混杂信号影，DWI呈等低信号，ADC呈等高信号，其内可见囊变，增强扫描实性部分明显不均匀强化，右侧面听神经亦增粗，明显强化。邻近右侧桥臂受压，第四脑室受压、变窄

桥小脑角区占位基本鉴别诊断

1. 听神经瘤

- 临床特征：听神经瘤是CPA区最常见的肿瘤，好发于中年人，大多单侧，若并发神经纤维瘤病Ⅱ型时为双侧。临床常表现为桥小脑角综合征，即病侧听神经、面神经和三叉神经受损及小脑症状。
- 影像特征：内听道口扩大，可见以内听道为中心的实性（囊实性）肿块，肿瘤囊变、坏死常见，增强实性部分明显强化，囊变部分囊壁可强化，囊内容物无强化，同侧听神经增粗并明显强化。
- 本病例考虑为听神经瘤的符合点及不符合点：

符合点：耳鸣，听力下降，面神经受损；右侧CPA囊实性肿块，弥散不受限，明显不均匀强化，同侧听神经亦增粗强化，内听道扩大；

不符合点：病变呈广基底与颞骨相交。

2. 脑膜瘤

- 临床特征：脑膜瘤是CPA区第二常见的肿瘤。中老年人好发，女性略多。肿瘤生长缓慢，临床症状隐匿，颅压增高与局限性体征出现较晚，且程度较轻，肿瘤较大时出现颅神经压迫症状。
- 影像特征：以宽基底与邻近硬脑膜紧密相连的脑外实性占位，边界较清，与小脑间可见脑脊液间隙，肿块密度或信号较均匀，CT呈稍高密度，可有钙化，邻近骨质增生、硬化多见；MRI常为等（稍长）T_1、长T_2信号，增强后常明显均匀强化，部分脑膜瘤可发生钙化、囊变、坏死或出血，致信号和强化不均匀。“脑膜尾征”常见。内听道和听神经基本正常。
- 本病例考虑为脑膜瘤的符合点及不符合点：

  符合点：病程长，广基底与硬膜相贴的实性占位，增强强化明显；

  不符合点：此患者内听道明显扩大，局部骨质破坏而非骨质硬化，肿瘤囊变，信号及强化不均，无“脑膜尾征”。

3. 表皮样囊肿

- 临床特征：亦称胆脂瘤，是CPA区第三大常见的占位性病变。其发病原因可以是先天性，可能是由于神经管闭合时神经系统从表皮外胚层不完全分裂所致，也可以由外伤等继发。多呈不规则囊性病变，沿蛛网膜下腔钻孔样匍行生长，囊内含有黏稠蜡样，由囊壁分解的角蛋白和胆固醇结晶。囊肿破裂可引起化学性脑膜炎、脑血管痉挛、脑梗死。
- 影像特征：“见缝就钻”，沿脑沟呈塑形发展是其特点，可包绕血管及神经；CT密度或MRI信号取决于囊肿内的成分， 多呈长T_1长T_2信号，与脑脊液信号相仿，增强不强化。DWI呈高信号为该病的特征性表现。

- 本病例考虑为表皮样囊肿的符合点及不符合点：
  符合点：T_1WI低信号，T_2WI高信号；
  不符合点：该病变DWI上为等、低信号。增强可见强化。

4. 三叉神经瘤

- 临床特征：三叉神经瘤为桥小脑角区常见的另一种神经鞘瘤，大部分起源于三叉神经膝状神经节，可跨中后颅窝生长。好发于35~60岁，女性多见。
- 影像特征：沿三叉神经生长，跨中后颅窝的哑铃状肿块，不累及内听道，颞骨岩尖部骨质破坏或者吸收。影像特征与听神经瘤相似，三叉神经根部增粗与肿瘤相续为三叉神经肿瘤的可靠征象。
- 本病例考虑为三叉神经瘤的符合点及不符合点：
  符合点：囊变明显，弥散不受限，增强明显不均匀强化；
  不符合点：临床症状不符合，三叉神经瘤大多会出现三叉神经痛、面部麻木、咀嚼肌萎缩等，不累及内听道。本例内听道扩大，听神经增粗。

5. 颈静脉球瘤

- 临床特征：中年女性多见，多为单侧，搏动性耳鸣、听力障碍。压迫同侧颈静脉可使耳鸣短暂减弱或消失，此为颈静脉球瘤典型症状。
- 影像特征：起源于中耳和颈静脉孔区的非嗜铬性副神经节瘤，MRI典型表现为“盐和胡椒征”。肿块内多见蜂窝状小血管流空信号，增强后常表现为不均匀显著强化。
- 本病例考虑为颈静脉球瘤的符合点及不符合点：
  符合点：临床症状；
  不符合点：未见“盐和胡椒征”，颈静脉孔无扩大，邻近骨质未见虫蚀样破坏。

桥小脑角区占位五种主要疾病的基本鉴别诊断（表1-9）。

表1-9 桥小脑角区占位五种主要疾病的鉴别诊断

CPA占位	临床特点	MRI平扫	MRI增强
听神经瘤	好发于中年人，桥小脑角综合征	不均匀长T_1长T_2信号，易囊变；内听道扩大	实性部分、囊壁及壁结节明显强化，囊内不强化
脑膜瘤	好发于中老年人，女性略多	宽基底与硬脑膜相连，等（稍长）T_1等、略高或混杂T_2信号 邻近骨质增生、硬化	明显均匀强化，“脑膜尾征”常见
表皮样囊肿	好发于青壮年，也称表皮样囊肿	“见缝就钻”，T_1WI 为略高于脑脊液的低信号，T_2WI与脑脊液信号相似。DWI呈高信号	不强化

（续表）

CPA占位	临床特点	MRI平扫	MRI增强
三叉神经瘤	好发于中青年，三叉神经痛、面部麻木、咀嚼肌萎缩	不均匀长T_1长T_2信号，易囊变；沿三叉神经跨中后颅窝生长呈哑铃状	实性部分、囊壁及壁结节明显强化，囊内不强化
颈静脉球瘤	好发于中年女性搏动性耳鸣、听力障碍	位于中耳和颈静脉孔区，"盐和胡椒征"为其特征。颈静脉孔扩大，邻近骨质虫蚀样破坏	不均匀显著强化

本例病理结果及经验总结

最终病理结果：听神经鞘瘤。

本例患者为中年女性，病程3年，临床上有听力损害，影像上肿瘤以内听道为中心生长，同时伴有内听道的扩大，同侧听神经明显增粗并与肿瘤分界不清，呈"倒逗点"状。T_1WI呈等信号或低信号，T_2WI呈不均匀高信号，瘤内可见囊变，增强后病灶呈明显不均匀强化，且可见增粗的听神经与肿瘤主体相连。增强后肿瘤常呈不均匀强化。依据以上特点可首先诊断听神经瘤。

（河南省人民医院　王梅云）

病例10　鞍区囊实性占位

患儿男性，双眼视力差、双眼球震颤5年

临床情况

患者男性，6岁，双眼视力差5^+年，双眼球震颤5^+年。生长激素、皮质醇测定正常，生化、血常规未见异常。患者自发病以来，无头昏痛不适，无肢体抽搐，大小便正常，无发育障碍。

影像学检查

头颅MRI平扫+增强（图1-15）。

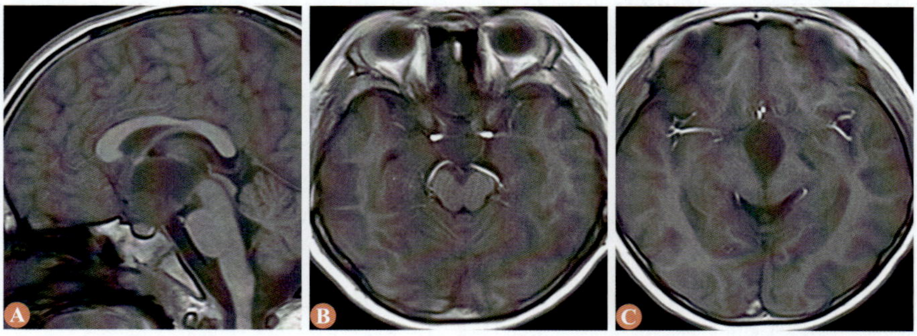

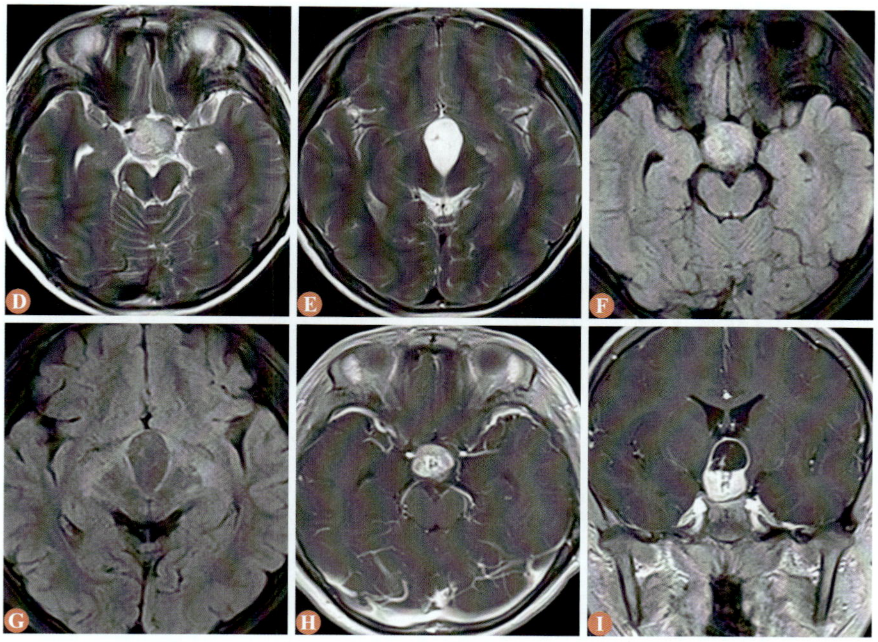

图1-15 A.MR T_1WI平扫；B.增强MR T_1WI；C.增强MR T_1WI；D. MR T_2WI平扫；E. MR T_2WI平扫；F.MR T_2WI FLAIR序列；G. MR T_2WI FLAIR序列；H.增强MR T_1WI；I. 增强MR T_1WI。检查显示鞍上可见一椭圆形囊实性占位，病变呈长T_1长T_2信号，FLAIR上呈高信号，增强显示囊壁及实性成分呈明显强化，垂体柄及视交叉未见显示，垂体稍受压，神经垂体可见，周围脑组织无明显水肿

鞍区囊实性占位基本鉴别诊断

1. 颅咽管瘤

- 临床特征：头痛、呕吐、视乳头水肿和视力障碍等。
- 影像特征：囊性、囊实性、实质占位，多呈类圆形、分叶状或结节状，边界较清楚，周围脑组织多无水肿；信号特点多样，取决于蛋白质、胆固醇结晶、钙化、出血等所占比例；环形、弧形及分房状强化，实性成分呈明显颗粒状强化，囊壁有或无强化；多无Cho、NAA峰，可出现Lip、Lac峰；可侵犯垂体；CT可见蛋壳样钙化。
- 本病例考虑为颅咽管瘤的符合点及不符合点：

  符合点：儿童，鞍区囊实性占位，跨鞍内、鞍上生长，实性成分明显强化，囊壁强化；

  不符合点：肿瘤无明显分叶表现，囊性部分信号单一。

2. 垂体腺瘤

- 临床特征：内分泌功能紊乱、头痛、视力障碍等。
- 影像特征：囊性、囊实性、实质占位，多呈束腰状生长，大部分边界清楚；垂体常失去正常形态；多呈稍长T_1长T_2信号，可伴有囊变、坏死或出血，钙化少见；

实性成分明显强化，囊壁强化。

- 本病例考虑为垂体瘤的符合点及不符合点：
  符合点：鞍区囊实性占位，实性成分强化均匀；
  不符合点：本例患者为儿童，且垂体形态无明显改变。

3. 生殖细胞瘤

- 临床特征：性早熟、发育障碍、尿崩症等内分泌症状，颅内高压、视力障碍等。
- 影像特征：鞍区占位，多呈结节状或分叶状，囊变、出血、钙化少见，实性成分类似脑灰质信号；增强呈明显强化；常合并有垂体柄增粗及神经垂体消失。
- 本病例考虑为生殖细胞瘤的符合点及不符合点：
  符合点：儿童，鞍区占位；
  不符合点：无生长发育障碍，无尿崩症等内分泌症状，肿瘤形态规则，伴部分囊变，神经垂体可见。

4. 毛细胞星形细胞瘤

- 临床特征：头痛、呕吐、视乳头水肿和视力障碍等。
- 影像特征：实性占位，囊变少见，大部分形态规则，边界清楚，周围脑组织多无水肿；肿瘤多呈T_1长T_2信号，T_2WI上实性成分信号高于脑实质，囊性区域信号低于脑脊液信号，部分可合并钙化、出血；增强显示实性成分呈明显强化，囊壁有或无强化，囊变及坏死无强化；肿瘤可呈低灌注，亦可表现为高灌注；DWI上多呈等或低信号；Cho/NAA、Cho/Cr比值增高，可出现Lip、Lac峰。
- 本病例考虑为毛细胞星形细胞瘤的符合点及不符合点：
  符合点：儿童，中线区（鞍区）囊实性占位，肿瘤实性成分明显较均匀强化，囊壁有强化；
  不符合点：鞍区毛细胞星形细胞瘤多呈实性占位，囊变少见。

鞍区囊实性占位四种主要疾病的鉴别诊断（表1-10）。

表1–10 鞍区囊实性占位四种主要疾病的鉴别诊断

鉴别点	颅咽管瘤	垂体大腺瘤	生殖细胞瘤	毛细胞星形细胞瘤（儿童）	毛细胞星形细胞瘤（成年人）
临床症状及病史	无特殊	激素分泌异常症群	性早熟、发育障碍、尿崩症	无特殊	无特殊
实验室检查	无特殊	泌乳素、生长激素等激素异常	AFP、β－HCG等肿瘤标志物升高	无特殊	无特殊
好发年龄	5~14岁或50~74岁	26~35岁	高峰年龄10~12岁	＜20岁	＞20岁

（续表）

鉴别点	颅咽管瘤	垂体大腺瘤	生殖细胞瘤	毛细胞星形细胞瘤（儿童）	毛细胞星形细胞瘤（成年人）
病变部位	多位于鞍上	多位于鞍内	多位于鞍上	多位于小脑及中线结构（包括鞍上）	多位于大脑半球
病变形态	类圆形、结节状、分叶状，多房改变，可钻孔样生长	束腰状	结节状、分叶状	类圆形、椭圆形	类圆形、不规则形
强化方式	实性部分明显强化，囊壁可强化，多房、分隔强化	实性成分明显强化	实性成分明显强化	实性部分明显强化，可有壁结节样强化，囊壁可强化	实性部分明显强化，囊壁可强化
特征表现	囊变多见，信号多样，多房改变，蛋壳样钙化	束腰状生长，正常垂体消失	囊变少见，垂体柄增粗，神经垂体消失	囊变多见，实性成分明显强化	囊变多见，实性成分明显强化，多无瘤周水肿

本例病理结果及经验总结

最终病理结果：毛细胞星形细胞瘤。

本例患者为儿童，病程长，生长发育良好，MRI发现鞍区囊实性占位，肿瘤形态规则，肿瘤突向鞍内，垂体呈受压改变，神经垂体可见，肿瘤实性成分明显强化，囊壁强化，肿瘤囊性部分信号均匀，MRI上未见短T_1或短T_2信号显示。毛细胞星形细胞瘤是儿童、青少年常见的颅脑肿瘤之一，好发于小脑、其次为鞍区，鞍区毛细胞星形细胞瘤多呈实性，但少部分病例可呈囊实性改变。毛细胞星形细胞瘤是WHO-Ⅰ级肿瘤，由于肿瘤血管为有孔毛细血管，对比剂可通过肿瘤血管的内皮间隙到达肿瘤组织，引起T_1弛豫时间缩短，因此，肿瘤实性成分往往明显强化。同时肿瘤内部含水分较多并有较多小囊状结构，因此T_2WI上实性成分呈高信号，并且大多数肿瘤ADC值较高，可发生出血、坏死、钙化。本例鞍区肿瘤虽为囊实性肿块，肿瘤突向鞍内，但垂体完整性好，并且肿瘤形态规则，囊性区域信号均匀，无分叶及多房样改变，同时神经垂体可见，结合患者年龄、影像表现需考虑毛细胞星形细胞瘤的诊断。

（重庆大坪医院　易坤明　张伟国）

病例11 椎管内髓外硬膜下病变

年轻男性，双侧臀部、骶尾部、双下肢背侧麻木、疼痛2个月

临床情况

患者男性，28岁，患者2个月前无明显诱因出现双侧臀部、骶尾部、双下肢背侧麻木、疼痛，持续约10分钟后可自行缓解，伴有尿便障碍，无发热、肢体乏力、抽搐。14天前开始出现头痛，以双侧额部、枕部为主，伴恶心、呕吐，呈喷射状，呕吐物为胃内容物，伴视物旋转。睡眠、饮食差。

查体：双侧臀部、骶尾部、会阴部、双下肢感觉过敏，提睾反射、肛门反射减弱，双侧膝反射、跟腱反射减弱。颈抵抗阳性，“Kernig征”阳性，“Brudzinski征”阴性。

实验室检查：腰椎穿刺置管引流，持续引流出血性脑脊液，压力>330mmHg。血常规：白细胞10.85 × 10^9/L[参考值：（3.5~9.5）× 10^9/L]，单核细胞百分比11.7%（参考值：3%~10%）。生化指标：肌酸激酶CK213U/L（参考值：72~182U/L），C-反应蛋白23.75 mg/L（参考值：0.068~8.2mg/L）。

脑脊液：颜色，红；透明度，浊；潘氏试验：阳性；蛋白定量1.08g/L（参考值：0.15~0.45g/L），白细胞54 × 10^6/L[参考值：（0~8）× 10^6/L]；红细胞（++）/HP；氯化物107mmol/L（参考值：120~132mmol/L）。

影像检查

腰椎MRI平扫+增强（图1-16~图1-18）。

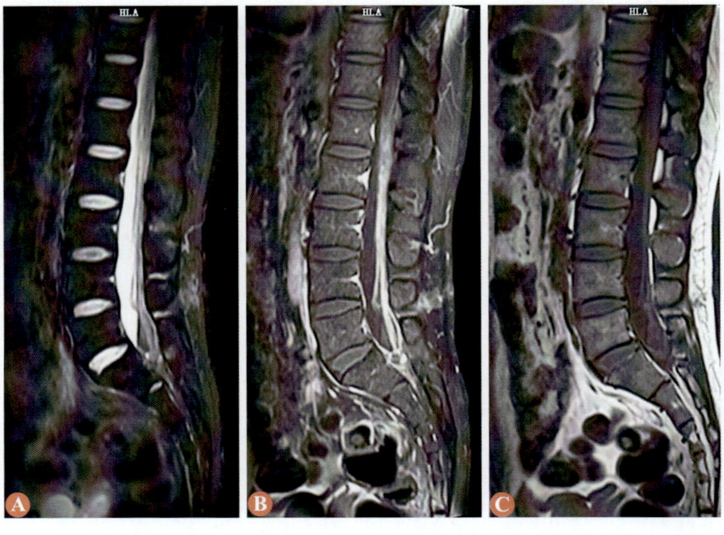

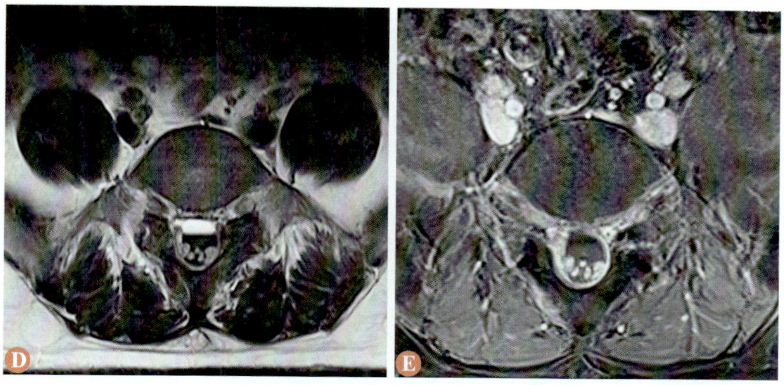

图1-16 2016年12月14日腰椎MRI平扫+增强：A.矢状位T_2WI；B.矢状位T_1WI增强；C.矢状位T_2WI；D. 横断位T_2WI；E.横断位T_1WI增强。检查显示腰骶段椎管内髓外硬膜下条片状异常信号灶，呈长T_1稍长信号，增强扫描明显不均匀强化，累及范围广，包绕马尾神经丛，横断位T_2WI见低信号液平面，考虑合并出血

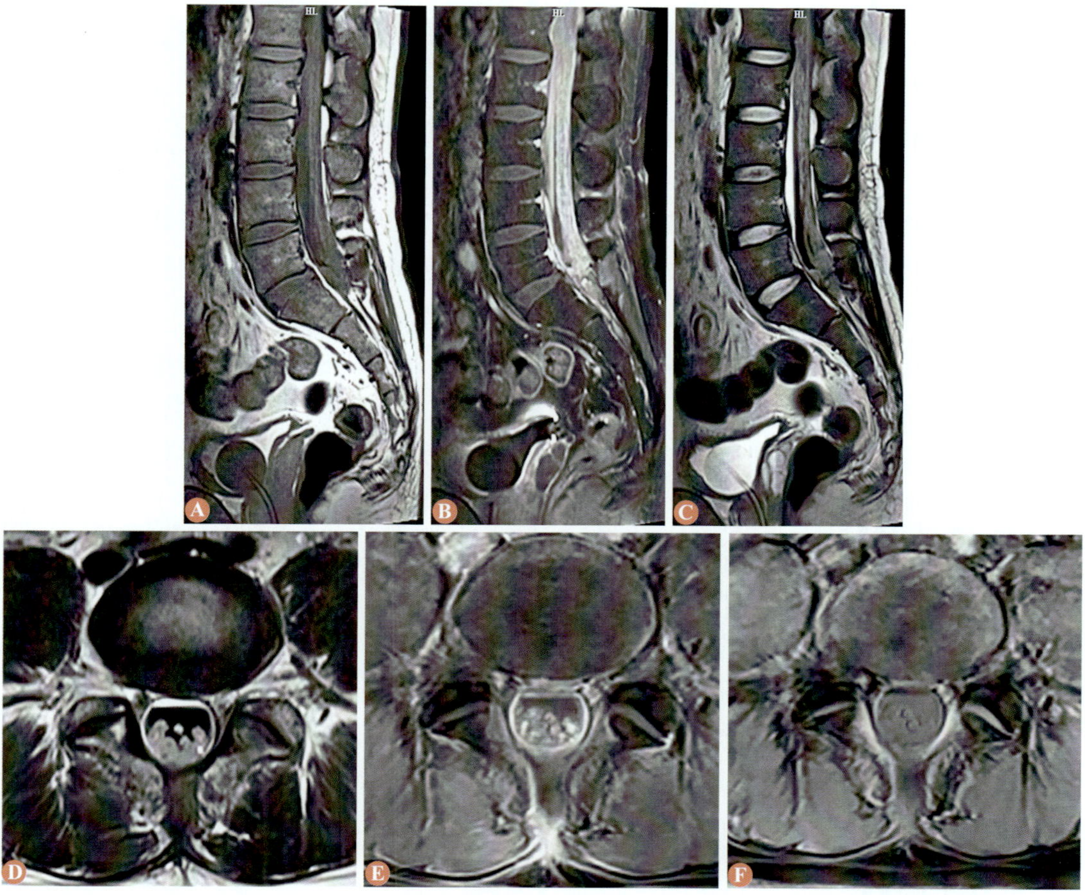

图1-17 2017年1月16日腰椎MRI平扫+增强：A.矢状位T_1WI；B.矢状位T_1WI增强；C.矢状位T_2WI；D. 横断位T_2WI；E.横断位T_1WI；F.横断位T_1WI增强。检查显示消炎治疗1个月后复查，病变范围明显增大，在腰骶椎管内弥漫性生长，马尾神经明显增粗粘连，病灶强化明显，未见坏死囊变

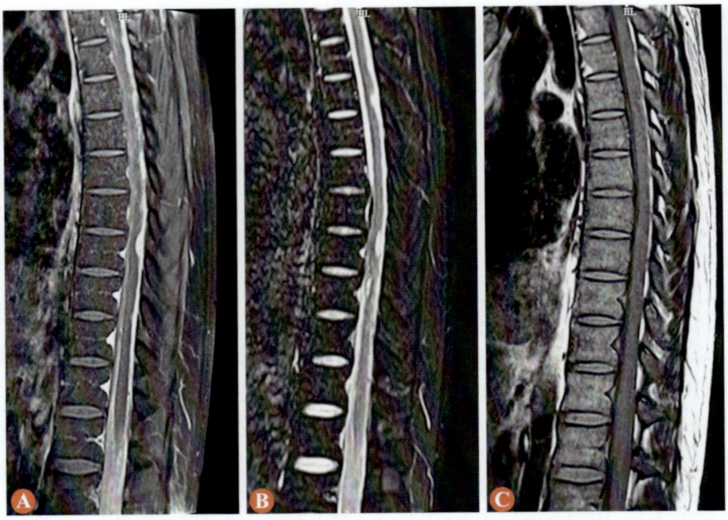

图1–18 2017年1月16日胸椎MRI平扫+增强：A.矢状位T_1WI增强；B.矢状位T_2WI；C.矢状位T_1WI。胸段椎管全程受累，病灶贴附于硬脊膜弥漫性生长，部分区域硬脊膜呈结节状增厚，邻近脊髓受压

椎管内髓外硬膜下病变基本鉴别诊断

1. 胚胎性肿瘤[多层菊形团样胚胎性肿瘤，原名为原始神经外胚层肿瘤（PNET）/尤文肉瘤]

- 临床特征：青少年；通常表现为后胸背痛、臀部疼、双下肢乏力或麻木、大小便失禁等，症状多呈进行性加重，多为肿瘤生长引起脊髓或马尾及神经压迫。肿瘤恶性程度高，进展迅速，放化疗不敏感，预后差。
- 影像特征：多位于髓外硬膜下，贴附于硬脊膜生长的占位性病变；由于是小圆细胞性肿瘤，细胞密度大，T_2WI信号呈等/稍低；因肿瘤血供丰富，增强扫描明显强化，脊髓、马尾等椎管内结构受压。硬膜下肿块多与脊髓粘连，易侵犯邻近椎体（骨质破坏或压缩性骨折）及椎旁组织（沿椎间孔方向的外生趋势）。可发生脑脊液种植转移。
- 本病例考虑为胚胎性肿瘤的符合点及不符合点：

  符合点：青少年，双侧臀部、骶尾部、双下肢麻木疼痛等症状进行性加重，消炎治疗效果不佳。病灶贴附于硬脊膜生长，T_2WI信号呈等/稍低，增强扫描强化明显。病灶进展迅速，与脊髓和马尾神经粘连，关系密切；

  不符合点：椎管内累及范围长，没有一个为主体的肿块病变；椎体骨质未见明确破坏，未沿椎间孔向椎旁侵犯。

2. 感染性病变

- 临床特征：发热等感染性症状，或发病前具其他部位感染性病变病史，脑脊液生化白细胞明显增高、中性粒细胞百分比增高、氯化物减低等支持感染性病变的改变。

- 影像特征：椎管内累及范围较广，边界模糊，易与周围组织粘连，病灶易发生坏死囊变或形成间隔，增强扫描多为边缘强化和（或）间隔强化，可伴脓肿形成，DWI有助于鉴别。易侵犯椎旁软组织，引起软组织肿胀或脓肿形成。
- 本病例考虑为椎管内感染性病变的符合点及不符合点：
  符合点：脑脊液生化部分指标支持，受累范围广，与脊髓和马尾神经粘连；
  不符合点：无既往感染病史，无明显感染性症状，消炎治疗效果不佳。无椎旁组织受累表现，病灶内未见液化坏死及脓肿形成。

3. 淋巴瘤

- 临床特征：老年，常表现为无明显诱因下无痛性淋巴结肿大，或不明原因发热。
- 影像特征：多个病灶融合，弥漫性生长，见缝就钻、包绕血管或邻近组织但不引起其狭窄或明显走行改变。信号均匀，同样为小圆细胞性肿瘤，细胞密度大，T_2WI信号呈等/稍低，DWI易受限，增强扫描轻中度均匀强化。其他部位淋巴结肿大。
- 本病例考虑为淋巴瘤的符合点及不符合点：
  符合点：病变累及范围广，T_2WI上呈稍低信号；
  不符合点：无见缝就钻和融合征象。

4. 转移瘤

- 临床特征：老年人，具原发肿瘤病史，进行性疼痛。
- 影像特征：病变多发，较明显的骨质破坏伴骨旁软组织肿块，边界不清，对周围组织侵犯明显，信号混杂，易坏死囊变，强化不均匀。
- 本病例考虑为转移瘤的符合点及不符合点：
  符合点：病变累及范围广，似乎多发；
  不符合点：发病年龄，无肿瘤病史，未见结节病灶和椎体骨质破坏。

5. 脊膜瘤

- 临床特征：老年女性，起病慢、病程长，症状多是由于对椎管内结构压迫所致。
- 影像特征：病灶较局限，边界清晰锐利，信号较均匀，宽基底与硬膜相连，增强扫描硬膜尾征。内常伴钙化。
- 本病例考虑为脊膜瘤的符合点及不符合点：
  符合点：与硬膜关系密切，部分阶段硬膜结节状增厚；
  不符合点：青少年男性，症状进展快，病灶累及范围长，边界欠清晰。

椎管内髓外硬膜下占位五种主要疾病的鉴别诊断（表1-11）。

表1-11　椎管内髓外硬膜下占位五种主要疾病的鉴别诊断

鉴别点	胚胎性肿瘤	感染性病变	淋巴瘤	转移瘤	脊膜瘤
临床症状及病史	青少年，病情进展迅速	发热，动态变化快	淋巴结肿大，或反复发热	肿瘤病史	老年，女性，病程长，起病缓慢
实验室检查	AFP升高	白细胞，中性粒细胞百分比升高；氯化物下降	无特殊	肿瘤标志物升高	无特殊
病变部位	贴附于硬膜生长，多变	累及范围广，粘连	融合、累及节段长	多发	局限性
周围椎体及椎旁组织	可累及	多累及，周围软组织肿胀并脓肿形成	分界较清，见缝就钻，包绕但不改变走形	多累及，骨质破坏明显或软组织肿块形成	无累及，分界清晰
强化方式	明显较均匀强化	边缘及分隔强化明显，易坏死	轻中度均匀强化	不均匀强化	明显均匀强化
特征表现	贴附于硬膜生长的占位	边缘及间隔强化、椎旁脓肿	弥散受限，见缝就钻	原发肿瘤病史	硬膜尾征

本例病理结果及经验总结

最终病理结果：胚胎性肿瘤。

本例患者为青少年男性患者，临床症状明显、病程进展快，发病时MRI显示腰椎椎管内髓外硬膜下异常信号灶，范围较广，T_2WI呈等/稍低信号，提示细胞密度较大；增强扫描明显强化，无明显坏死囊变区域，贴附于硬脊膜生长，与脊髓粘连，部分包绕马尾神经。诊断思路定位于髓外硬膜下，主要鉴别于感染性病变与肿瘤性病变，感染症状不明显，无坏死及脓肿形成，消炎治疗效果不佳，不太支持感染；常见髓外肿瘤性病变（脊膜瘤、神经源性肿瘤）影像学表现不支持；淋巴瘤部位及T_2WI信号可以支持，但是缺乏淋巴结来源的融合征象及其他部分淋巴结肿大的表现；患者年龄较轻、累及范围广，且T_2WI呈等/稍低信号，贴附于硬脊膜生长且与脊髓马尾神经粘连，需考虑到胚胎性肿瘤的可能性。消炎治疗效果不佳，1个月后随诊病灶进展迅速，范围增大、累及胸腰段椎管全长，部分区域硬脊膜呈结节状增厚，更加支持高度恶性的肿瘤性病变，不能排除合并脑脊液种植转移的可能。结合年龄、信号特征，胚胎性肿瘤应首先考虑。

（海南省人民医院　李建军）

第二章
头颈部

病例1　筛窦实性占位

中年男性，左侧眼部不适伴局部胀痛1个月

临床情况

患者男性，54岁，40天前无明显诱因下出现左侧眼部不适伴局部胀痛，病程中，无明显鼻塞、流涕、涕中带血及嗅觉减退等鼻部症状。专科检查：左眼内侧及鼻根部隆起。当地医院考虑结膜炎，予眼药水滴注，症状无改善并逐渐加重。自发病来，患者一般情况好，饮食睡眠佳，无体重明显下降。

影像检查

鼻窦MRI平扫+增强+DWI、CT扫描（图2-1）。

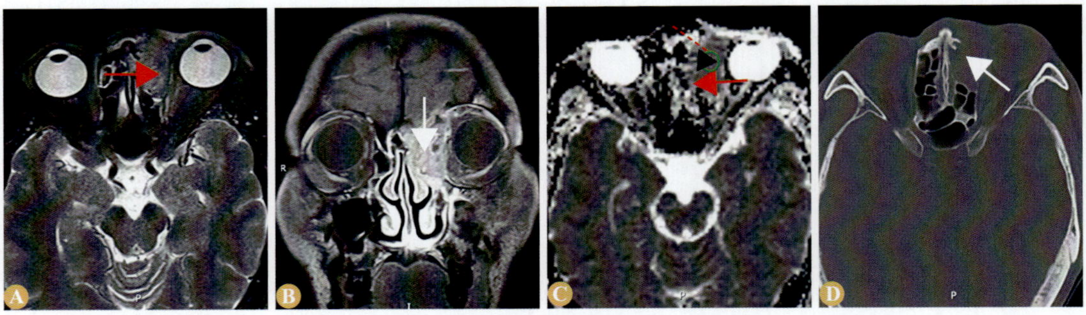

图2-1　鼻窦MRI及CT扫描

A.横断位脂肪抑制序列MR T_2WI；B.冠状位增强脂肪抑制序列MR T_1WI；C.横断位弥散加权ADC图；D.横断位骨窗CT平扫。检查显示左侧前组筛窦不规则软组织肿块，T_2WI等稍高信号（红箭头），增强后不均匀强化（白箭头），累及左侧额窦、眼眶、鼻腔顶及少许前颅底，ADC值偏低（红箭头）约$0.966\times10^{-3}mm^2/s$，骨质吸收破坏（白箭头）

筛窦实性占位基本鉴别诊断

1. 鳞状细胞癌

- 临床特征：老年男性，鼻塞、鼻出血，伴一侧面部隆起、麻木或眼眶内侧疼痛等症状，病程进展快。
- 影像特征：多位于鼻腔、上颌窦，其次位于筛窦，边界不清的软组织肿块，呈团块或弥漫性生长，T_2WI等稍高信号，增强后中等或较明显强化，强化不均，内见低密度（信号）坏死区，CT上见不规则钙化或骨化影，伴侵蚀性骨质吸收破坏，进展期可进一步累及窦腔外结构。
- 本病例考虑为鳞状细胞癌的符合及不符合点：

  符合点：老年男性，筛窦区团块状软组织占位，T_2WI等稍高信号，DWI较明显弥散受限，增强后明显不均匀强化，累及同侧眼眶，伴侵蚀性骨质吸收破坏。

不符合点：无明显鼻部症状，CT上病灶内无明显不规则钙化或骨化影。

2. 嗅神经母细胞瘤

- 临床特征：多见于11~20岁青少年及50~60岁中老年，明显嗅觉丧失，伴鼻塞、鼻出血，晚期可出现头痛、复视等症状。
- 影像特征：以鼻顶嗅区及筛窦为中心的软组织肿块，浸润性生长，向上破坏筛板侵入前颅底，DWI上弥散受限，T_2WI上呈稍高信号，增强后明显不均匀强化，冠状位上见脑膜受累增厚强化。CT上可见前颅底骨质广泛侵蚀破坏。
- 本病例考虑为嗅神经母细胞瘤的符合点及不符合点：

  符合点：中老年，筛窦不规则肿块，累及鼻腔顶及少许前颅底，增强后显著不均匀强化；

  不符合点：患者无嗅觉丧失。病灶主体位于筛窦内，鼻腔顶及前颅底仅少许累及，冠状位上未见脑膜受累强化，前颅底骨质未见广泛侵蚀破坏。

3. 横纹肌肉瘤

- 临床特征：多见于婴幼儿，胚胎型常见，有明显鼻塞、流涕及涕中带血症状。
- 影像特征：筛窦区及中上鼻腔或鼻腔中后段不规则软组织肿块，胚胎型者T_2WI上可见明显黏液高信号区，弥散显著受限，增强后不均匀强化，伴不强化的黏液变或出血区。CT上等密度肿块内伴囊变低密度区或出血高密度影，相应骨质侵蚀性破坏或伴压迫性吸收。肿块易侵犯眼眶、颅底等邻近结构。
- 本病例考虑为横纹肌肉瘤的符合点及不符合点：

  符合点：筛窦区不规则软组织肿块，明显不均匀强化，累及同侧眼眶，稍累及前颅底，伴侵蚀性骨质吸收破坏；

  不符合点：患者为老年人，T_2WI上未见明显囊变高信号区，弥散受限程度不及横纹肌肉瘤显著。

4. 恶性黑色素瘤

- 临床特征：40岁以上中老年多见，一侧鼻出血，内镜下可见鼻腔内黑色新生物。
- 影像特征：多位于鼻腔中后段，形态不规则的结节或团块状软组织，伴骨质吸收破坏，T_1WI上高信号，T_2WI上低信号，中等或明显不均匀强化伴低信号液化坏死区，CT上见鼻腔软组织肿块伴骨质浸润性吸收破坏。
- 本病例考虑为恶性黑色素瘤的符合点及不符合点：

  符合点：中老年患者，筛窦不规则软组织肿块，明显不均匀强化，伴骨质吸收破坏；

  不符合点：病灶主体位于筛窦，鼻腔仅稍受累，T_2WI上无明显低信号，弥散受限程度不及典型恶性黑色素瘤显著。

5. 乳头状腺癌

- 临床特征：40岁以上中老年男性多见，多有木粉尘接触史，鼻塞常为首发症状，可有鼻出血、面部麻木胀痛，侵犯周围结构时可有眼痛、视物不清等。
- 影像特征：多位于筛窦或鼻腔后段后鼻孔区，不规则软组织肿块，稍膨胀性生长致窦腔膨大，T_2WI上为等信号或等稍高信号，增强后中等或明显强化，常侵犯同侧眼眶及鼻腔。CT上病灶内可见残留的致密骨性成分或钙化灶，伴相应骨壁侵蚀性吸收破坏或压迫性吸收。
- 本病例考虑为乳头状腺癌的符合点及不符合点：
  符合点：老年男性，筛窦不规则软组织肿块，T_2WI上为等稍高信号，增强后明显不均匀强化，DWI上弥散受限，相应骨质侵蚀性吸收破坏；
  不符合点：无木粉尘接触史，无鼻塞鼻出血等鼻部症状，CT上病灶内无残留的致密骨性成分或钙化灶，窦腔无明显膨大。

筛窦实性占位五种主要疾病的鉴别诊断（表2-1）。

表2-1 筛窦实性占位五种主要疾病的鉴别诊断

鉴别点	鳞状细胞癌	嗅神经母细胞瘤	横纹肌肉瘤	恶性黑色素瘤	乳头状腺癌
高发年龄及人群	老年	11~20岁及50~60岁	婴幼儿	40岁以上中老年	40岁以上男性，木粉尘接触史
发病部位	鼻腔、上颌窦多见，其次筛窦	鼻腔顶嗅区、筛窦	筛窦区及中上鼻腔或鼻腔中后段	鼻腔中后部多见	筛窦或鼻腔后段后鼻孔区
T_2WI信号	等或稍高信号	稍高信号	等高混杂信号，胚胎型伴条状或片状明显高信号	低信号	等信号或等稍高信号
DWI	弥散受限	弥散受限	弥散受限显著	弥散受限显著	弥散受限
强化表现	明显不均匀强化，伴低密度（信号）坏死区	明显不均匀强化，侵犯前颅底脑实质，冠状位上常伴脑膜受累增厚强化	明显不均匀强化，伴不强化的黏液变或出血区	中等或明显不均匀强化	中等或明显不均匀强化
CT特征	侵蚀性骨质吸收破坏；肿块内偶尔可见不规则钙化或骨化影	前颅底骨质广泛吸收破坏	侵蚀性或压迫性骨质吸收破坏；肿块内伴囊变低密度及出血高密度影	浸润性骨质吸收破坏	侵蚀性或压迫性骨质吸收破坏；肿块内见残留的致密骨性成分或钙化灶

本例病理结果及经验总结

最终病理结果：鳞状细胞癌。

本例患者为老年男性，近期出现左侧眼部不适伴局部胀痛，虽然患者无明显鼻部症状，但CT及MRI上可见筛窦区不规则的团块状占位，累及眼眶，增强后明显不均匀强化，伴局部骨质吸收破坏，DWI上呈较明显的弥散受限。需注意，不是所有的鼻窦鳞癌都有明显的鼻部症状，鼻窦鳞癌在CT上病灶内典型的不规则钙化或骨化影很少见。该病灶虽然累及到鼻腔顶及前颅底，但主体仍位于筛窦内，冠状位上未见明显脑膜增厚强化，前颅底骨质未见广泛侵蚀破坏。依据其发病年龄、部位、病灶的T_2信号及强化特点，尤其是弥散加权图像上病灶弥散受限的程度，仍需首先考虑鼻窦鳞癌的诊断。

（复旦大学附属眼耳鼻喉科医院　林奈尔）

病例2　颌骨囊性病变

患儿男性，右侧面部膨隆1年

临床情况

患者男性，11岁。右侧面部膨隆1年。体检：双侧面部不对称，右侧下颌骨体部扪及明显膨隆，5cm × 3.5cm界清质硬肿物，张口度、张口型良好，右下唇无麻木。

影像检查

全景X线片（图2-2）。

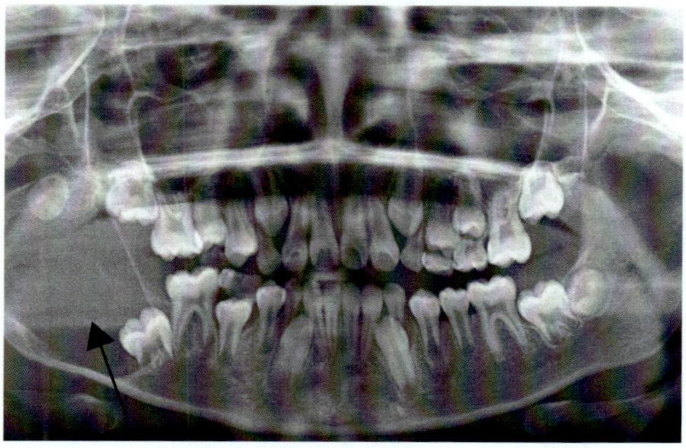

图2–2　颌面部全景X线片显示右侧下颌后牙区及升支骨质膨隆，内见异常低密度影，内部未见分房（箭头）。病变近中位于右侧下颌7近中，远中达乙状切迹水平。病变周边骨皮质连续性未见明显中断，骨膜反应未见。右侧下颌8被推移至乙状切迹水平

CT平扫检查（图2-3）。

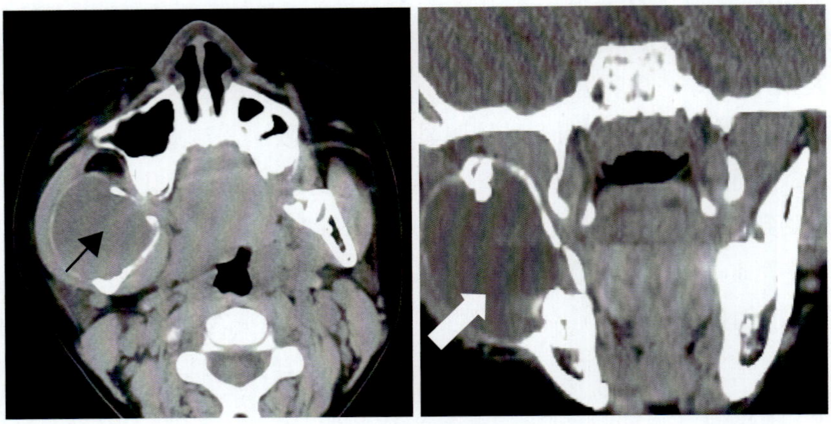

图2-3　A.横断面CT软组织窗；B.冠状面CT软组织窗。检查显示右侧下颌后牙区、升支骨质膨隆（黑箭头），以颊侧为甚，内见异常囊性密度影，平扫密度均匀，颊舌侧骨皮质受压变薄（白粗箭头），周围软组织未见明显受累

MRI平扫+增强检查（图2-4）。

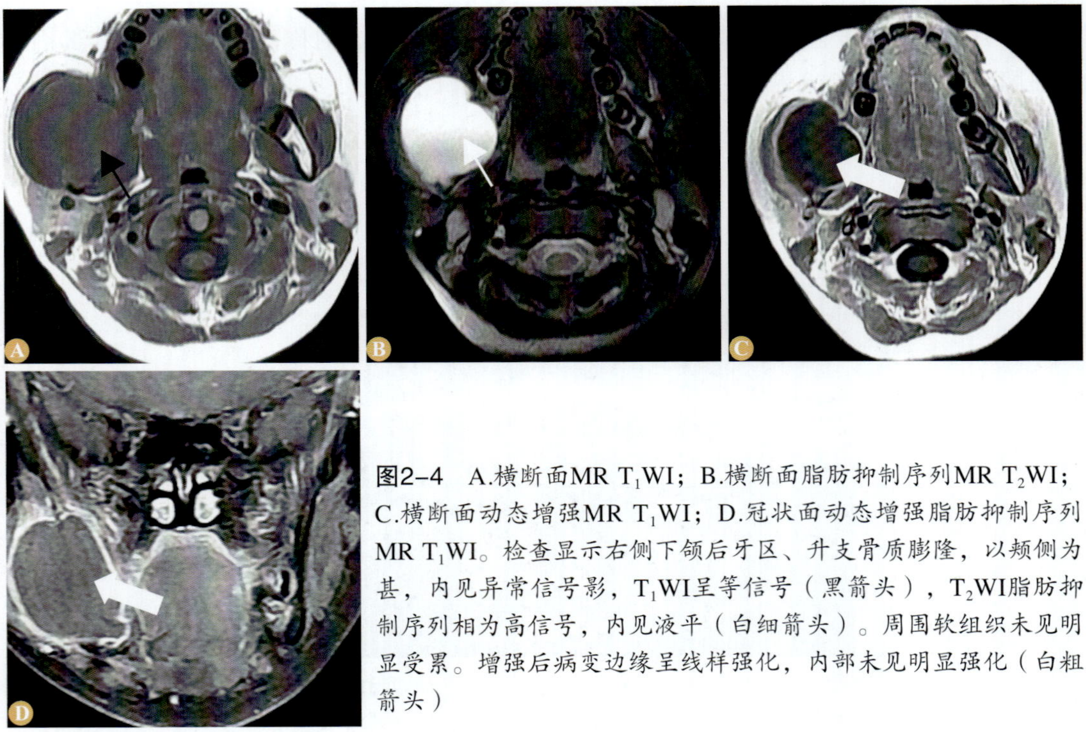

图2-4　A.横断面MR T_1WI；B.横断面脂肪抑制序列MR T_2WI；C.横断面动态增强MR T_1WI；D.冠状面动态增强脂肪抑制序列MR T_1WI。检查显示右侧下颌后牙区、升支骨质膨隆，以颊侧为甚，内见异常信号影，T_1WI呈等信号（黑箭头），T_2WI脂肪抑制序列相为高信号，内见液平（白细箭头）。周围软组织未见明显受累。增强后病变边缘呈线样强化，内部未见明显强化（白粗箭头）

颌骨囊性病变基本鉴别诊断

1. 根尖囊肿

- 影像特征：起源于根尖肉芽肿，内部液化坏死而来。成年人多见，围绕根尖区单囊性病变，直径>1cm，边缘有致密线条影。如有继发感染，线条影模糊消失。增强后囊壁可有线样强化，病变内部不强化。
- 本例考虑为根尖囊肿的符合点及不符合点：
  符合点：颌骨单囊性病变；
  不符合点：病变主要位于下颌升支和下颌后牙区，并不是以根尖为中心。

2. 含牙囊肿

- 影像特征：好发于上颌前牙区及第三磨牙区，单囊性病变。青少年或成年人多见，病变起源于缩釉上皮，故囊壁包绕牙颈部，牙冠朝向病变中心。增强后囊壁可有线样强化，病变内部不强化。
- 本例考虑为含牙囊肿的符合点和不符合点：
  符合点：颌骨单囊性病变，发生于下颌第三磨牙区；
  不符合点：病变内所含的第二、第三磨牙虽然牙冠朝向病变中心，但囊壁并未包绕牙颈部。

3. 角化囊肿

- 影像特征：成年人或青少年多见。病变沿颌骨长轴生长，颌骨轻度膨隆，单囊多于多囊，牙根吸收不明显。可多发，易继发感染。增强后囊壁或分隔可有线样强化，病变内部不强化。如多发性角化囊肿同时伴发皮肤基底细胞痣，分叉肋，大脑镰/小脑幕钙化等则称为基底细胞痣综合征（Gorlin syndrome）。
- 本例考虑为角化囊肿的符合点和不符合点：
  符合点：颌骨单囊性病变，沿颌骨长轴生长。增强后囊壁见线样强化，病变内部不强化；
  不符合点：颌骨膨隆明显。

4. 成釉细胞瘤

- 影像特征：成年人多见。颌骨膨隆明显，多囊多见，囊实相间，实性病变增强后明显强化，囊性病变不强化。病变骨皮质菲薄，牙槽骨破坏，根间浸润，牙根吸收明显。X线分型：多囊性（常见）、单囊性（相对少见）、促结缔组织增生型（少见）和外周型（罕见）。
- 本例考虑为成釉细胞瘤的符合点和不符合点：
  符合点：颌骨膨胀明显，单囊性病变，增强后病变囊性部分不强化，边缘呈线样强化，病变骨皮质变薄，牙槽骨骨质破坏；

不符合点：患者年龄偏小，单囊性成釉细胞瘤相对较少见。

颌骨囊性病变四种主要疾病的鉴别诊断（表2-2）。

表2-2 颌骨囊性病变四种主要疾病的鉴别诊断

鉴别点	根尖囊肿	含牙囊肿	角化囊肿	成釉细胞瘤
部位	根尖	上颌前牙区/下颌8	下颌骨体部、升支	下颌骨体部、升支
单囊性病变	单囊	单囊	可单囊，可多囊	可单囊，可多囊
单囊更常见	多囊更常见			
颌骨膨隆	有	有	轻度膨隆（舌侧）	明显膨隆（颊侧）
牙根吸收	无或轻度	无	轻度	明显
累及牙	一个	一个	多个	多个
增强	不强化	不强化	不强化	单囊性病变不强化 多囊性病变实性成分强化

本例病理结果及经验总结

本例最终病理结果是成釉细胞瘤。

本例患者为11岁男性，因右侧面部膨隆一年就诊。全景X线片检查发现右侧下颌升支、下颌后牙区骨质膨隆，内见大片低密度影，未见分隔。右侧下颌8被推压向乙状切迹移位。考虑右侧下颌骨良性牙源性占位，建议CT/MRI检查。CT平扫见右侧下颌骨体部、升支骨质膨隆，内见异常低密度影，平扫密度均匀，内部未见分隔，周边骨皮质菲薄。周围软组织未见明显受累。MR增强检查见右侧下颌后牙区、升支骨质膨隆，以颊侧为甚，内见异常信号影，T_1WI呈等信号，T_2WI脂肪抑制序列相为高信号，内见液平。周围软组织未见明显受累。增强后病变边缘呈线样强化，内部未见明显强化。考虑右侧下颌骨牙源性囊性占位可能。颌骨常见牙源性囊性病变依次为根尖囊肿、含牙囊肿、角化囊肿和单囊性成釉细胞瘤。结合之前描述，考虑单囊性成釉细胞瘤可能性大。

与全身其他骨骼系统肿瘤类似，颌骨病变的影像学检查应首选X线片（全景片）检查，由于其空间分辨率高，可确定病变与牙之间的关系（牙源性/非牙源性）；增强CT/MRI由于其密度分辨率较高，可显示病灶内部密度/信号，确定病变是纯囊性/囊实性/实性，以及与周围软组织的关系。三者结合能显著提高诊断准确率。

（上海交通大学医学院附属第九人民医院　董敏俊　陶晓峰）

病例3　颈动脉间隙占位

中年女性，声音嘶哑3个月

临床情况

患者女性，55岁，声音嘶哑3个月，查体发现右上颈肿物，质中，轻压痛。镜检：咽部黏液淡红，右侧咽侧壁向内侧隆起。

影像检查

颈部MRI平扫+增强（图2-5）。

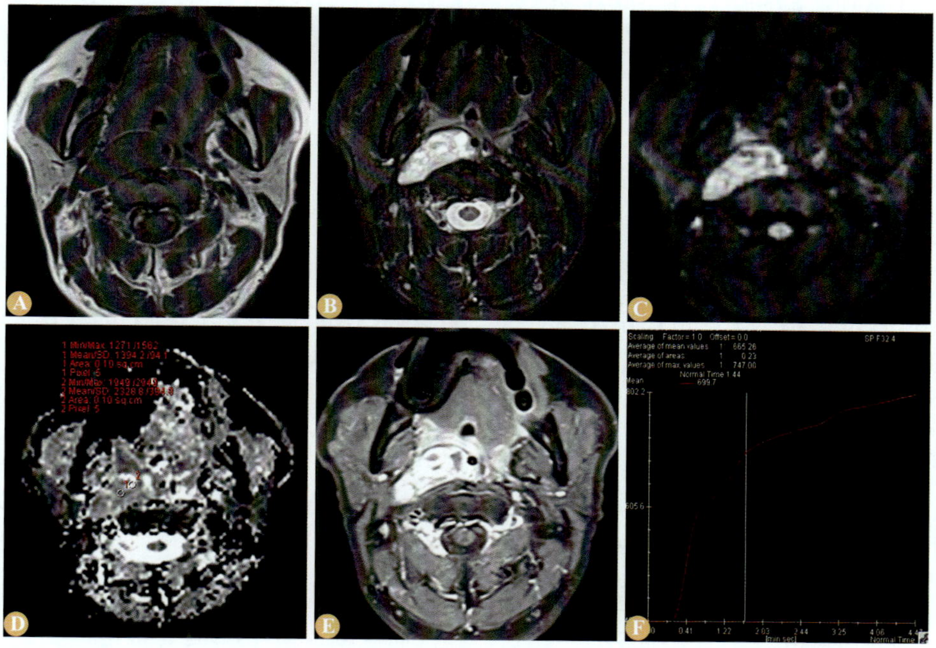

图2-5　A.横断面MR T_1WI；B.横断面脂肪抑制序列MR T_2WI；C.横断面DWI；D.横断面ADC图；E.横断面脂肪抑制序列增强MR T_1WI；F.动态增强曲线。检查显示右侧颈内动脉后外方、颈外动脉后内侧肿物，边缘规则，T_1WI呈与肌肉相仿中低信号，T_2WI呈不均匀高信号，DWI扩散受限，ADC值1.34×10^{-3} mm^2/s，增强后明显不均匀强化，动态曲线为持续强化型

颈部CT薄层扫描+三维重建（图2-6）。

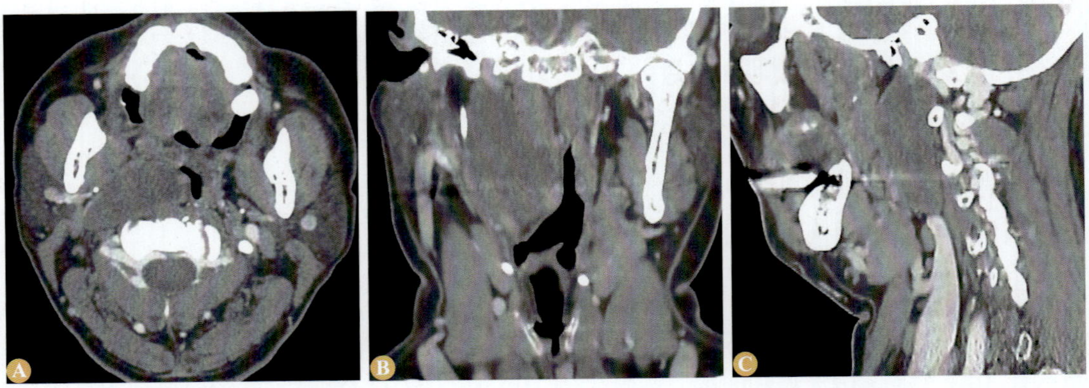

图2-6 A.横断面增强软组织窗；B.冠状面增强软组织窗；C.矢状面增强软组织窗。检查显示右上颈肿物，边缘规则，平扫呈低密度，推压气管及咽旁间隙向内移位，推压茎突向前外移位，增强扫描示肿物强化不明显，内部有多个斑片状略高密度区

颈动脉间隙占位基本鉴别诊断

1. 淋巴结病变

- 临床特征：淋巴结病变种类较多，包括急/慢性淋巴结炎症、淋巴结反应性增生、巨大淋巴结增生、淋巴结结核、淋巴瘤及淋巴结转移瘤等，每种淋巴结病变均有其不同的影像学特点。临床多为颈部多发结节及肿物，急性淋巴结炎多有压痛，其他淋巴结病变多表现为质中/硬肿物，压痛不明显。
- 影像特征：淋巴结病变多为多发结节及肿物，发生在单侧或双侧颈部，多位于颈动静脉外侧、后方，推压颈动静脉向内、向前移位。淋巴结结核典型特点为边缘环状强化，内有多个分隔及多个低密度区，呈“花环状”改变；巨大淋巴结增生的影像学特点为明显强化结节及肿物；淋巴瘤多为边缘较清楚，密度/信号均匀，增强后淋巴结无明显强化，与颈后三角区肌肉密度/信号一致；淋巴结转移瘤多边缘不规则，鳞癌转移多有边缘不规则强化、内部坏死，甲状腺癌淋巴结转移明显强化，淋巴结囊性变、壁内明显强化及颗粒状钙化为其特征性改变。
- 本病例考虑为颈部淋巴结病变的符合点及不符合点：
  符合点：颈动脉间隙区域肿物，推压颈内动脉向内侧移位；
  不符合点：单发肿物，边缘规则，推压颈外动脉向外侧移位，增强后明显不均匀强化，动态曲线为持续强化型。

2. 神经鞘瘤

- 临床特征：颈部结节或肿物，常为质中、无压痛，实验室检查无特殊。
- 影像特征：多位于颈动脉间隙、椎旁间隙。神经源肿瘤多位于颈动脉鞘的后、内侧，将颈动脉向前或外方推移，茎突前移。多为单发病变，边缘规则。增强CT扫描无明显强化，内部可有斑驳状高、低混杂密度。MRI示肿瘤在T_1WI与肌肉等信号，T_2WI呈明显高信号。

- 本病例考虑为神经鞘瘤的符合点及不符合点：

  符合点：颈动脉间隙单发肿物，边缘规则，推压颈外动脉向外侧移位，增强CT扫描无明显强化，MRI扫描T_1WI呈与肌肉相仿中低信号，T_2WI呈不均匀高信号，DWI扩散受限，ADC值1.34×10^{-3} mm^2/s，增强MRI呈明显不均匀强化，动态曲线为持续强化型；

  不符合点：推压颈内动脉向内侧移位。

3. 颈动脉体瘤

- 临床特征：颈部舌骨水平肿物，质中、无明显压痛，可有波动感。
- 影像特征：位于颈总动脉分叉处，使颈总动脉分叉增宽。肿瘤血供丰富，CT增强扫描时强化明显，密度与邻近的血管相仿。MRI表现为T_1WI呈中、低信号，T_2WI呈中、高信号，其内可见流空的肿瘤血管，肿瘤常包绕颈总动脉及颈内、外动脉。
- 本病例考虑为颈动脉体瘤的符合点及不符合点：

  符合点：颈总动脉分叉区域肿物，T_1WI呈与肌肉相仿中低信号，T_2WI呈不均匀高信号，DWI扩散受限，ADC值$1.34 \times 10^{-3}mm^2/s$，增强后明显不均匀强化，动态曲线为持续强化型；

  不符合点：增强CT、MRI表现为不均匀强化，推压颈内、外动脉移位，未包绕颈动脉。

4. 颈动脉瘤

- 临床特征：常为质中、无压痛，有搏动感。
- 影像特征：与颈动脉关系密切，边缘规则，增强后明显均匀强化，与颈动脉一致，明显强化，MRI有流空效应。
- 本病例考虑为血管源性肿瘤的符合点及不符合点：

  符合点：颈部单发肿物，与颈内、外动脉关系密切；

  不符合点：增强CT、MRI表现为不均匀强化，内有不强化区域。

颈动脉间隙占位四种主要疾病的鉴别诊断（表2-3）。

表2-3 颈动脉间隙占位四种主要疾病的鉴别诊断

鉴别点	淋巴结病变	神经鞘瘤	颈动脉体瘤	颈动脉瘤
临床症状及病史	颈部质中、无或轻压痛	质中、无压痛	颈动脉分叉区域肿物，质中	质中、有搏动感
病变部位	颈动静脉外侧、后方	颈动静脉内侧、后方	颈总动脉分叉处	颈动脉周围
数目	常为多发	常为单发	常为单发	单发

（续表）

鉴别点	淋巴结病变	神经鞘瘤	颈动脉体瘤	颈动脉瘤
强化方式	中等度强化，各种淋巴结病变有其不同特点	CT显示轻度不均匀强化，增强为持续性强化	明显强化	明显强化，MRI显示有流空效应
特征表现	结核：呈“花环状”改变；鳞癌转移：多有边缘不规则强化、内部坏死；甲状腺癌淋巴结转移明显强化，淋巴结囊性变、壁内明显强化及颗粒状钙化为其特征性改变	增强CT扫描显示轻中度强化，内部可有斑驳状高、低混杂密度。增强MRI显示为持续性强化	颈总动脉分叉处，明显强化	明显强化，MRI显示有流空效应

本例病理结果及经验总结

最终病理结果：神经鞘瘤。

本例患者为中年女性，近期出现声音嘶哑3个月，查体发现右上颈肿物，质中，轻压痛。镜检：咽部黏液淡红，右侧咽侧壁向内侧隆起。

颈部肿物诊断及鉴别诊断的要点是明确病变的部位及掌握颈部常见病变的影像学特点，患者行颈部MRI、CT检查，发现右上颈肿物，首先须确定病变位于具体颈部间隙，肿物的周围有颈动脉间隙、咽旁间隙、腮腺间隙、椎旁间隙等，不同的间隙会有不同病变。肿物位于颈内动脉外后方、颈外动脉内后方，且推压茎突往前移位，推压咽旁间隙向内侧移位，基本除外肿物来源于腮腺间隙及咽旁间隙，肿物与椎旁间隙之间尚有脂肪组织分界，亦可除外来源于椎旁间隙，最终确定肿瘤来源于颈动脉间隙。颈动脉间隙主要病变包括淋巴结病变、神经源性肿瘤、血管源性病变等，肿物与颈动静脉的关系是鉴别淋巴结病变、神经源性肿瘤的关键点，结合数目、形态、边缘、密度/信号改变能基本确定病变的性质。本例为单发肿物，边缘规则，病变推压颈外动脉向外侧移位，基本可除外淋巴结病变，考虑神经源性肿瘤。由于肿瘤位于颈总动脉分叉区域，主要需要考虑神经源性肿瘤中的神经鞘瘤、神经纤维瘤及颈动脉体瘤，MRI表现为T_2WI高信号，增强扫描呈持续强化，神经鞘瘤、神经纤维瘤与颈动脉体瘤均有此改变，但行CT扫描后病变无明显强化，基本除外颈动脉体瘤，考虑神经鞘瘤或神经纤维瘤，但发病率神经鞘瘤远多于神经纤维瘤。另外，颈动脉体瘤常常会包绕颈总动脉、颈内外动脉，本例对颈动脉主要是推压改变，亦不符合颈动脉体瘤的表现。

综合肿瘤的间隙来源、与颈动静脉的关系、数目、形态、边缘、密度/信号改变，可明确诊断为神经鞘瘤。

（中国医学科学院肿瘤医院深圳医院　罗德红）

病例4　中耳病变

青年男性，左耳听力下降、流脓流水8年

临床情况

患者男性，19岁，左耳听力下降、流脓流水8年，眩晕2个月，头痛1周。

影像检查

颞骨HRCT平扫（图2-7）。

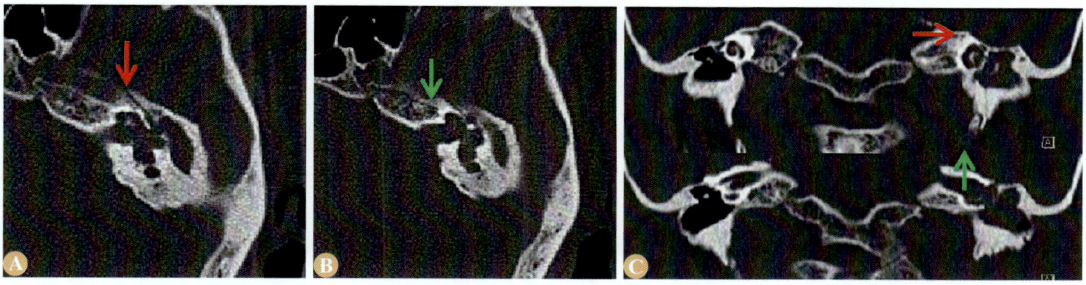

图2-7：A、B.横断面骨窗检查显示中耳乳突腔软组织影，周围骨质受压吸收（红箭头）；C.冠状面骨窗，检查显示中耳乳突腔软组织影（红箭头），鼓室盖骨质不连续（绿箭头）

双耳MRI平扫+DWI+增强（图2-8）。

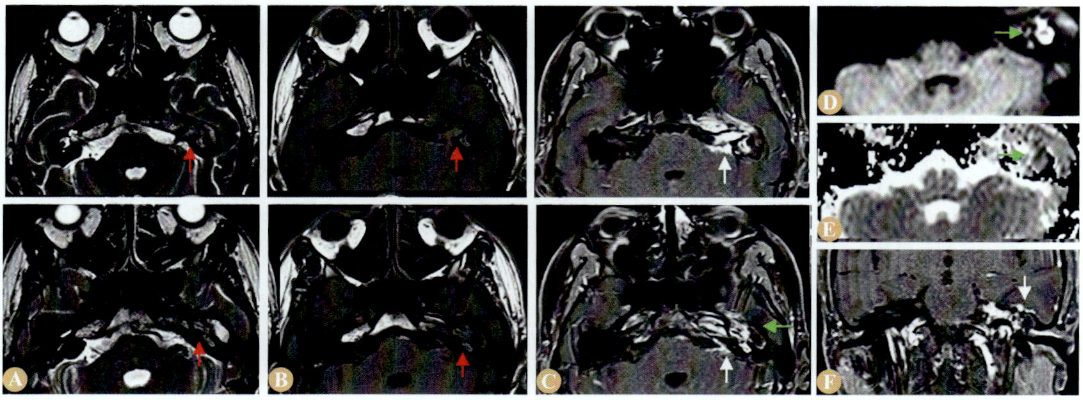

图2-8：A.MR T_2WI，检查显示左侧耳蜗、前庭、半规管、内耳道T_2WI信号减低；B.MR T_1WI，检查显示T_1WI信号增高，可见软组织影充填；C.T_1WI增强、D~F.DWI检查显示（图D）弥散受限（绿箭头），ADC（图E）低信号（绿箭头），增强DWI高信号区域呈环形强化（绿箭头），内耳迷路、内听道及邻近脑膜（白箭头）强化（图F）

中耳病变基本鉴别诊断

1. 胆脂瘤型中耳炎

- 临床特征：听力下降，初为传导性耳聋，后为混合性耳聋或感音神经性耳聋，耳流脓或流豆腐渣样物质，有臭味儿，易出现面瘫、眩晕、头痛等并发症。
- 影像特征：HRCT显示中耳乳突腔内软组织影，病变周边骨质受压吸收并骨质增生，边缘光滑，边界清晰，MRI显示病变呈稍长T_1WI、稍长T_2WI信号，DWI高信号，增强环形强化，周围可伴中耳乳突炎，呈长T_1WI、长T_2WI信号，增强黏液面强化。

2. 非胆脂瘤型中耳炎

- 临床特征：传导性耳聋多见，流脓流水，一般无臭味儿，并发症相对少见。
- 影像特征：HRCT显示骨质增生硬化为主，少见破坏；MRI显示病变呈长T_1WI、长T_2WI信号，增强黏液面强化。

3 .胆固醇型肉芽肿

- 临床特征：非搏动性“蓝色鼓膜”和缓慢进行的传导性耳聋。
- 影像特征：HRCT显示鼓室或乳突内的软组织密度影，膨胀性生长，周围骨质受压吸收，边缘光整；MR T_1WI、T_2WI均为高信号，DWI低信号。

4. 中耳癌

- 临床特征：中老年男性多见，外耳道流脓伴出血，早期即有耳颞部疼痛、头痛，耳周皮肤麻木。
- 影像特征： HRCT显示中耳乳突不规则、多点虫蚀状溶骨性骨质破坏。MRI显示等T_1WI，稍长T_2WI信号， DWI呈高信号，增强病变实质不均匀中度强化，边缘不规则，边界不清，累及外耳道多见。
- 本病例考虑为中耳胆脂瘤的符合点：临床病程长，符合炎性或良性病变。影像学检查病变范围广泛、不规则，符合炎症性改变。HRCT骨质受压吸收，边缘清晰，MRI-DWI高信号，增强环形强化。

中耳病变四种主要疾病的鉴别诊断（表2-4）及解剖（图2-9）。

表 2–4　中耳病变四种主要疾病的鉴别诊断

鉴别点	胆脂瘤型中耳炎	非胆脂瘤型中耳炎	胆固醇型肉芽肿	中耳癌
临床特征	听力下降，耳流脓或流豆腐渣样物质，有臭味儿，易出现并发症	传导性耳聋多见，流脓流水，一般无臭味儿，并发症相对少见	非搏动性“蓝色鼓膜”和缓慢进行的传导性耳聋	中老年男性多见，外耳道流脓伴出血，早期即有耳颞部疼痛、头痛，耳周皮肤麻木

（续表）

鉴别点	胆脂瘤型中耳炎	非胆脂瘤型中耳炎	胆固醇型肉芽肿	中耳癌
HRCT	病变周边骨质受压吸收并骨质增生	骨质增生硬化为主	周围骨质受压吸收，边缘光整	中耳乳突不规则溶骨性骨质破坏
MRI信号	稍长T_1WI、稍长T_2WI信号，DWI明显高信号	长T_1WI、长T_2WI信号，DWI稍高信号	T_1WI、T_2WI均为高信号，DWI低信号	等T_1WI，稍长T_2WI信号，DWI高信号
增强特点	边缘环形强化	黏液面强化	边缘环形强化	明显不均匀强化

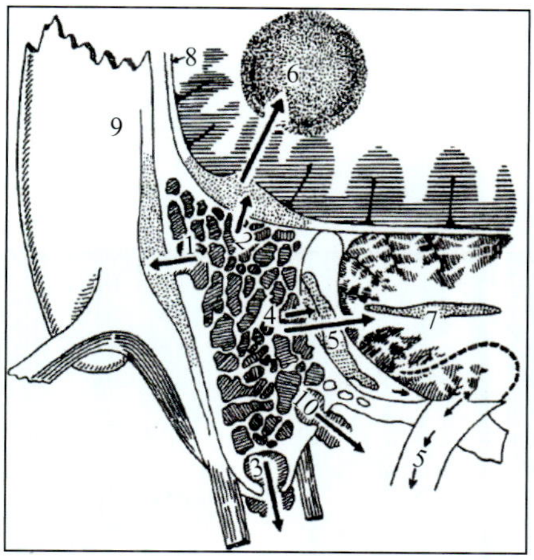

图2-9　耳部病变解剖示意图

来源：黄选兆，汪吉宝，孔维佳.实用耳鼻喉头颈外科学.北京：人民卫生出版社，2016：909.”

1：耳后骨膜下脓肿
2：硬脑膜外脓肿
3：Bezold脓肿（二腹肌外）
4：横窦周围脓肿
5：横窦血栓性静脉炎
6：大脑脓肿
7：小脑脓肿
8：颞叶硬脑膜
9：骨膜
10：Mouret脓肿（二腹肌内）

中耳炎并发症

颅内并发症：硬膜外脓肿、硬膜下脓肿、脑膜炎、乙状窦血栓性静脉炎、脑脓肿（大脑脓肿、小脑脓肿）、脑积水。

颅外颞骨内并发症：面神经炎（鼓室段常见）、迷路炎（迷路瘘管、化脓性迷路炎、肉芽肿性迷路炎、骨化性迷路炎）、岩尖炎。

颅外颞骨外并发症：耳周骨膜下脓肿、Bezold脓肿、Mouret脓肿。

本例病理结果及经验总结

最终病理结果：中耳胆脂瘤并慢性中耳乳突炎，伴肉芽肿性迷路炎、脑膜炎。

经验总结：本例为青少年男性患者，左耳听力下降、流脓流水8年，病史较长，引起混合型耳聋。出现眩晕，认为病变累及到内耳迷路，近1周出现头痛，说明病变有可能累及到颅内。影像学检查显示病变主要位于中耳腔内（DWI高信号），破坏迷路骨质，引起迷路炎，病变继续发展破坏内听道底部及鼓室盖，进入内耳道，引起内耳道面、听神经炎及脑膜炎。需注意，中耳炎HRCT显示迷路、鼓室盖骨质破坏时，要进行DWI扫描，观察是否有弥散受限区域，即是否为胆脂瘤所致的中耳乳突炎；还要进行MRI增强扫描，看是否病变已累及迷路及颅内引起相应炎症。

（昆明医科大学第一附属医院　韩　丹）

病例5　眼眶肌锥间隙占位

老年男性，左侧眼睑肿胀6个月

临床情况

患者男性，78岁，左侧眼睑肿胀半年，无眼红、眼痛，1个月前患者左眼胀、眼红、分泌物增多，外院消炎治疗后无效。专科检查：左侧眼压31mmHg，上眼睑弥漫肿胀，上睑下垂，遮挡上方角膜约4mm，完全不能抬起，下眼睑轻度水肿，结膜充血，眼球向上、向内运动受限。

影像检查

眼眶CT平扫（图2-10）。

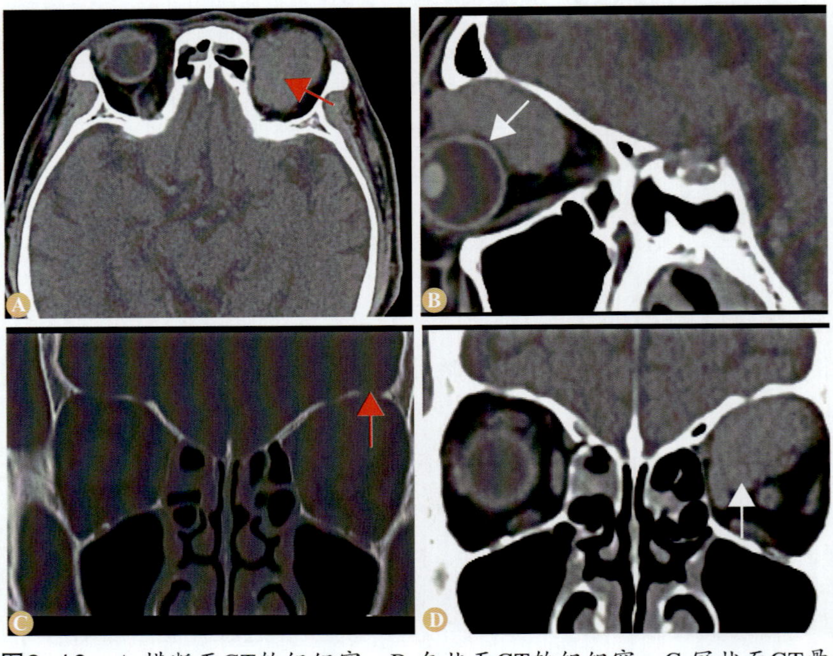

图2-10　A.横断面CT软组织窗；B.矢状面CT软组织窗；C.冠状面CT骨窗；D.冠状面CT软组织窗。图A、B显示左侧眼眶内、上象限肌锥内、外间隙内不规则等、略高密度影（黑箭头），局部包绕眼球（白箭头）；病变与眼上肌群及内直肌分界不清（白箭头），眼眶上壁骨质受压、变薄（黑箭头），局部缺如

眼眶MRI扫描（图2-11）。

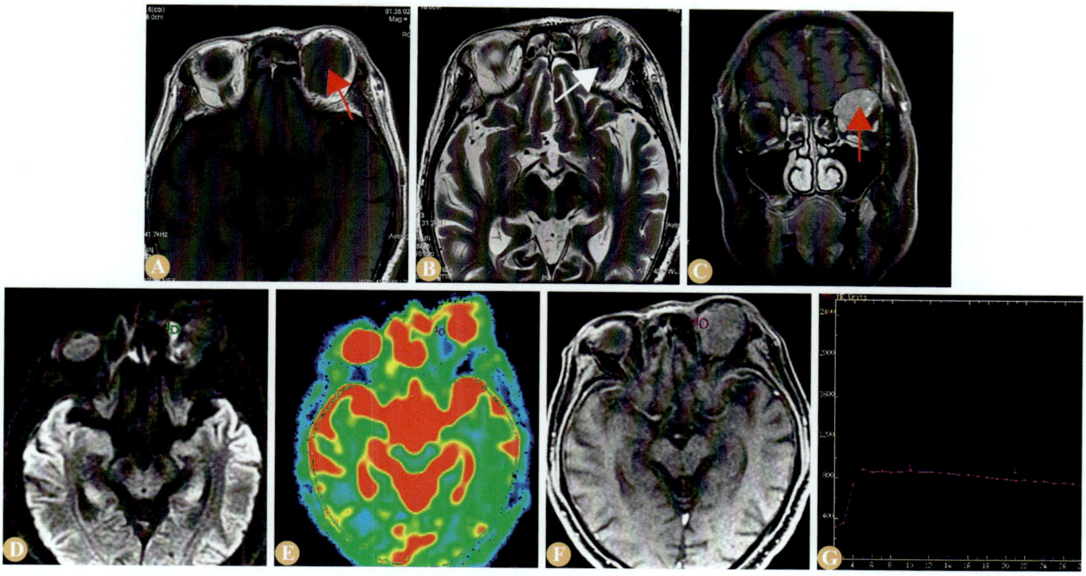

图2-11　A.横断面T_1WI；B.横断面T_2WI；C.冠状面增强脂肪抑制序列T_1WI；D.DWI；E.ADC；F.横断面动态增强脂肪抑制序列T_1WI；G.动态增强曲线。检查显示左侧眼眶内、上象限等T_1（黑箭头）等短T_2信号（白箭头），弥散受限（白箭头），ADC值为$0.62 \times 10^{-3}mm^2/s$，增强后中度不均匀强化（黑箭头），强化曲线呈“速升流出型”

眼眶肌锥间隙占位基本鉴别诊断

1. 淋巴瘤

- 临床特征：发病高峰50~70岁，女性略多，可单侧或双侧同时发病，单侧多见；症状为眼睑肿胀及下垂、眼球突出移位、球结膜充血水肿等，有时可触及无痛性包块。
- 影像特征：好发于泪腺、眼球周围的眶前部，其次为眼睑及结膜区，肌锥外间隙多见，CT上成等或略高密度，密度均匀，一般不伴有骨质破坏、钙化及出血；病变有包绕眼球生长、“铸形样”改变，可累及邻近眼外肌；MRI呈等T_1、等T_2信号影，DWI呈高信号，ADC图呈低信号，增强后轻中度均匀强化，动态增强曲线“速升流出型”多见。
- 本病例考虑为淋巴瘤的符合点及不符合点：

  符合点：临床症状符合，病变大部分位于内、上象限眶前部，局部包绕眼球生长，累及眼外肌，病变增强后轻中度强化，弥散受限，动态增强曲线呈“速升流出型”；

  不符合点：病变信号不均匀，内部有出血或纤维成分，眶上壁骨质局部变薄、吸收。

2. 神经鞘瘤

- 临床特征：多见于30~50岁的成年人，男女患病无明显差异，临床症状为缓慢进行性无痛性眼球突出。
- 影像特征：多位于眼眶上象限、外象限，呈边界清楚、包膜完整的椭圆形或梭形肿瘤，内部常伴有囊变、坏死及出血；CT上呈不均匀低密度，眶壁骨质呈受压改变；MRI示肿瘤呈长T_1、长T_2信号影，内部信号不均匀，弥散不受限，动态增强曲线“平台型”多见。
- 本病例考虑为神经鞘瘤的符合点及不符合点：

  符合点：眼眶上象限为主，内部信号不均匀，可能有出血，眶壁骨质呈受压、吸收改变，增强后强化不均匀；

  不符合点：临床症状不符合；病变边界不清，包绕眼球生长并累及眼外肌，病变弥散受限，动态增强曲线呈“速升流出型”。

3. 炎性假瘤

- 临床特征：40岁以上多见，男性多于女性，单侧多见；发病急，症状为眼球突出、疼痛，眼睑皮肤红肿。
- 影像特征：可累及眼眶多个部位，不同病程阶段病变密度、信号不同。一般不伴有骨质破坏、钙化及出血；病变与周围结构分界不清，增强后病变边缘模糊；MRI显示弥散不受限，增强后轻中度、均匀强化，动态增强曲线“平台型”多见。
- 本病例考虑为炎性假瘤的符合点及不符合点：

  符合点：眶内肿块累及眼外肌，眼睑肿胀，病变增强后轻中度强化；

  不符合点：无疼痛病史；病变包绕眼球生长，信号不均匀，内部有出血或纤维成分，眶上壁骨质局部变薄、吸收；弥散受限，动态增强曲线呈“速升流出型”。

4. 孤立性纤维瘤

- 临床特征：40~60岁多见，男性多于女性，单侧；渐进性眼球突出。
- 影像特征：梭形、肌锥内间隙肿物，边界清，周围骨质可受压、变薄，偶可见钙化；MRI显示病变T_2WI上呈低信号，弥散不受限，增强后明显强化，动态增强曲线呈“速升速降型”。
- 本病例考虑为孤立性纤维瘤的符合点及不符合点：

  符合点：T_2WI上呈低信号，动态增强曲线呈“速升流出型”，眶上壁骨质受压、变薄；

  不符合点：病变部位、形态不符；病变边界不清，包绕眼球生长并累及眼外肌；弥散受限。

5. 血管内/外皮瘤

- 临床特征：好发于40岁左右，男性多于女性，单侧；渐进性眼球突出。
- 影像特征：眼睑及眶内边界清楚的肿块影；密度/信号较均匀，MRI上可出现血管流空信号；长T_1、长T_2信号，弥散不受限，增强后明显均匀强化，动态增强曲线呈“速升速降型”。
- 本病例考虑为血管内/外皮瘤的符合点及不符合点：

  符合点：眶内肿块T_2WI上内部低信号，可能为血管伴有出血，动态增强曲线呈“速升流出型”；

  不符合点：病变边界不清，包绕眼球生长并累及眼外肌；弥散受限。

眼眶肌锥间隙实性占位五种主要疾病的鉴别诊断（表2-5）。

表2-5　眼眶肌锥间隙实性占位五种主要疾病的鉴别诊断

鉴别点	淋巴瘤	神经鞘瘤	炎性假瘤	孤立性纤维瘤	血管内/外皮瘤
临床症状及病史	无痛性包块；眼睑肿胀及下垂、眼球突出移位	缓慢进行性无痛性眼球突出	发病急，症状为眼球突出、疼痛，眼睑皮肤红肿	渐进性眼球突出	渐进性眼球突出
病变部位	泪腺、眼球周围的眶前部，其次为眼睑及结膜区	眼眶上象限、外象限	可累及多个部位	肌锥内间隙	眼睑及眶内
单/双侧	单侧或双侧	单侧	单侧或双侧	单侧	单侧
CT	密度均匀，一般不伴有骨质破坏、钙化及出血	边界清楚、包膜完整的椭圆形或梭形肿块，密度不均匀，内部常伴有囊变、坏死及出血；，眶壁骨质呈受压改变	一般不伴有骨质破坏、钙化及出血；病变与周围结构分界不清，边缘模糊	梭形，边界清，周围骨质可受压、变薄，偶可钙化	椭圆形，边界清，密度均匀
MRI	等T_1、等T_2信号影，弥散受限，增强后轻中度均匀强化，动态增强曲线“速升流出型”多见	长T_1、长T_2信号影，内部信号不均匀，弥散不受限，强化曲线“平台型”多见	信号均匀，弥散不受限，增强后轻中度、均匀强化，动态增强曲线“平台型”多见	T_2WI上呈低信号，弥散不受限，增强后明显强化，动态增强曲线呈“速升速降型”	血管流空信号；弥散不受限，增强后明显均匀强化，动态增强曲线呈“速升速降型”

（续表）

鉴别点	淋巴瘤	神经鞘瘤	炎性假瘤	孤立性纤维瘤	血管内/外皮瘤
特征表现	病变有包绕眼球生长、“铸形样”改变；信号均匀，弥散受限，动态增强曲线“速升流出型”多见	边界清楚椭圆形或梭形肿块，内部常伴有囊变、坏死及出血，不均匀强化	可累及多个部位，病变边界不清，信号均匀，临床症状可有红、肿、热、痛	梭形；T_2WI上呈低信号，增强后明显强化，动态增强曲线呈“速升速降型”	血管流空信号；动态增强曲线呈“速升速降型”

本例病理结果及经验总结

最终病理结果：弥漫大B细胞淋巴瘤伴内部出血。

本例患者为老年男性患者，左侧眼睑肿胀半年，无眼红、眼痛。专科检查：左侧眼压31mmHg，上眼睑弥漫肿胀，上睑下垂，遮挡上方角膜约4mm，完全不能抬起，下眼睑轻度水肿，结膜充血，眼球向上、向内运动受限。

本例病变位于眼眶内、上象限眶前部，局部包绕眼球生长，累及眼外肌，病变增强后轻中度强化，弥散受限，动态增强曲线呈“速升流出型”，以上表现均符合淋巴瘤，尤其弥散受限明显，强烈提示淋巴瘤，但淋巴瘤一般不伴有骨质改变及出血，故该病例诊断起来有一定的困难。由于T_2WI上病变内部存在低信号，故要考虑以上几种鉴别诊断。综合以上各个方面的对比，淋巴瘤的符合点最多，故仍将其作为第一诊断，通过此病例可以看出，并不是所有的淋巴瘤信号都均匀，其内部偶可发生出血。

（首都医科大学附属北京同仁医院　宋丽媛　鲜军舫）

病例6　腮腺肿瘤性占位

老年男性，左耳下一无痛性渐大肿物3年

临床情况

患者男性，65岁，发现左耳下一无痛性渐大肿物3年。3年前发现左耳下肿物，约鸽子蛋大小，肿物进行性增大，无消长史，无局部麻木、疼痛。半年来自觉肿物增大明显，约鸡蛋大小，性质同前。否认吸烟史。查体：左侧腮腺区后下部皮肤膨隆，可及一肿物，大小约4.0cm×6.0cm，活动度可，质软、无触压痛，界清，与表面皮肤无粘连，表面皮温正常。实验室检查无特殊。自发病以来，睡眠、精神尚可，两便正常，体重无明显减轻。

影像检查：

腮腺MRI平扫+增强（图2-12）。

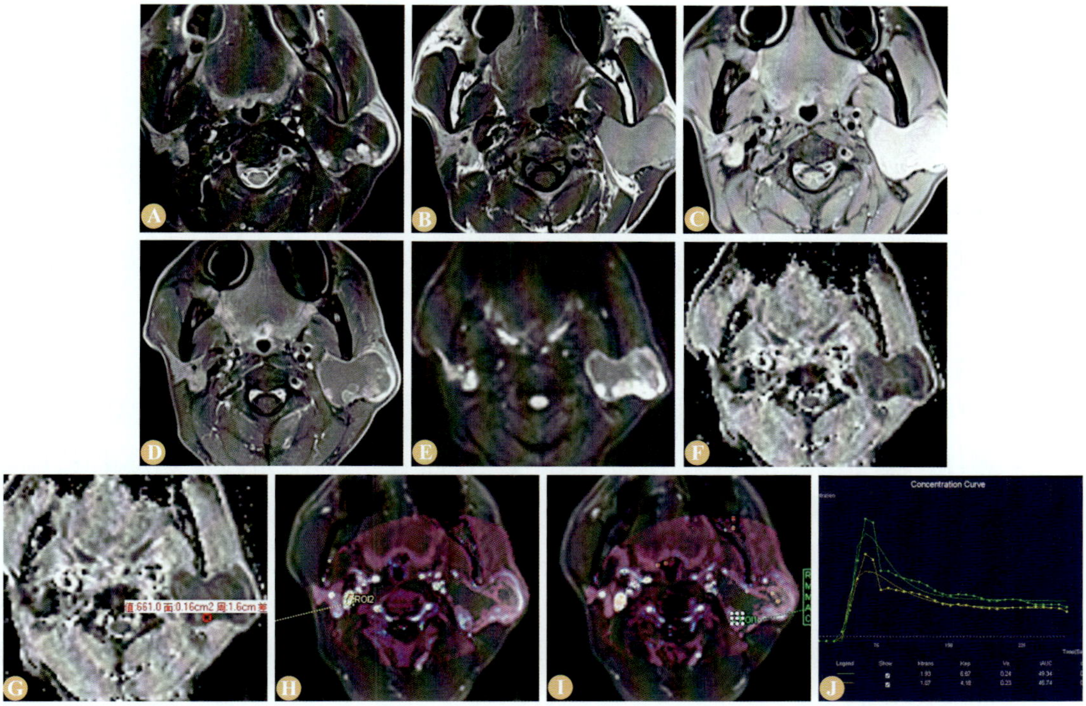

图2-12　A.MR T_2WI；B. MR T_1WI；C. T_2WI-FS；D. MR T_1WI-FS+C；E.DWI；F、G.ADC；G~J. DCE。检查显示左侧腮腺下极见团块状混杂囊实性异常信号，囊性部分短T_1短T_2信号，实性结节等短T_1长T_2信号，DWI高信号，ADC低信号，增强可见强化，动态增强扫描呈“速升速降”强化。右侧腮腺下极见一结节状等T_1稍长T_2信号影，DWI高信号，ADC低信号，动态增强扫描呈“速升速降”强化

腮腺肿瘤性占位基本鉴别诊断

1. 混合瘤

- 临床特征：中青年，女性多见，耳垂下无痛性肿物；易复发及恶性变。
- 影像特征：界清，分叶，呈稍短T_2、长T_2信号，信号可不均（出血、坏死、囊变常见），ADC值常＞1.2mm²/s，明显强化，渐进性强化，强化曲线为“缓慢上升”型；单发常见，多发多见于复发病例中。
- 本病例考虑为混合瘤的符合点及不符合点：

  符合点：耳下无痛性肿物，边界清楚，信号不均匀；

  不符合点：老年男性，双侧腮腺下极占位，T_2WI信号较低，弥散受限明显，ADC值＜1mm²/s，增强曲线“速升速降”。

2. 腺淋巴瘤

- 临床特征：中老年吸烟男性多见，耳垂下无痛性肿物，有消长史，质软。
- 影像特征：好发于腮腺浅叶、下极，单发、双侧或单侧多发；边界清楚的均匀实性或瘤内囊腔伴壁结节，通常不伴钙化，弥散受限明显，ADC值常＜1mm²/s，增

强早期明显强化，迅速廓清，强化曲线类型为“速升速降”。

- 本病例考虑为腺淋巴瘤的符合及不符合点：

  符合点：老年男性，耳下无痛性肿物，位于双侧腮腺下极，边界清楚，右侧结节实性为主，左侧结节为囊腔伴壁结节，双侧实性部分弥散受限明显，增强曲线类型为“速升速降”；

  不符合点：患者无吸烟史及肿块消长史，右侧结节位于深叶，左侧结节较大跨深浅叶。

3. 基底细胞腺瘤

- 临床特征：中老年女性多见，耳前无痛性渐大结节，通常单发，多发罕见。
- 影像特征：浅叶包膜下多见，界清结节，直径常小于3cm，常见囊变，MRI长T_1长T_2WI信号，增强早期即明显强化，后持续强化，曲线呈“速升平台”。
- 本病例考虑为基底细胞腺瘤的符合点及不符合点：

  符合点：边界清楚，无痛性渐大肿物，可见囊变；

  不符合点：双侧腮腺多发，强化曲线廓清明显，左侧肿块较大，T_2WI信号较低，ADC值明显减低，弥散受限明显。

4. 上皮源性恶性肿瘤

- 临床特征：中老年多见，深浅叶交界或深叶好发。
- 影像特征：边界不清，邻近侵犯，T_2WI低信号，ADC值减低，不均匀强化，囊变，中央坏死，淋巴结转移及神经周围侵犯，动态增强曲线呈“速升缓降”；低度恶性者多与良性肿瘤特点存在较大重叠。
- 本病例考虑为恶性肿瘤的符合点及不符合点：

  符合点：老年男性，病变位于深叶及跨深浅叶，T_2WI信号较低，ADC值明显减低，增强不均匀强化，信号不均匀；

  不符合点：边界清楚，无邻近侵犯，无淋巴结转移及神经周围侵犯，增强曲线类型为“速升速降”。

5. 转移瘤

- 临床特征：老年人多见，原发恶性肿瘤病史，原发灶多来源于头颈部鳞癌或黑色素瘤，可伴有远隔器官血行转移。
- 影像特征：单发或多发，特征与原发灶相关，原发灶为鳞癌：淋巴结可坏死，T_2WI信号增高；原发灶黑色素瘤：淋巴结可出现短T_1短T_2信号特点，ADC值可减低；常可见腮腺周围、枕部或Ⅱ、Ⅳ区淋巴结受累。
- 本病例考虑为混合瘤的符合及不符合点：

  符合点：老年男性，ADC值减低，双侧多发，T_2WI信号较高；

不符合点：无原发恶性肿瘤病史，无颈部淋巴结肿大，未发现远隔转移灶。

腮腺肿瘤性占位五种主要疾病的鉴别诊断（表2-6）。

表2-6 腮腺肿瘤性占位五种主要疾病的鉴别诊断

鉴别点	混合瘤	腺淋巴瘤	基底细胞腺瘤	上皮源性恶性肿瘤	转移瘤
好发年龄	中青年女性多见	老年男性多见	中老年女性多见	中老年多见	中老年多见
其他临床特点		吸烟史 消长史		淋巴结转移及神经周围侵犯	原发恶性肿瘤病史
好发部位	深浅叶、中心区	后下极	浅叶多	深叶及跨深浅叶	腮腺内淋巴结
数目	单发，复发病例可多发	单侧或双侧多发	单发	多为单发	单发或多发
ADC（mm^2/s）	＞1.2	＜1	＞1	＜1	
动态增强曲线	缓慢上升	速升速降	速升平台	速升缓降	速升缓降

本例病理结果及经验总结

最终病理结果：腺淋巴瘤。

本例患者为老年男性患者，发现左耳下一无痛性肿物3年，肿大半个月。肿物进行性增大，无消长史，无局部麻木、疼痛。MRI检查发现双侧腮腺下极边界清楚的占位性病变，右侧为实性结节，左侧为囊实性病变伴壁结节，双侧腮腺病灶实性部分弥散受限明显，ADC值明显减低，增强曲线类型为“速升速降”，符合腺淋巴瘤的临床及影像征象特点。但右侧腮腺下极实性结节T_1WI及T_2WI信号与邻近腮腺实质差异小，以等信号为主，易忽视而错判本例为单发病变，DWI序列结节为高信号有助于发现病灶。腺淋巴瘤好发于腮腺浅叶后下极，本例右侧结节虽位于深叶，左侧结节较大跨深浅叶生长，本例患者也无吸烟史及明显肿块消长史，尽管双侧多发的特点也易和转移病灶多发的特点混淆，但结合其发病年龄和典型的影像学特征，无原发灶、淋巴结转移等特点，应考虑到腺淋巴瘤的诊断。

（中国医学科学院肿瘤医院深圳医院　罗德红）

第三章

心胸系统

病例1　心包缺如

中年男性，活动后胸闷，气促6个月

临床情况

患者男性，53岁，活动后胸闷，气促6个月。血液生化及心电图未见异常，自发病以来其他症状和体征未见异常。

影像检查

心脏MRI、冠脉CTA+三维重建（图3-1）。

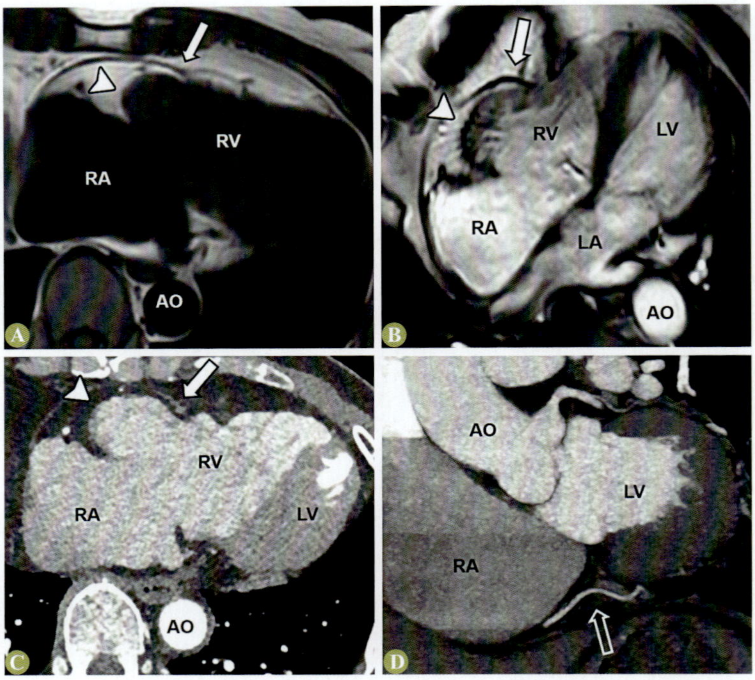

图3-1 心脏磁共振T_1WI序列（图A）、SSFP序列（图B）及横断面冠状动脉CTA（图C）显示低信号或等密度心包边缘呈束带状固定于右心室游离缘上（白箭头），右心室游离壁前部、心尖部及左心室周围心包缺如，右心室基底部呈囊袋状扩张（白箭头）。冠脉CTA重建图像（图D）显示心包边缘在后降支表面经过（空心黑箭头），后降支无受压及狭窄改变（LA：左心房；LV：左心室；RA：右心房；RV：右心室；AO：主动脉）

心包缺如基本鉴别诊断

致心律失常右心室心肌病包括：

- 临床特征：室性心律失常，反复晕厥、右侧心力衰竭，甚至猝死。

- 影像特征：右心室扩大，心脏磁共振成像（CMR）或心脏CT显示右心室游离壁呈扇贝样改变。右心室心肌内脂肪浸润，CT图像上表现为脂肪密度，CMR T_1WI及脂肪抑制序列显示心肌内脂肪信号。CMR延迟增强扫描序列可显示右心室心肌纤维化。运动功能评估表现为局部室壁运动减低，右心室EF值减低。
- 本病例考虑为右心室心肌病的符合点及不符合点：
  符合点：心底部局部扩张，右心室EF值降低；
  不符合点：心电图无异常，CMR未见心肌脂肪浸润及纤维化改变。

先天性心包缺如的鉴别诊断（表3-1）。

表3–1　心包缺如的鉴别诊断

鉴别点	心包缺如	右心室心肌病
临床症状及病史	无症状或非特异性症状	晕厥、心力衰竭、猝死
实验室检查	无合并症时无异常	室性心律失常
特征表现	低信号或等密度心包部分缺如或完全缺如。心功能多正常	CMR或心脏CT显示右心室游离壁呈扇贝样改变。右心室心肌内脂肪浸润。延迟增强扫描可见心肌纤维化。局部心室壁运动减低。右心室EF值减低

本例病理结果及经验总结

最终病理结果：本例患者经多种典型影像表现证实为先天性部分性心包缺如。

心包缺如分完全性心包缺如及部分性心包缺如，多数患者临床无症状。部分患者由于合并冠状动脉受压导致心肌缺血、心腔或肺组织通过小的缺如心包孔疝出和（或）嵌顿、心脏缺乏心包导致运动幅度过大、心脏向左偏移导致三尖瓣反流等产生相应临床症状而需要相应的临床处置，因此，无创性影像评估对有症状患者至关重要。

CMR由于具有良好的软组织对比，可清晰地显示低信号心包及高信号心包周围脂肪组织，通过CMR心肌灌注扫描可评估是否存在心肌缺血，延迟增强扫描序列可评估心肌是否存在梗死，因此CMR是诊断及评估先天性心包缺如的重要检查方法。冠状动脉CTA检查可在显示心包缺如的同时，观察冠状动脉是否被缺如的心包边缘所压，是评估本病的重要补充。

本例患者为中老年男性患者，活动后胸闷、气促，CMR及CTA检查发现左心室及部分右心室心外膜周围无线状低信号或等密度心包，为诊断本病的直接征象。心包边缘呈束带状固定于右心室游离缘上，致局部右心室舒张受限，引起三尖瓣反流及右心室基底部囊袋状扩张。

（广东省人民医院　任冠敏　刘　辉）

病例2　肺动脉充盈缺损

中年女性，胸闷、咳嗽1年

临床情况

患者女性，53岁，退休办公室职员。主诉：胸闷、咳嗽1年，痰中带血6个月。1年前患者无明显诱因突发胸闷，伴咳嗽，活动后明显，伴低热（37~37.5℃），社区门诊注射抗生素5天，发热症状好转；半年前再发左侧胸痛（咳嗽、呼吸时明显），伴间断痰中带血，于当地医院行CTPA诊断“急性肺栓塞”后给予伊诺肝素抗凝治疗自觉无好转，并出现痰中带血，随来我院。自发病以来其他症状和体征未见异常。

影像检查

CT及MRI+PET/CT检查（图3-2至图3-4）。

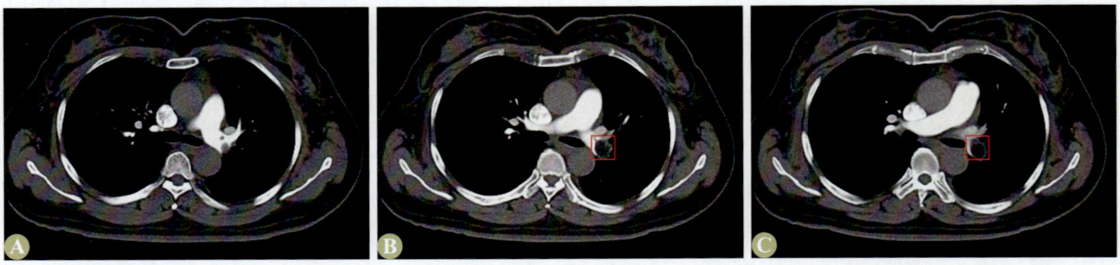

图3-2　CT肺动脉造影：左肺动脉干及下叶肺动脉内可见结节样充盈缺损，CT值=-80HU

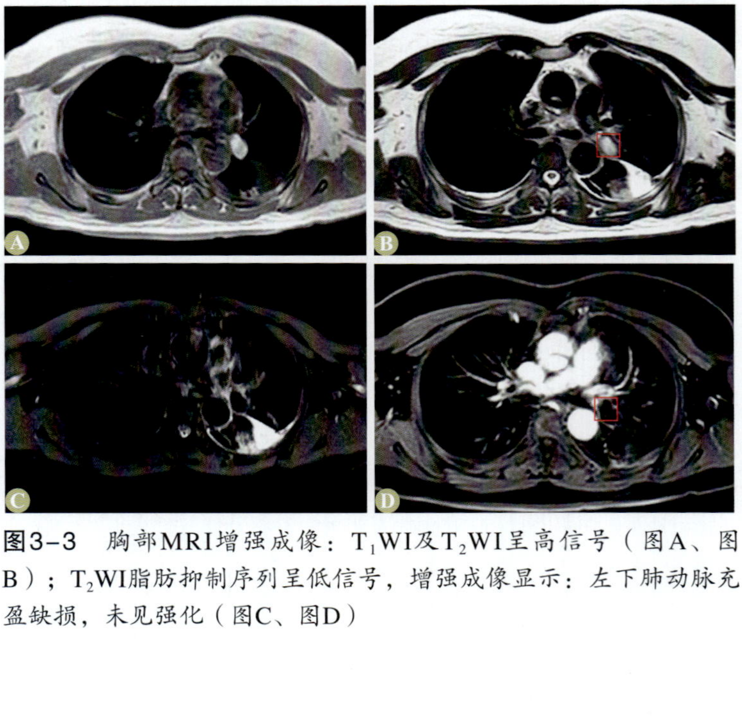

图3-3　胸部MRI增强成像：T_1WI及T_2WI呈高信号（图A、图B）；T_2WI脂肪抑制序列呈低信号，增强成像显示：左下肺动脉充盈缺损，未见强化（图C、图D）

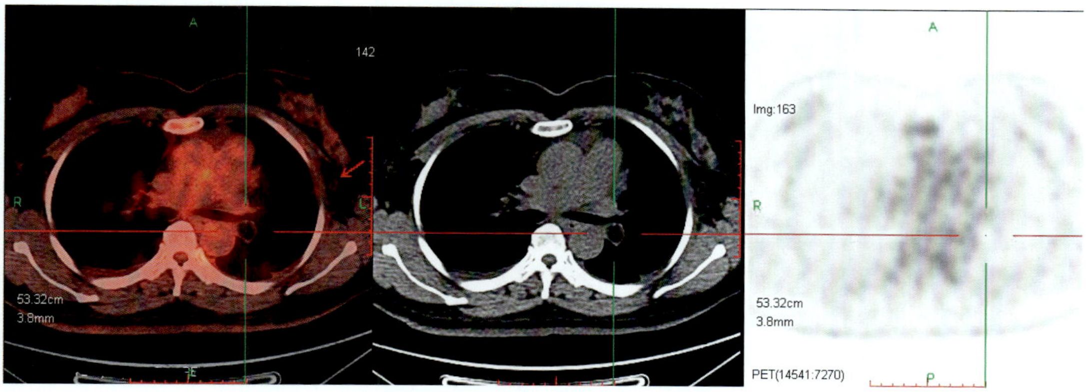

图3–4　^{18}F-FDG PET/CT：左下肺动脉充盈缺损无摄取

肺动脉充盈缺损基本鉴别诊断

1. 急性肺动脉血栓栓塞

- 临床特征：胸闷、胸痛、咯血、D-二聚体（D-dimer）增高。
- 影像特征：肺动脉充盈缺损，形态饱满，边缘光滑，CT值为50~90HU，位于肺动脉中央时呈“靶征”和“轨道征”，偏心分布时与管壁呈锐角，也可完全阻塞管腔。
- 本病例考虑为急性肺栓塞的符合点及不符合点

  符合点：急性起病，CTPA显示左肺下叶形态饱满的充盈缺损，完全阻塞左肺下叶肺动脉（图3-5）；

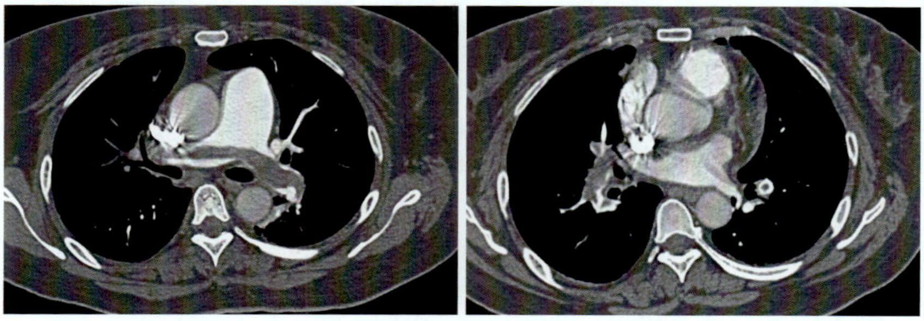

图3–5　急性肺动脉栓塞：肺动脉CTPA显示主肺动脉增粗，可见血栓骑跨于左右肺动脉形成充盈缺损，两下肺动脉有充盈缺损

  不符合点：抗凝治疗无效，症状不缓解，肺动脉充盈缺损无变化；CTPA显示充盈缺损密度CT值为负值，提示含有脂肪密度；MRI显示左下肺动脉充盈缺损含脂肪信号。

2. 慢性肺动脉血栓栓塞

- 临床特征：胸闷、呼吸困难、运动耐力减低、口唇发绀；抗凝治疗效果不显著。
- 影像特征（图3-6）：CTPA肺动脉充盈缺损呈偏心附壁改变与管壁呈钝角；或蹼样充盈缺损；或管腔闭塞，分支显示不清；MRI显示充盈缺损呈等T_2/短T_2信号。

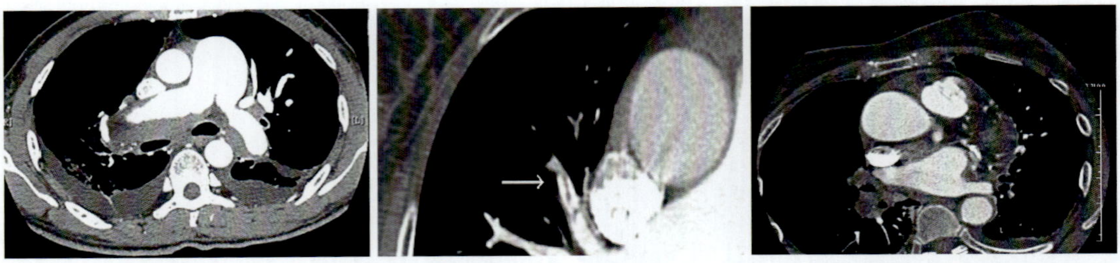

图3-6 慢性肺动脉栓塞：肺动脉CTPA显示主肺动脉增粗，右肺动脉干有附壁血栓致管腔狭窄，左肺动脉干有附壁血栓，致内侧壁增厚；右上肺动脉腔内可见血栓呈细线状充盈缺损，右下肺肺动脉未见对比剂充盈；双侧有少量胸腔积液

- 本病例考虑为慢性肺栓塞的符合点及不符合点：
  符合点：抗凝治疗1年效果不显著，左肺下叶各基底段分支未见显示；
  不符合点：抗凝治疗后栓子形态无变化，外形饱满。

3. 肺动脉平滑肌瘤

- 临床特征：见于女性；临床表现为呼吸困难，胸痛；患者常伴子宫肌瘤。
- 影像特征（图3-7）：CTPA显示肺动脉充盈缺损，外形饱满，充盈缺损常累及髂静脉、下腔静脉、右心室及肺动脉，边缘光滑，无强化。

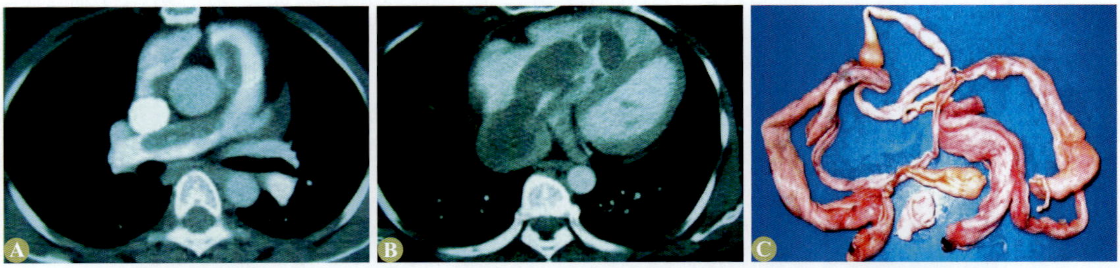

图3-7 肺动脉平滑肌瘤：肺动脉CTPA显示右肺动脉干内有粗条状弯曲之充盈缺损，右下腔静脉内、右心房和右心室均见呈长的团块充盈缺损（图A、图B），手术后见长条状之平滑肌瘤（图C）

- 本病例考虑为肺动脉平滑肌瘤的符合点及不符合点：
  符合点：女性、抗凝治疗无效、肺动脉充盈缺损，外形饱满；
  不符合点：无子宫肌瘤或子宫肌瘤手术史；充盈缺损范围仅累及左肺动脉及下叶肺动脉，髂静脉及下腔静脉内无充盈缺损，充盈缺损CT值为负值，含有脂肪密度；MRI信号为脂肪信号。

4. 原发肺动脉肉瘤

- 临床特征：进行性呼吸困难，胸痛，咯血，运动耐力减低，可出现肺内转移；抗凝或溶栓治疗无效，且病变进展。
- 影像特征（图3-8）：CTPA显示肺动脉充盈缺损外形饱满，边缘呈分叶状或菜花样，常累及肺动脉干或右心室流出道，累及远端肺动脉分支时出现动脉瘤样扩张，充盈缺损可出现不均匀强化。MR显示充盈缺损呈等T_1/稍长T_2信号灶，动态增强呈进行性不均匀强化。^{18}F-FDG PET显示高摄取。

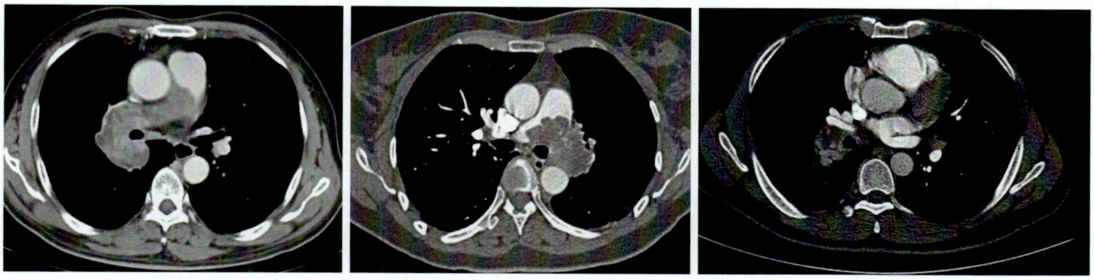

图3-8　原发性肺动脉肉瘤：肺动脉CTPA显示右、左肺动脉干充盈缺损，病变区增粗并累及管壁外、右下肺动脉

- 本病例考虑为原发性肺动脉肉瘤的符合点及不符合点

  符合点：抗凝治疗无效、CTPA表现为左肺动脉内外形饱满的充盈缺损；

  不符合点：充盈缺损CT值为负值，含有脂肪密度；MRI信号为脂肪信号，动态增强未见强化；^{18}F-FDG PET无摄取。

5. 肺动脉转移瘤

- 临床特征：恶性肿瘤原发病史；胸痛、咯血、进行性呼吸困难。
- 影像特征（图3-9）：肺动脉充盈缺损，边缘光滑，外形饱满，呈“轨道征”或“靶征”，或堵塞肺动脉，与急性肺动脉血栓栓塞非常相似；抗凝或溶栓治疗无效。

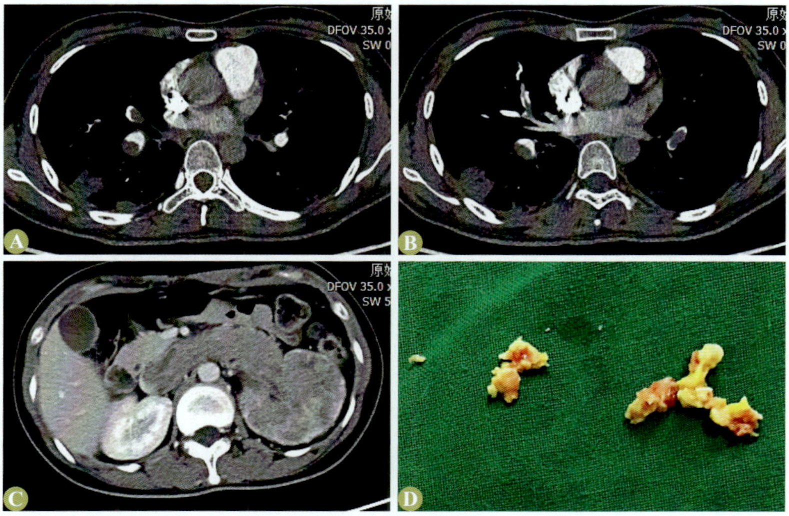

图3-9　左肾癌肺动脉转移瘤：肺动脉CTPA显示两下肺动脉内有充盈缺损，对比剂呈月牙状；右肺后段胸膜下有团片状实变阴影，未见强化（图A、图B）；左肾增大表现为混杂强化特点，肾静脉走行区增粗，未见肾静脉显影（图C）；术后见肺动脉内肿瘤栓子（图D）

- 本病例考虑为肺动脉转移瘤的符合点及不符合点：

  符合点：临床症状，抗凝治疗无效，充盈缺损形态饱满；

  不符合点：无原发恶性肿瘤病史，动态增强无强化。^{18}F-FDG PET显示肺动脉充盈缺损无摄取。

肺动脉充盈缺损六种主要疾病的鉴别诊断（表3-2）。

表3–2 肺动脉充盈缺损六种主要疾病的鉴别诊断

鉴别点	急性肺动脉血栓栓塞	慢性肺动脉血栓栓塞	肺动脉平滑肌瘤	原发肺动脉肉瘤	肺动脉转移瘤
临床症状及病史	急性胸痛，呼吸困难，下肢肿胀	既往VTE病史；胸闷、呼吸困难、运动耐力减低、口唇发绀；抗凝治疗效果不显著	女性，呼吸困难，胸痛；子宫肌瘤或病史	胸痛、咯血、进行性呼吸困难	转移瘤病史
实验室检查	D-二聚体升高	BNP、NT-proBNP等升高	无特殊	无特殊	肿瘤标志物升高
充盈缺损形态	累及多叶、多段，形态饱满，边缘光滑，“靶征”“轨道征”或肺动脉闭塞	累及多叶、多段、偏心附壁、蹼样充盈缺损，管壁不规则、肺动脉闭塞；肺动脉增宽，右心增大，右心室壁肥厚，PET无摄取	外形饱满，边缘光滑，累及范围长，髂静脉、下腔静脉、右心及肺动脉内，PET无摄取	外形饱满，边缘呈分叶或菜花状、不均匀强化，外周动脉呈动脉瘤样或闭塞；PET高摄取	累及多叶、多段，形态饱满，边缘光滑，“靶征”“轨道征”或肺动脉闭塞，PET高摄取
抗凝或溶栓治疗	吸收	效果不显著	无效	无效，进展	无效，进展
强化方式	无强化	无强化	中度、均匀强化	进行性不均匀强化	均匀/不均匀强化

本例病理结果及经验总结

最终病理结果：肺动脉脂肪瘤。

本例患者为中老年女性患者，外院CTPA怀疑急性肺动脉血栓栓塞，规范抗凝6个月后症状无好转，提示肺动脉内病变不符合急慢性血栓；CT显示左肺动脉干及下叶肺动脉内结节样充盈缺损，左肺下叶肺动脉分支闭塞，充盈缺损虽然形态饱满，边缘光滑，但密度低，测定CT值为负值提示病变为含脂肪肿瘤可能性，采用MRI成像显示肺动脉内充盈缺损符合典型脂肪病变特征，动态增强无强化，脂肪瘤可能性大，进一步PET显示充盈缺损无摄取，排除脂肪肉瘤，考虑肺动脉脂肪瘤。术中剥离左肺动脉内组织，含有饱满（图3-10），术后病理证实为脂肪瘤。

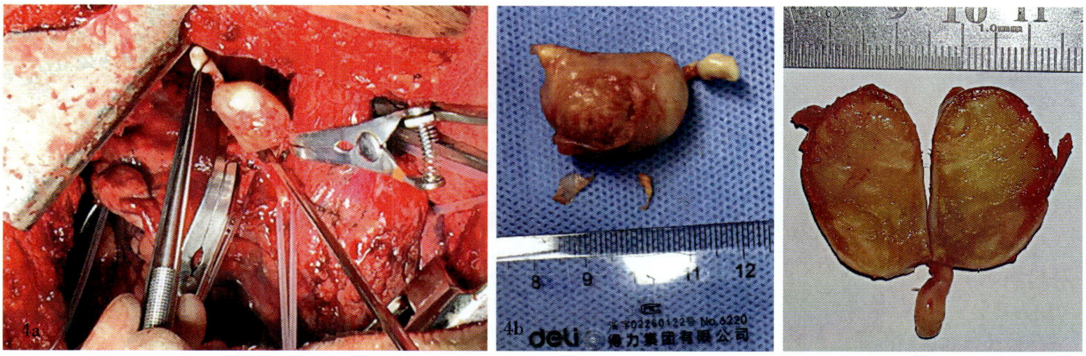

图3-10　肺动脉脂肪瘤：术中剥离肺动脉，切除肿瘤组织，剖开为黄色的脂肪组织

（北京中日友好医院　刘　敏）

病例3　肺内实行占位

中年男性，午后出现高热40天

临床情况

患者男性，51岁，受凉后发热40天，常午后出现高热，38℃左右，最高达39.3℃，次日清晨可自行恢复，伴大汗，全身乏力，咳嗽、咳少量白痰，伴胸闷；消炎、抗感染治疗后效果不佳。吸烟30年，1天/包。查血WBC 28.8 × 10^9/L，嗜中性粒细胞比 91.2%，RBC 3.2 × 10^{12}/L，PLT 457 × 10^9/L，ESR 143mm/h，CRP 135mg/L，铁蛋白 935.1μg/L；T-SPOT试验阴性。自发病以来精神、食欲差，睡眠一般，大便干结，次数减少，小便正常，体重下降约5kg。

影像检查

肺部CT平扫+增强（图3-11）。

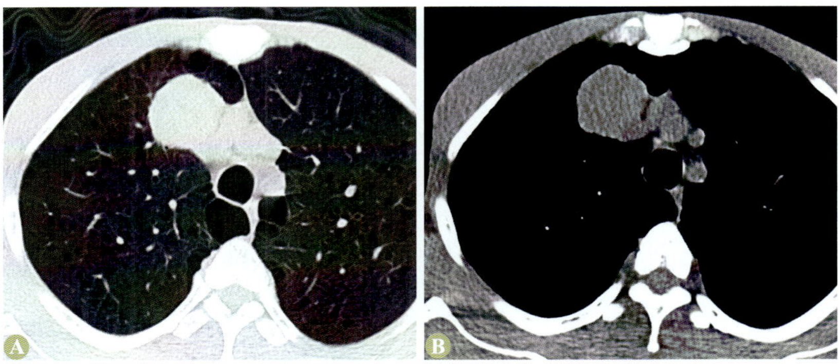

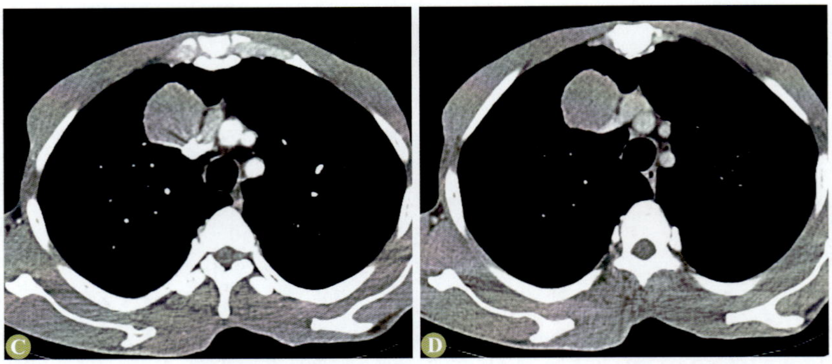

图3-11 A.CT肺窗；B.CT纵隔窗；C.CT动脉期；D.CT静脉期。右上肺尖段紧贴纵隔的类圆形肿块，大小约为3.7cm×3.3cm，边界清楚，密度较均匀，无明显分叶及毛刺，周围少许条索影，肿块部分与上腔静脉间脂肪间隙消失，表现为界限不清，平扫CT值约43HU，增强动脉约55HU，静脉期约60HU，强化均匀

肺内实性占位基本鉴别诊断

1. 周围型肺癌

- 临床特征：老年人，吸烟史，刺激性咳嗽、咯血、消瘦。
- 影像特征：周围型肺癌一般呈结节状，边缘较清楚，但伴有毛刺、分叶征及胸膜凹陷征，常见支气管狭窄、截断，病变周围见支气管血管集束；增强后多轻中度不均匀强化；可有纵隔淋巴结肿大、转移灶等。
- 本病例考虑为周围型肺癌的符合点及不符合点：

  符合点：老年人，吸烟史，消瘦；

  不符合点：密度较均匀，无明显分叶及毛刺等典型征象。

2. 肺结核球

- 临床特征：以中青年多见，结核中度症状如午后低热、盗汗、消瘦等，也可出现咳嗽、胸痛及咯血等症状。
- 影像特征：好发于两肺上叶尖后段与下叶背段，多呈类圆形或欠规则结节状，密度均匀或不均匀，可见钙化，干酪样坏死经支气管排出时可表现为空泡或空洞，常靠近肺门侧，病变周围肺野常见“卫星灶”；增强不强化或边缘环形强化。
- 本病例考虑为肺结核球的符合点及不符合点：

  符合点：临床表现，病变部分，弱强化；

  不符合点：年龄，实验室检查；无钙化，无“卫星灶”。

3. 肺炎性假瘤

- 临床特征：30~40岁成年人多见，男性多于女性，临床表现无特异性，较常见的症状是咳嗽，部分患者有急性炎症史，但多数无明确炎症病史。

- 影像特征：可发生于任何部位，多位于肺浅表，以团块和球形多见，密度较均匀，边界清楚或模糊，与病变处于稳定期或急性期有关；“平直征”或“刀切征”和“桃尖征”是肺炎性假瘤的特异性CT征象；因其是炎性肉芽肿样病变，血供较丰富，增强后实性部分强化明显，持续时间较长，有时病变内可见边界清楚的无强化区。
- 本病例考虑为肺炎性假瘤的符合点及不符合点：
  符合点：临床及实验室检查，边界清楚的肿块，密度较均匀；
  不符合点：患者起病较急，症状较明显，而肿块形态规则、边界清楚，病史与影像表现不符；增强强化程度不及肺炎性假瘤。

4. 硬化性肺泡细胞瘤

- 临床特征：肺内少见良性肿瘤，成年女性多见，临床无特异性，偶有咳嗽、胸痛及咯血。
- 影像特征：常单发，右叶略多，下叶多见；CT表现为边界清楚的结节或肿块，密度均匀，无分叶及毛刺，可有钙化；增强多呈渐进性明显强化，有较特征性的“血管贴边征”；“空气新月征”“晕征”也是特征性表现。
- 本病例考虑为硬化性肺泡细胞瘤的符合点及不符合点：
  符合点：肿块形态、边界及密度比较符合；
  不符合点：临床、性别，病变分布；无明显特征性的CT表现，强化方式同样不符合。

肺内实性占位四种主要疾病的鉴别诊断（表3-3）。

表3-3 肺内实性占位四种主要疾病的鉴别诊断

鉴别点	周围型肺癌	肺结核球	肺炎性假瘤	硬化性肺泡细胞瘤
临床症状及病史	老年人，吸烟史，消瘦	中青年，结核中毒症状	临床表现无特异性，男性多见	成年女性多见
实验室检查	无特殊	T-SPOT试验可阳性	无特殊	无特殊
病变部位	肺外周	上叶尖后段与下叶背段	无特殊	右叶略多，下叶多见
形态及密度	一般呈结节状，密度多不均匀，可有钙化或空泡	规则或欠规则结节，可见钙化、空泡或空洞	团块和球形多见，密度较均匀	结节或肿块，密度均匀，有时可见钙化
病变边界	分叶、毛刺，胸膜牵拉，支气管截断	边界清楚伴周围结节或条索	边界清或不清，与病变是否稳定有关	边界清楚，无分叶及毛刺

（续表）

鉴别点	周围型肺癌	肺结核球	肺炎性假瘤	硬化性肺泡细胞瘤
强化方式	轻中度强化	不强化或边缘环形强化	实性部分强化明显，持续时间较长	渐进性明显强化
特征表现	分叶、“毛刺征”“胸膜牵拉征”“支气管血管集束征”	卫星灶，钙化	“平直征”或“刀切征”“桃尖征”	“血管贴边征”“空气新月征”“晕征”

本例病理结果及经验总结

最终病理结果：肺巨细胞癌（周围型）。

肺巨细胞癌是一种含有明显巨细胞成分的原发性肺肿瘤，恶性程度较高，预后差，临床比较少见，WHO将其归类于肺肉瘤样癌亚型、肺巨细胞癌。

常发生于老年男性，大多数有长期吸烟史，临床表现除与一般周围型肺癌相同的胸痛、咳嗽、痰中带血等症状外，常表现为发热、贫血、WBC增高；肺巨细胞癌可分泌某些激素或生物介质而并发副癌综合征，有文献报道其可导致白细胞增高症。

本例患者为中老年男性患者，吸烟史30年，起病以发热为主，伴消瘦，虽然临床表现和实验室检查都支持感染或炎性病变，但对症治疗效果并不理想，考虑是肺巨细胞癌所致的副癌综合征。

影像学表现肺巨细胞癌以周围型多见，肿块常较大，呈圆形或类圆形，密度较高，边缘较光整，“分叶征”、“毛刺征”不明显，易侵犯胸壁及周围骨质破坏，与本例CT表现边缘光整，轻度均匀强化，从形态学鉴别诊断肿块的良恶性多有困难。但是仔细分析，该肿块增强后显示与上腔静脉分界不清，提示具有局部侵袭性改变，外加该患者年龄偏大，消瘦以及肺气肿肺质地不良特点，综合分析需考虑肺恶性肿瘤。

（南昌大学第一附属医院　彭德昌）

病例4　肺实性结节

老年男性，偶然发现肺部结节1周

临床情况

患者男性，76岁，因左膝关节置换术入院查体，术前常规胸片偶然发现肺部结节，进一步行胸部CT检查。既往有高血压病史，否认吸烟史，否认结核病史。查肿瘤标志物：前列腺特异性抗原8.87ng/ml，糖类抗原199、神经源特异性烯醇化酶、癌胚抗原、糖链抗原242、AFP、癌抗原125、癌抗原153均在正常值范围内，血常规、尿常规均未见明显异常。纤支镜检查：左右支气管内未见异常，刷检未见癌细胞。

影像检查

胸部CT平扫+三维重建+增强（图3-12）。

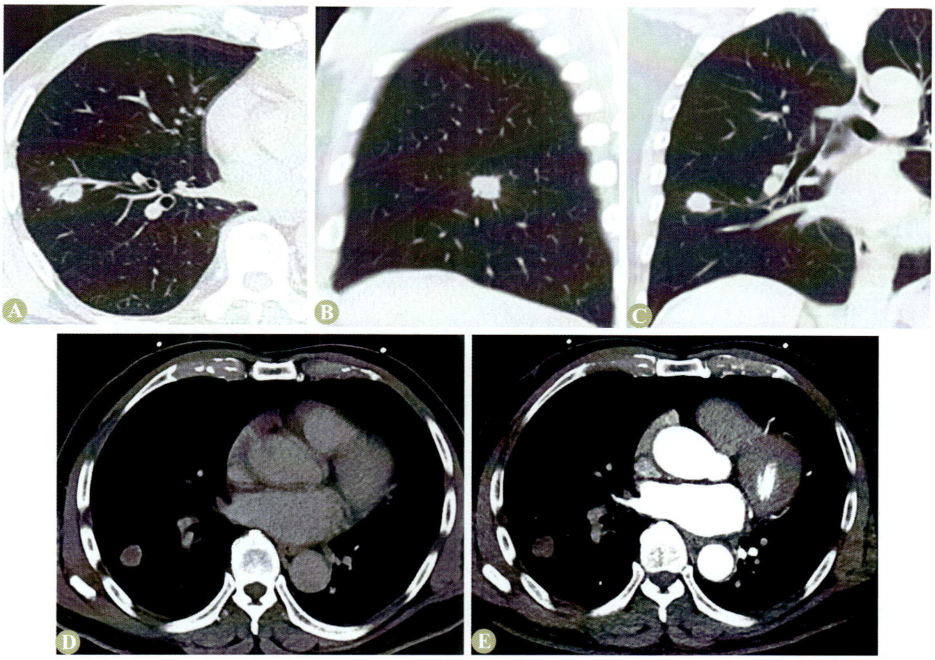

图3-12　A.CT平扫横断位肺窗；B.CT矢状位肺窗；C.CT冠状位肺窗；D.CT横断位纵隔窗；E.CT增强扫描。患者男性，76岁，肺隐球菌病。右肺下叶背段见一孤立性实性结节，类圆形，边界清楚，浅分叶，内见空气支气管征（图A~图D）；CT增强扫描（图E）病变呈轻-中度强化，纵隔及肺门未见明显肿大淋巴结

肺实性结节基本鉴别诊断

1. 肺癌

- 临床特征：中老年，吸烟，咳嗽、咯血，肿瘤标志物可有升高。
- 影像特征：肺部孤立性结节或肿块，边界清楚，边缘“毛刺征”“分叶征”及“胸膜凹陷征”，近肺门侧支气管截断，轻-中度强化，强化净增CT值20~60HU，纵隔及肺门淋巴结常有肿大。
- 本病考虑为肺癌的符合点及不符合点：

  符合点：中老年男性，肺部孤立性结节，边界清楚，浅分叶，增强扫描轻-中度强化；

不符合点：肿瘤标志物阴性，支气管走行通畅。

2. 结核球

- 临床特征：中青年，咳嗽，低热，盗汗。
- 影像特征：上叶尖后段、下叶背段多见，结节可见钙化，周围多有卫星灶，肺其部位可见播散灶，中央有干酪样坏死。
- 本病考虑为结核球的符合点及不符合点：
  符合点：右肺下叶背段孤立性结节；
  不符合点：无卫星病灶，无钙化，增强后病变中部未见干酪样坏死（无强化），肺其部位无结核播散灶。

3. 硬化型血管瘤

- 临床特征：中青年女性，无明显临床症状。
- 影像特征：单发，呈类圆形，边界清楚、光滑，增强扫描明显不均匀强化，偶可见钙化。
- 本病考虑为硬化型血管瘤的符合点及不符合点：
  符合点：无明显临床症状，孤立性肺部结节，类圆形，边界清楚；
  不符合点：增强扫描轻–中度强化。

4. 错构瘤

- 临床特征：肺内最常见良性肿瘤，无明显临床症状，常偶然发现。
- 影像特征：肺实质孤立性结节，圆形，边界清楚，结节内可见脂肪及爆米花样钙化。
- 本病考虑为错构瘤的符合点及不符合点：
  符合点：无临床症状，术前常规偶然发现肺部孤立性结节，类圆形，边界清楚；
  不符合点：结节内未见明显脂肪密度影，未见钙化灶。

5. 肺炎性假瘤

- 临床特征：临床表现无特异性。
- 影像特征：单发，圆形或椭圆形结节或肿块，可见“桃尖征”“刀切征”，密度均匀，明显强化。
- 本病考虑为肺炎性假瘤的符合点及不符合点：
  符合点：肺部孤立性结节，边界较清，无明显临床症状；
  不符合点：无“刀切征”“桃尖征”，增强扫描轻–中度强化。

6. 肺隐球菌病

- 临床特征：中青年，正常人及免疫力低下者均可致病，症状无特异性。

- 影像特征：肺内孤立性结节，常位于胸膜下、肺外周带，边界清楚，边上或结节内血管或支气管走行自然。
- 本病考虑为肺隐球菌病的符合点及不符合点：

  符合点：偶然发现，肺外周带孤立性结节，边界清楚，其内可见“空气支气管征”；

  不符合点：老年患者。

肺实性结节六种主要疾病的鉴别诊断（表3-4）。

表3–4　肺实性结节六种主要疾病的鉴别诊断

鉴别点	肺癌	结核球	硬化型血管瘤	错构瘤	肺炎性假瘤	肺隐球菌病
症状及病史	咳嗽、咳痰、咯血	咳嗽、低热、盗汗	无特殊	无特殊	咳嗽、咳痰	无特殊
实验室检查	非小细胞癌原升高	单核细胞比例升高	无特殊	无特殊	无特殊	无特殊
血管及支气管	狭窄、截断	正常、狭窄或扩张	走行正常	走行正常	走行正常	走行正常
强化方式	轻–中度	干酪样坏死区	明显	轻度	明显	轻–中度
特征表现	毛刺、分叶、胸膜凹陷	卫星灶、钙化灶	明显强化	钙化脂肪	“桃尖征”“刀切征”、明显强化	结节内“空气支气管征”

本例病理结果及经验总结

最终病理结果：术后病理为肺隐球菌病。

本例患者为老年男性，偶然发现肺部结节，边界清楚，边缘可见“浅分叶征”，首先考虑肺癌，但患者肿瘤标志物阴性，结节内可见支气管走行通畅，未见明显狭窄、扩张、扭曲等恶性肿瘤特征，应考虑良性肿瘤及肿瘤样病变。

肺常见良性肿瘤主要有错构瘤及硬化型血管瘤，根据结节密度及强化特征，典型者易做出诊断。表现为结节的肿瘤样病变主要有结核球、炎性假瘤、肺隐球菌、非侵袭性曲霉菌等，非侵袭性曲霉菌常见于免疫功能下降人群，结节边缘可见“晕征”，晚期可形成“空气新月征”空洞。

肺隐球菌病发生于免疫力正常人群，常表现为单发肺内结节，常见原因为养鸽子，急性期病理改变为炎性细胞浸润、凝固性坏死，慢性期主要为非干酪性肉芽肿，一般不累及支气管。因此，对于肺内孤立性结节，特别是外周带结节，边界清楚、光滑，边上或结节内血管或支气管走行自然，应考虑本病可能。

（贵州省人民医院　王荣品）

病例5　纵隔囊性占位

中年男性，劳力性胸痛2年

临床情况

患者男性，40岁，劳力性胸痛2^{+}年。外科查体未见异常；血液生化指标未见异常。自发病以来其他症状未见异常，体重下降约2kg。

影像检查

术前经胸超声（图3-13）。

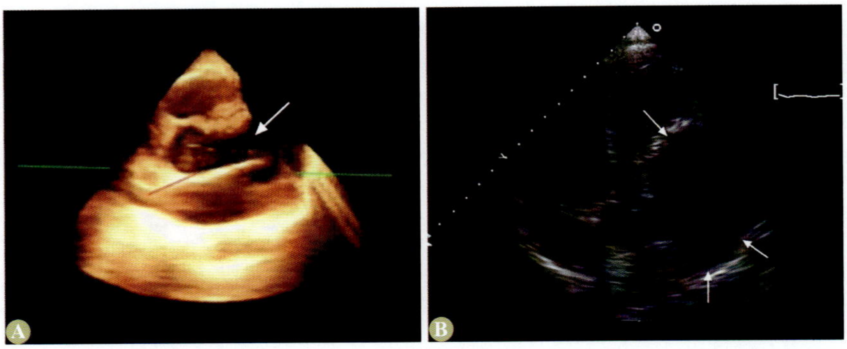

图3–13　经胸超声显示，主动脉壁连续性中断（图A，箭头），主动脉根部见囊性占位（图B，箭头），考虑主动脉假性动脉瘤

胸部CTA及手术结果（图3-14）。

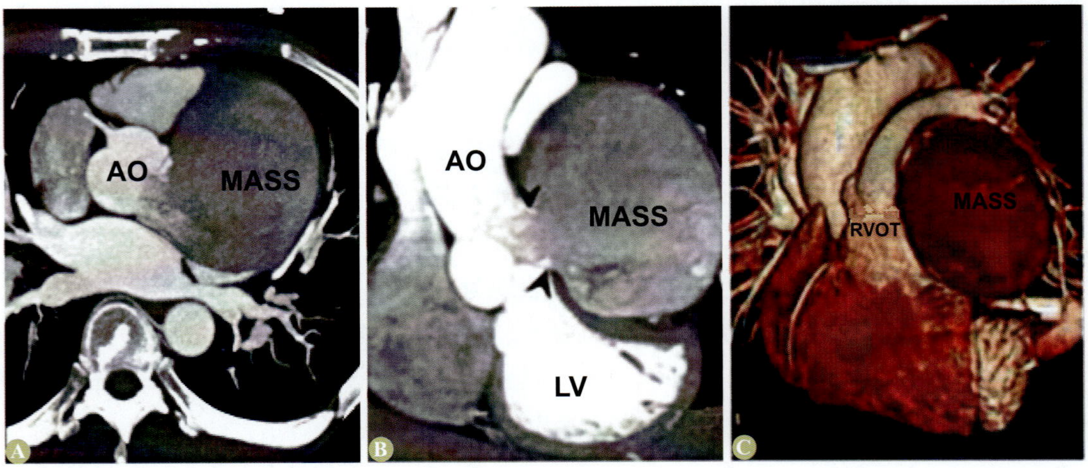

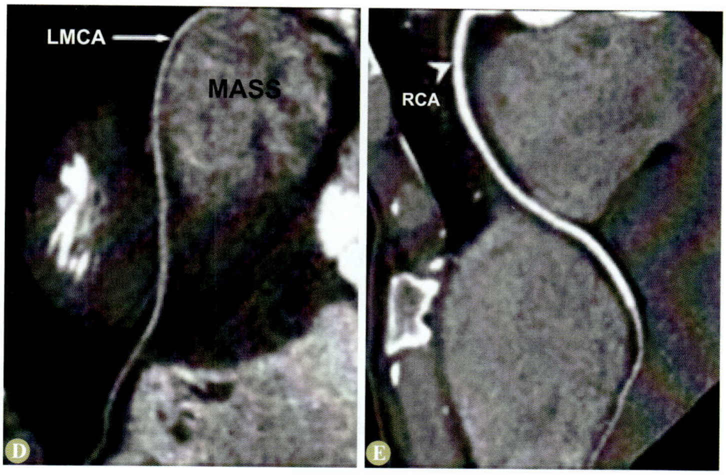

图3-14 胸部CT（图A、图B）显示中纵隔主动脉（AO）旁占位（MASS），病变直径约90mm，壁光滑，与左冠状动脉窦相连，增强扫描呈轻度强化；CT三维重建图像（图C）显示病变压迫右心室流出道（RVOT）。CT冠状动脉造影显示，左冠状动脉主干（LMCA）受压变窄（图D），右冠状动脉（RCA）未见异常（图E）

纵隔囊性占位的基本鉴别诊断

1. 主动脉假性动脉瘤

- 临床特征：患者早期无特异性症状，随着瘤体增大，出现疼痛、周围结构压迫症状，可伴发体、肺循环的栓塞症状。
- 影像特征：主动脉一侧的偏心性囊状占位，形态多不规则，囊壁厚薄不均，可见钙化。增强扫描，囊腔内可见附壁血栓。假性动脉瘤常伴瘤周血肿、胸腔积液等征象。
- 本病例考虑为主动脉假性动脉瘤的符合点及不符合点：

  符合点：患者有胸痛的症状，影像学检查显示主动脉一侧的囊性占位；

  不符合点：囊性占位壁薄而光滑；增强扫描呈轻度强化，囊内未见附壁血栓。病变周围未见出血渗出征象。

2. 支气管囊肿

- 临床特征：多无临床症状，常在体检时发现。囊肿若与支气管相通，可伴发继发感染。囊肿较大，可出现周围组织压迫症状。
- 影像特征：中纵隔气道旁的囊性占位，囊壁薄而光滑。占位密度因内容物不同而异；与支气管相通时，可出现气-液平面。增强扫描无强化。
- 本病例考虑为支气管囊肿的符合点及不符合点：

  符合点：本病例为中纵隔的囊性占位，囊壁薄而光滑；

  不符合点：囊性占位与主动脉关系密切，而非支气管；增强扫描，囊腔轻度强化。

3. 心包囊肿

- 临床特征：多无临床症状，少数患者出现胸闷、气短、心悸、咳嗽等症状。
- 影像特征：中纵隔囊性占位，壁薄而光滑，多位于右侧心膈角区。增强扫描无强化。
- 本病例考虑为心包囊肿的符合点及不符合点：
  符合点：患者出现胸痛症状，影像学检查显示中纵隔囊性占位，壁薄而光滑；
  不符合点：占位不位于右侧心膈角；增强扫描，囊腔轻度强化。

4. 皮样囊肿

- 临床特征：虽出生时已存在，但多无临床症状，常在患者青中年时期发现。病变大者可有胸闷、胸痛等压迫症状。
- 影像特征：前、中纵隔（心脏与大血管交界处多发）的厚壁囊性占位，表现为多囊或单囊。囊壁可出现钙化；囊内容密度不等，脂肪密度成分为特征性表现。恶性病变可浸润周围组织。
- 本病例考虑为皮样囊肿的符合点及不符合点：
  符合点：患者有胸痛症状，影像学检查显示中纵隔大血管根部囊性占位，与主动脉窦关系密切；
  不符合点：病变囊壁薄而光滑，未见钙化。病变虽与主动脉窦壁相连，但未见恶性浸润征象。

本例病理结果及经验总结

最终病理结果：主动脉窦瘤。

术后经胸超声（图3-15）。

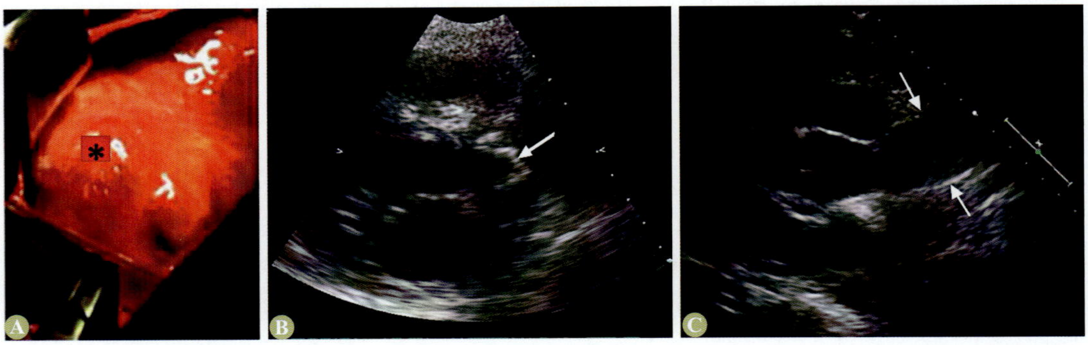

图3-15 开胸手术证实（图A），该占位为主动脉窦瘤（*）；主动脉窦瘤切除加左冠状动脉窦修补术后，经胸超声显示左冠状动脉窦补片在位（图B，箭头），主动脉直径正常（图C，箭头）

本例患者为中年男性患者，劳力性胸痛2^{+}年，外科查体及生化指标未见异常。经胸超声显示主动脉壁连续性中断，主动脉根部囊性占位。胸部CT显示中纵隔主动脉旁囊性占位，囊壁光滑，与右冠状动脉窦壁相连；增强扫描，囊腔轻度强化。CT冠状动脉造影显示占位压迫左冠状动脉主干，右冠状动脉未见异常。

根据该囊性占位与主动脉窦的密切关系及强化方式，可将其与纵隔其他囊性占位予以鉴别。但值得一提的是，针对主动脉窦瘤影像学检查不仅需要做出明确诊断，还需要准确地评估窦瘤的起源与大小、是否破裂、是否压迫周围结构，以及是否合并其他心血管畸形，为手术和介入治疗提供解剖学信息和量化数据。

（四川大学华西二院　郭应坤）

病例6　前纵隔实性占位之一

患儿男性，发热、胸痛1周

临床情况

患者男性，12岁，发热、胸痛1周入院，查血血红蛋白114g/L，单核细胞11.7%，红细胞压积0.35，CA125 170.8U/ml，AFP 1210ng/ml，NSE 69.69ng/ml，CYFRA21-1 15.05ng/ml。

影像检查

胸部CT平扫+增强扫描（图3-16）。

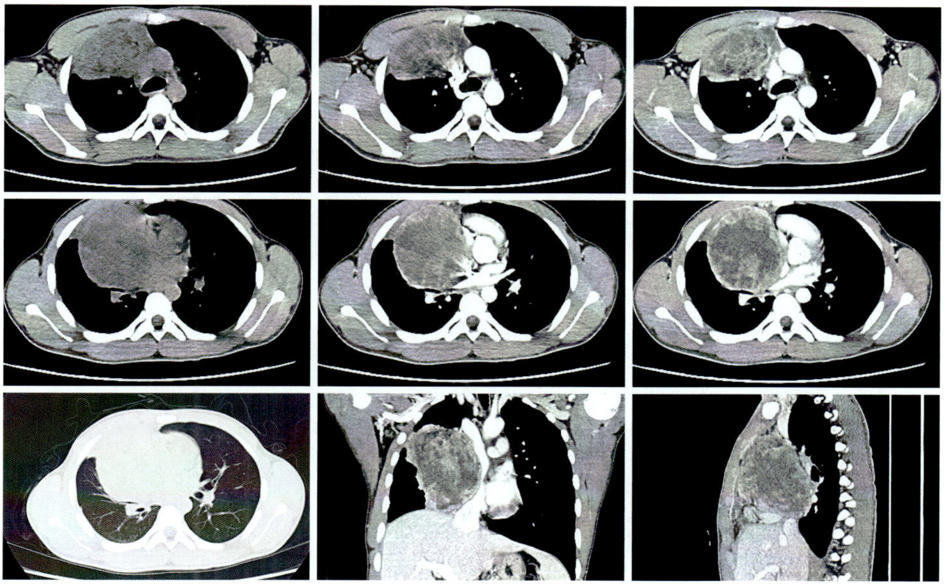

图3-16　右前纵隔CT显示团块状混杂密度影，密度不均匀，病灶以实性成分为主，可见小片状囊变影，部分囊变区内可测得脂肪密度，增强扫描病灶实性成分呈明显不均匀强化，边缘强化为著，病灶与右心房及上腔静脉分界不清，心脏、右肺明显受压

前纵隔占位基本鉴别诊断

1. 胸腺瘤

- 临床特征：前纵隔最常见的原发肿瘤，常见于40岁以上，男女发病率相仿。常见症状为胸痛、咳嗽、呼吸困难，约15%合并重症肌无力。
- 影像特征：病变一般发生于前纵隔中部偏上，边缘光滑或呈分叶状，病变较大时会侵及心包、胸膜，突入中纵隔内，侵及纵隔内大血管。平扫时病变呈软组织密度，增强后典型表现为均匀强化，约1/3因出现坏死、出血或囊变而发生不均匀强化。
- 本病例考虑为胸腺瘤的符合点及不符合点：
  符合点：患者胸痛，病变边缘光滑，体积较大，与心包分界不清，增强后呈不均匀强化；
  不符合点：患者年龄较小，病变内含脂肪密度，无均匀强化。

2. 纵隔淋巴瘤

- 临床特征：好发于青年人，患者表现为局部症状，如胸部疼痛，紧束感，咳嗽（通常无痰），呼吸困难，声音嘶哑，有时也会出现如上腔静脉综合征，但十分罕见。
- 影像特征：肿块多较大，呈分叶状，密度不均匀，可伴囊变、坏死，肿大的淋巴结可分散存在，也可多个融合而成团。常引起胸腔、心包积液，增强后实性部分呈中等强化。
- 本病例考虑为淋巴瘤的符合点及不符合点：
  符合点：肿块密度不均；
  不符合点：无小结节融合，无胸腔、心包积液。

3. 纵隔型肺癌

- 临床特征：早期即有呼吸道症状，如刺激性干咳（最常见）、咳痰、咯血；上腔静脉压迫综合征；声嘶；异位内分泌症状。常有细胞角蛋白19片段抗原（CYFRA21-1）升高。
- 影像特征：癌灶发生在纵隔胸膜下，同时向纵隔和肺内生长，向纵隔内生长更明显而肺内无明确病灶，表现为纵隔旁肿块或类似肿块。肿瘤边缘不光整，多有三征："毛刺征""分叶征""胸膜凹陷征"。肿块密度多不均匀，内坏死常呈中心性，可见厚壁空洞。有时可见沙粒样钙化。增强扫描呈轻中度不均匀强化。
- 本病例考虑为纵隔型肺癌的符合点及不符合点：
  符合点：肿块密度不均匀，CYFRA21-1轻度升高；
  不符合点：肿块边缘光整，"无三征"，无厚壁空洞形成。

4. 生殖源性肿瘤

- 临床特征：以成熟性囊性畸胎瘤为常见，其次为精原细胞瘤、卵黄囊瘤、混合性生殖细胞肿瘤。多表现为无痛肿块，当肿块较大时，以肿物压迫周围结构产生的局部症状为首发，最常见为胸痛、胸闷、咳嗽。卵黄囊瘤血清AFP水平多明显升高。
- 影像特征：纵隔畸胎瘤表现为孤立性包块，其内密度复杂多变，通常包括水样成分、脂肪组织或液态脂质成分、形态不同的钙化或骨化以及形态、密度不同的软组织成分，典型表现为囊壁蛋壳样钙化，脂–液平面，脂密度子囊，增强扫描时，囊壁可呈轻至中度强化。纵隔卵黄囊瘤，主要发生于儿童或青壮年，肿块内坏死、出血、囊变明显，可有钙化。强化方式一般呈中–高度不均匀强化，以周边部强化明显，内部可出现网格状、分隔样强化。
- 本病例考虑为生殖源性肿瘤的符合点及不符合点：
  符合点：肿块内含有脂肪成分，实性部分强化明显；
  不符合点：病灶以实性成分为主，虽有脂肪成分，但较少，亦未见明显骨化及钙化影。

前纵隔占位四种主要疾病的鉴别诊断（表3-5）。

表3–5　前纵隔占位四种主要疾病的鉴别诊断

鉴别点	胸腺瘤	淋巴瘤	纵隔型肺癌	生殖源性肿瘤
临床特点	常见于40岁以上，男女发病率相仿。常见症状为胸痛、咳嗽、呼吸困难，约15%合并重症肌无力	好发于青壮年，前纵隔多见，后纵隔较少见，常表现为胸痛、咳嗽、低热。组织学：典型的R-S细胞	好发于40岁以上的男性，早期呼吸道症状，如刺激性干咳（最常见），咳痰、咯血	多表现为无痛肿块，当肿块较大时，以肿物压迫周围结构产生的局部症状为首发，最常见为胸痛、胸闷、咳嗽
CT平扫	边缘光滑或呈分叶状，病变较大时会侵及心包、胸膜，突入中纵隔内，侵及纵隔内大血管。平扫时病变呈软组织密度	单发或多发，可融合，质地较软，密度较均匀，钙化常发生在治疗后，常伴其他部位的淋巴结肿大或肝、脾大	密度多不均匀，中心性坏死，可见厚壁空洞，有时可见沙粒样钙化，常伴纵隔和肺门淋巴结肿大	孤立肿块，肿块成分复杂多样，可出现水样密度、脂肪密度、钙化或骨化等
CT增强	增强后典型表现为均匀强化，约1/3因出现坏死、出血或囊变而发生不均匀强化	多呈轻中–度强化	轻–中度不均匀强化	强化方式多样，与肿瘤成分有关

本例病理结果及经验总结

最终病理结果：混合性生殖细胞肿瘤（成熟性囊性畸胎瘤+卵黄囊瘤）。

本例患者为青少年男性，发热、胸痛入院，实验室检查肿瘤标志物（CA125、AFP、NSE、CYFRA21-1）升高，CT检查前纵隔较大肿块，与心包分界不清，肿块密度不均，内含脂肪密度，增强扫描后强化不均匀，实性成分强化明显。

前纵隔占位一般首先会联想到胸腺瘤、淋巴瘤、纵隔型肺癌、畸胎瘤等，多种成分混合的肿瘤一般难以想到。本例为畸胎瘤和卵黄囊瘤混合，同时包含这两种成分，因此也同时有这两种肿瘤的特征。肿块内含有脂肪成分，此表现符合畸胎瘤；血清AFP显著升高，增强扫描时病灶实性成分强化明显，此表现符合卵黄囊瘤。

混合型生殖细胞肿瘤属于前纵隔少见肿瘤，诊断时单靠影像表现难以确诊，需要依靠病理检查来确诊，我们在诊断前纵隔占位时，用一种病变难以解释病变征象时，要考虑到该病的可能。

（郑州大学第一附属医院　张永高）

病例7　前纵隔实性占位之二

中年女性，间断咳嗽3个月

临床情况

患者女性，48岁，间断咳嗽3个月，发现右胸腔内巨大占位9天。辅助检查：糖类抗原125（CA125）36.8U/ml；血常规、肝肾功能，电解质未见明显异常。查胸片见右胸腔巨大占位，自起病以来，患者精神、睡眠、胃纳一般，大小便正常，近期体重未见明显变化。

影像检查

胸部CT扫描+三维重建（图3-17）。

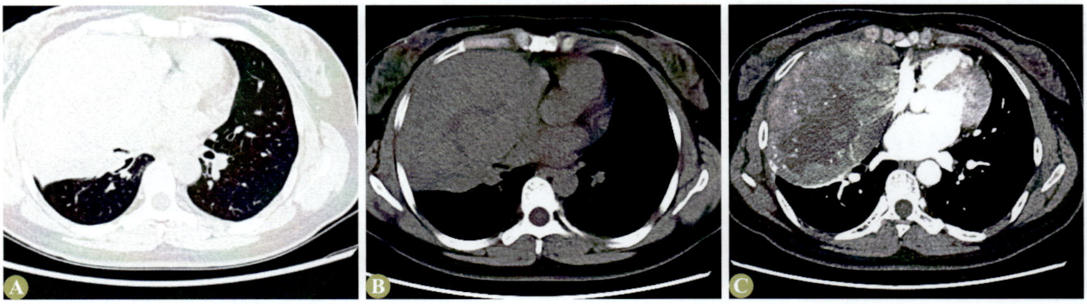

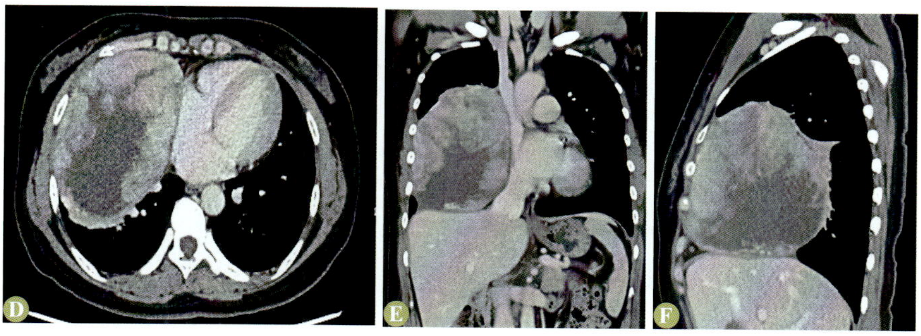

图3–17　右前纵隔侧可见巨大软组织密度影，范围约为10.6cm × 13.3cm × 13.7cm，边界较清晰（图A、图B），增强扫描可见明显不均匀强化，中心见囊变坏死区，病灶内可见多发纡曲增粗的肿瘤血管影，邻近右肺中叶肺组织受压膨胀不全，纵隔受压左移（图C~图F）

前纵隔实性占位基本鉴别诊断

1. 胸腺瘤

- 临床特征：前纵隔最常见的原发肿瘤，中年人多见，体积较大时可出现胸痛及压迫性等症状，30%~50%胸腺瘤患者发生重症肌无力（MG），15%MG患者伴有胸腺瘤。
- 影像特征：前纵隔内圆形、分叶状或不规则形占位性病变，非侵袭性胸腺瘤一般密度均匀，边界清楚，侵袭性胸腺瘤边界不清，内可见片状坏死区，可伴有钙化，增强时可不均匀强化，可侵犯周围组织结构。
- 本病例考虑为胸腺瘤的符合点及不符合点：

  符合点：临床无特异性，前纵隔巨大占位，密度不均匀，病变内有坏死，增强后不均匀强化；

  不符合点：病变较大，与周围结构分界清，无周围结构的侵犯。

2. 淋巴瘤

- 临床特征：好发年龄为20~40岁，男女比例为1∶2，常因为纵隔内迅速增大的肿物致纵隔器官压迫所引起的症状而就诊，临床上表现为胸闷、胸痛、呼吸困难、面部水肿、颈静脉怒张等，实验室检查有LDH升高。
- 影像特征：前、中纵隔多发肿大淋巴结或融合成团块状的淋巴结，密度一般较均匀，边界清晰，增强扫描为均匀的轻度强化，可包绕或侵犯周围器官。
- 本病例考虑为淋巴瘤的符合点及不符合点：

  符合点：临床无特异性；

  不符合点：无LDH升高，肿块位于前纵隔右侧，未见其他部位的淋巴结肿大，密度不均匀，未见其他系统累及。

3. 精原细胞瘤

- 临床特征：多见于20~35岁的青年男性，生长缓慢。早期有压迫感或胸骨后疼痛症状，后期因为纵隔肿物压迫、侵犯纵隔器官所引起症状而就诊。

- 影像特征：前纵隔肿块，体积较大，且偏心性生长，中心小片状低密度区，增强扫描均匀或不均匀强化。
- 本病例考虑为精原细胞瘤的符合点及不符合点：
  符合点：临床无特异性，病变部位，病变形态及强化方式；
  不符合点：一般多为男性，病变较大时一般边界不清，侵犯周围结构。

4. 纵隔类癌

- 临床特征：是一种较罕见、分化良好的神经内分泌肿瘤。平均发病年龄为40岁，男性发病率为女性3倍。患者通常表现为内分泌紊乱，切除后易复发。
- 影像特征：圆形、类圆形或不规则软组织肿块，肿块巨大，大部分位于纵隔，与肺组织分界清楚，常与心包紧贴或分界不清，沿血管间隙浸润生长，无钙化及胸骨侵犯，约50%的病灶有包膜，多数包膜完整。
- 本病例考虑为纵隔类癌的符合点及不符合点：
  符合点：临床无特异性，前纵隔巨大占位，与周围结构分界清楚；
  不符合点：罕见，无内分泌紊乱征象。

前纵隔实性占位四种主要疾病的鉴别诊断（表3-6）。

表3-6　前纵隔实性占位四种主要疾病的鉴别诊断

鉴别点	胸腺瘤	淋巴瘤	精原细胞瘤	纵隔类癌
临床症状及病史	30%~50%发生MG	无特殊	无特殊	罕见，可出现内分泌紊乱症状
实验室检查	无特殊	有LDH升高	可有性激素异常	无特殊
病变部位	前纵隔	前、中纵隔	前纵隔	前纵隔
形态	类圆形	多结节形，分叶状	类圆形	巨大，类圆形
坏死	病变小时少见，较大时常出现	少见	常见	常见
钙化	有	无	少见	有

本例病理结果及经验总结

胸腔镜下辅助探查：术中见右侧胸腔广泛粘连，松解粘连后，见右前纵隔巨大肿物，大小约12cm×10cm×15cm，呈分叶状，与右肺门及心包粘连紧密，游离松解肿物与右肺门及心包的粘连，完整切除肿物。

最终病理结果（图3-18）：“右前纵隔”神经内分泌肿瘤，符合典型类癌，伴小灶坏死，核分裂扭＜2个/10HPF。免疫组化：瘤细胞CK（弱+），CgA（+）Syn（+），

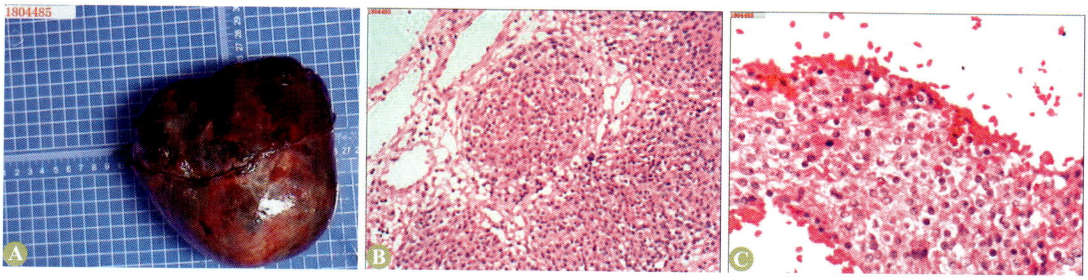

图3-18　A.手术切除标本；B、C镜下所见，HE，×40。符合典型类癌，伴小灶坏死，核分裂相＜2个/10HPF。免疫组化：瘤细胞CK（弱+），CgA（+）Syn（+），CD56（+）Ki-67（约5%），S-100(–)，TdT(–)。病理诊断："右前纵隔"神经内分泌肿瘤

CD56（+）Ki-67（约5%），S-100(–)，TdT(–)。

本例患者为中年女性患者，近期出现咳嗽，CT检查发现右前纵隔巨大占位，因病变较大，但与周围结构分界尚清楚，未出现右肺及纵隔器官受累的情况，考虑为良性或低度恶性的肿瘤。纵隔类癌是一种较罕见、分化良好的神经内分泌肿瘤，平均发病年龄为40岁，男性发病率为女性的3倍。患者临床上可出现内分泌紊乱的征象。影像学上纵隔类癌表现为前纵隔巨大肿块，直径范围6~20cm，约50%的病灶有包膜，多数包膜完整，常侵及邻近的纵隔和其他胸内结构。CT表现缺乏特异性，与其他前纵隔肿瘤鉴别困难，确诊需要依靠病理。

（北京大学深圳医院　成官迅　邓灵波）

病例8　肺内实性占位

中年男性，咳嗽、痰中带血20天

临床情况

患者男性，57岁。咳嗽、痰中带血20天。20天前无明显诱因出现咳嗽，呈阵发性，咳黄色黏痰，痰中带有血丝，量不多，易咳出，无胸痛、咯血，无心慌、气短、胸闷，无发热、盗汗。查血红蛋白126g/L，平均红细胞体积75.4fl，平均血红蛋白浓度305g/L，肝肾功、电解质、结核抗体、C反应蛋白、红细胞沉降率、肿瘤标志物、GM实验均正常。

影像检查

胸部X线、HRCT、PET/CT（图3-19）。

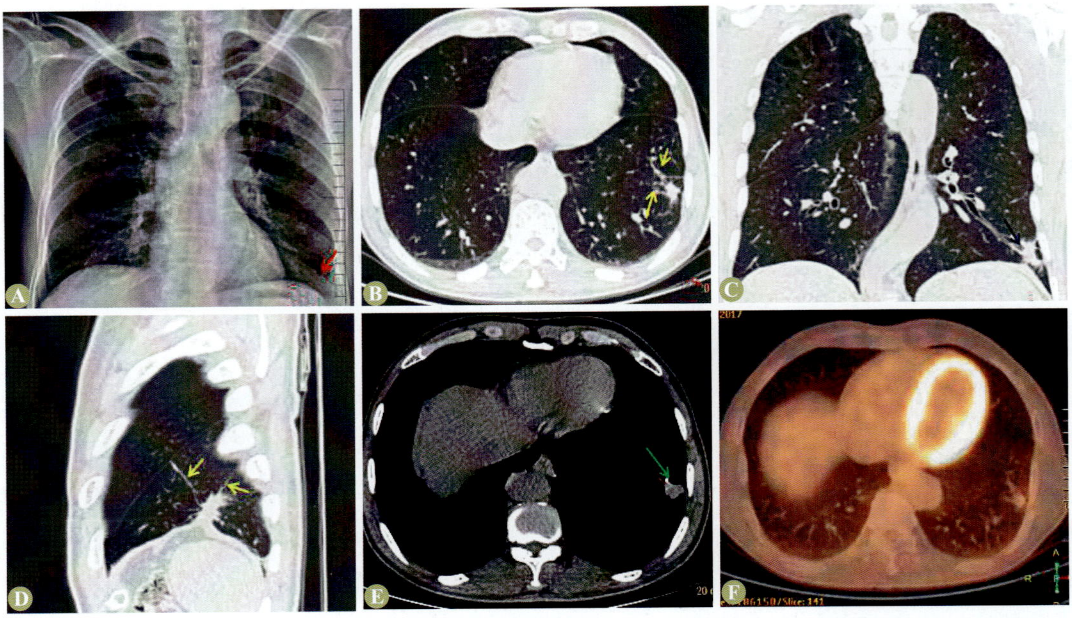

图3-19 A.X线可见左肺下叶高密度阴影（红箭头）；B~E.胸部HRCT可见左肺下叶外基底段一软组织结节，结节周围伴长毛刺及纤维条索（黄箭头），邻近支气管截断呈杯口征（蓝箭头），边缘可见点状钙化灶（绿箭头）；F.PET/CT仅见左肺下叶结节外围FDG轻度浓聚

肺内实性占位基本鉴别诊断

1. 肺癌

- 临床特征：消瘦、咳嗽、痰中带血、胸痛、咯血、肿瘤标志物升高。
- 影像特征：实性结节，浅分叶，细短毛刺，“血管集束征”“空泡征”，支气管截断，“胸膜凹陷征”；FDG多高度浓聚。
- 本病例考虑为肺癌的符合点及不符合点：

  符合点：咳嗽、痰中带血，实性结节、支气管截断；

  不符合点：无消瘦、咯血，肿瘤标志物升高，无细短毛刺、血管集束、胸膜凹陷，未见FDG高度浓聚。

2. 肺结核

- 临床特征：消瘦、发热、咳嗽、痰中带血、咯血、结核系列阳性。
- 影像特征：实性结节，多见于上叶尖后段或下叶背段，有卫星灶，呈多灶性、多样性改变，多见钙化；FDG多高度浓聚。
- 本病例考虑为肺结核的符合点及不符合点：

  符合点：咳嗽、痰中带血，实性结节，结节边缘伴点状钙化；

不符合点：无消瘦、发热、咯血，结核系列阴性，非结核好发部位，无卫星灶，无多灶性、多样性改变，未见FDG高度浓聚。

3. 慢性肺炎

- 临床特征：咳嗽、咳痰，可有白细胞升高，肿瘤标志物阴性。
- 影像特征：实性片状影，周围肺组织伴渗出、粗长毛刺或纤维条索，FDG可不同程度浓聚。
- 本病例考虑为肺慢性炎的符合点及不符合点：
  符合点：咳嗽、咳痰，周围肺组织伴粗长毛刺和纤维条索，FDG轻度浓聚；
  不符合点：非片状，伴钙化，无白细胞升高。

4. 硬化性血管瘤

- 临床特征：多体检发现，可表现为咳嗽、咳痰、痰中带血。
- 影像特征：孤立性实性结节，多位于胸膜下，类圆形，轮廓清晰、边缘光滑，可见钙化，FDG无明显浓聚。
- 本病例考虑为硬化性血管瘤的符合点及不符合点：
  符合点：咳嗽、痰中带血，孤立性实性结节，位于胸膜下，见钙化；
  不符合点：非类圆形，轮廓不清，边缘不光滑，FDG轻度浓聚。

肺内实性占位四种主要疾病的鉴别诊断（表3-7）。

表3–7　肺内实性占位四种主要疾病的鉴别诊断

鉴别点	肺癌	硬化性血管瘤	肺结核	慢性肺炎
临床症状及病史	消瘦、痰中带血	多体检发现	消瘦、发热、咯血	咳嗽、咳痰
实验室检查	肿瘤标志物升高	无特殊	结核系列阳性	白细胞升高
病变部位	任何部位	胸膜下	上叶尖后段及下叶背段	任何部位
CT征象	浅分叶，细短毛刺	类圆形，边缘光滑	多灶性，多样性	粗长毛刺，纤维条索
FDG表现	高度浓聚	无浓聚	高度浓聚	轻度至高度浓聚

本例病理结果及经验总结

肺穿刺病理结果：肺组织慢性炎伴纤维组织增生（图3-20）。

本例患者为中年男性患者，近期出现咳嗽、痰中带血，虽然出现痰中带血，但无消瘦、发热等症状，肿瘤标志物和结核系列都是阴性，CT虽然表现为实性结节，但轮廓不清，边缘不光滑，且周围肺组织内伴有粗长毛刺和纤维条索，这些征象都是慢性陈旧性感染的特征，PET/CT中虽然也有脱氧葡萄糖（FDG）浓聚，但只有结节周围很轻微的浓聚，与肺癌和结核这类病变多见FDG高度浓聚不甚吻合，亦与硬化性血管瘤这类多无

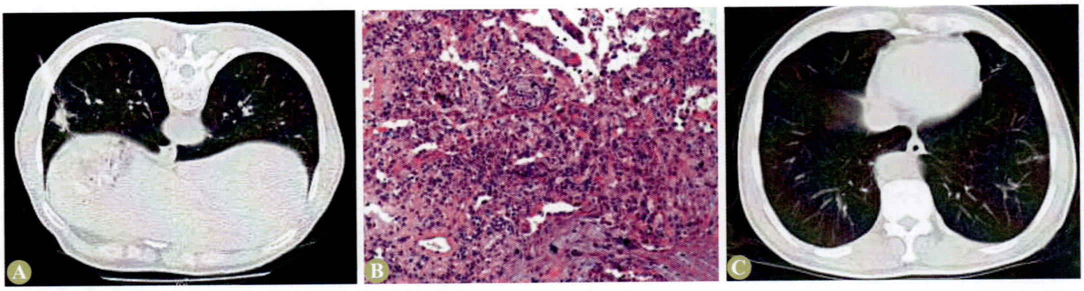

图3-20 患者经肺穿刺（图A）后确定病理（图B，HE，×40），临床给予左氧氟沙星、氨溴索治疗，2个月后复查胸部HRCT（图C）可见病变已经吸收

FDG明显浓聚的病变不甚吻合。

因此，本病例虽然有痰中带血且是肺内实性结节，但根据结节周围肺组织伴粗长毛刺和纤维条索的特点仍需考虑肺慢性炎症的诊断。

（西安交通大学第一附属医院　李　艳　郭佑民）

病例9　肺实性占位伴空洞

老年男性，右肺下叶占位20天

临床情况

患者男性，76岁，体检发现右肺下叶占位20天。肿瘤标志物神经元烯醇化酶（NSE）略高；外院PET-CT考虑结核性病变或恶性肿瘤可能。

影像检查

胸部CT平扫+增强扫描（图3-21）。

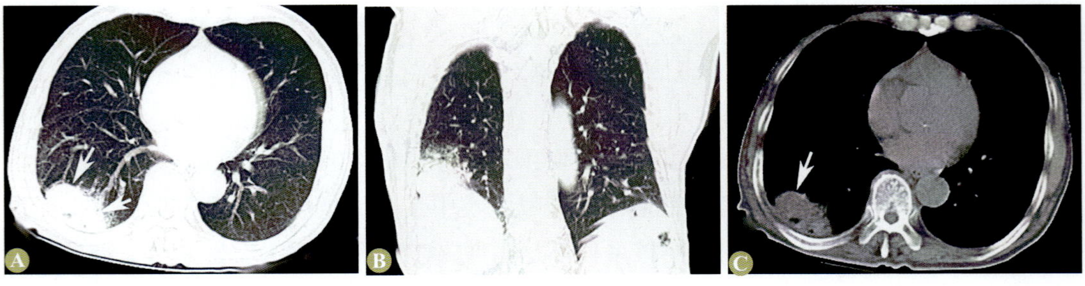

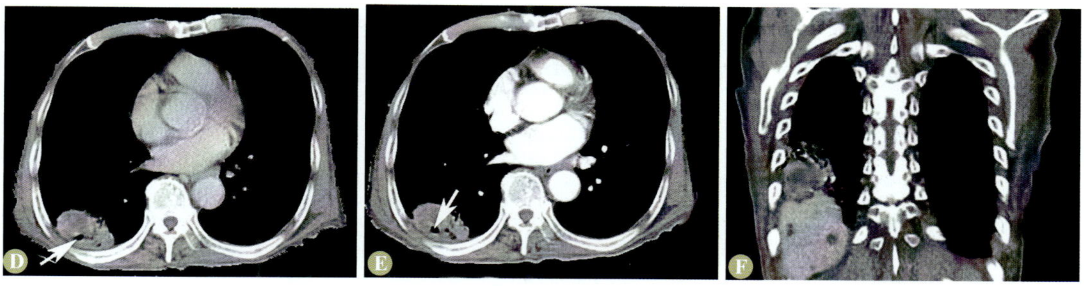

图3-21　A~C.CT平扫显示右肺下叶胸膜下可见团块软组织密度影，界欠清晰，与邻近胸膜分界不清，病变周围见空洞形成；D~F.增强CT扫描呈不均匀强化，病变中央见坏死区，未见肺内、肺门、纵隔、骨及远处转移

肺实性占位伴空洞基本鉴别诊断

1. 周围型肺癌

- 临床特征：早期无特殊症状，可表现为咳嗽、低热、胸闷、隐痛、血痰，晚期肿瘤转移或侵犯周围组织可表现为疼痛、颈面部水肿、气促等。
- 影像特征：结节状或团块软组织影，边界欠清，浅分叶改变，周围多发短毛刺，邻近胸膜牵拉、凹陷，增强扫描表现为不均匀强化，常伴有胸腔积液、肺内、肺门、纵隔、骨及远处转移。
- 本病例考虑为肺癌的符合点及不符合点：

  符合点：胸膜下团块影，界欠清晰，与胸膜分界不清，不均匀强化，肿瘤标志物NSE略高；

  不符合点：无症状，无分叶、毛刺及转移征象，病变周围性空洞。

2. 孤立性纤维瘤

- 临床特征：常无症状，生长缓慢，肿瘤增大出现压迫症状。
- 影像特征：孤立性软组织占位，与胸膜宽基底相连，边界比较清晰，密度比较均匀，邻近肋骨未见异常改变，增强扫描多表现为中度均匀或不均匀强化，肿瘤内可出现扭曲血管影及假包膜征象有提示意义。
- 本病例考虑为孤立性纤维瘤的符合点及不符合点：

  符合点：无症状，与胸膜呈宽基底相连，不均匀强化；

  不符合点：肿瘤标志物NSE略高，周围性空洞，无假包膜征象。

3. 局限性间皮瘤

- 临床特征：来源于胸膜原发性肿瘤，多与石棉接触有关，临床可表现为胸痛、活动后气促、消瘦等。
- 影像特征：宽基底与胸膜相连，病变较大可出现坏死、囊变，增强扫描强化不均匀，部分伴有胸腔积液。
- 本病例考虑为局限性间皮瘤的符合点及不符合点：

符合点：无症状，宽基底与胸膜相连，坏死，不均匀强化；
不符合点：肿瘤标志物NSE略高，周围性空洞，无胸腔积液。

4. 肺曲菌球

- 临床特征：主要致病菌为烟曲菌，可出现咳嗽、咯血症状。
- 影像特征：多位于肺外周，邻近胸膜增厚，空洞内圆形软组织影，随体位变化移动，周围可出现“晕征”，增强扫描强化不明显。
- 本病例考虑为肺曲菌球的符合点及不符合点：
  符合点：肺外周与胸膜分界不清，周围性空洞；
  不符合点：无“晕征”，不随体位改变，增强扫描不均匀强化。

肺实性占位伴空洞四种主要疾病的鉴别诊断表（表3-8）。

表3–8　肺实性占位伴空洞四种主要疾病的鉴别诊断

鉴别点	周围型肺癌	孤立性纤维瘤	局限性间皮瘤	肺曲菌球
临床症状及病史	咳嗽、胸痛等	无特殊	胸痛、活动后气促等	咳嗽、咯血等
实验室检查	NSE、癌胚抗原（CEA）等肿瘤标志物升高	无特殊	无特殊	血清曲霉抗体、血霉菌半乳甘露聚糖测定
病变部位	局灶性，肺外周	局灶性，多位于胸膜下	局灶性，胸膜腔	局灶性，肺外周
周围血管	血管纠集	血管扭曲	受压改变	受压改变
强化方式	不均匀强化，常伴坏死	中度均匀或不均匀强化	强化不均匀	强化不明显
特征表现	分叶、毛刺、胸膜牵拉、凹陷	血管扭曲、假包膜	无	“晕征”“空气新月征”，随体位改变

本例病理结果及经验总结

病理结果示：肺多形性癌（图3-22、表3-9）。

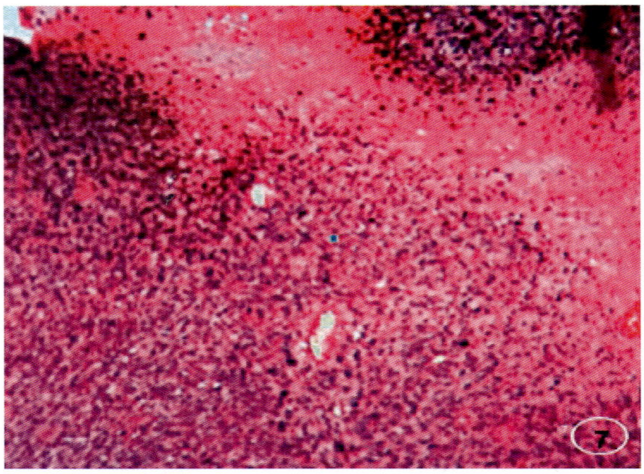

图3–22　肺多形性癌的病理组织图

免疫组化显示CK（+）、波形蛋白VIM（+）、P63灶（+）、LCK（–）、CK20（–）、平滑肌[SMA（–）]、BCL-2（–）、S-100（–）、Ki-67指数40%（HE，×40）

表3-9　肺肉瘤样癌分型及细胞成分

肿瘤类型	类似普通非小细胞癌上皮成分	肉瘤样或肉瘤性成分
多形性癌	腺癌、鳞癌、腺鳞癌或大细胞癌	梭形细胞和（或）巨细胞（≥10%）
梭形细胞癌	无	梭形细胞和巨细胞
巨细胞癌	无	巨细胞
癌肉瘤	腺癌、鳞癌、腺鳞癌、大细胞癌、胎儿性腺癌	横纹肌肉瘤、骨肉瘤、软骨肉瘤或脂肪肉瘤
肺母细胞瘤	胎儿性腺癌	含胚基性细胞的原始间叶性基质，偶见真性肉瘤性分化（横纹肌肉瘤、骨肉瘤和软骨肉瘤）

本例患者为老年男性患者，体检发现右肺占位，肿瘤标志物NSE略增高，CT检查发现右肺下叶胸膜下不均匀强化占位伴周围性空洞；因病变邻近胸膜，须鉴别相关实性占位。需要注意的是，并不是所有类型周围型肺癌均会出现典型征象，比如分叶、毛刺、胸膜牵拉、凹陷及转移等，也可能出现一些不常见的征象，比如周围性空洞。

本例病例就出现明显的周围性空洞，虽然无明显转移征象，但肿瘤标志物NSE略高，结合其强化特点仍需首先考虑肺癌的诊断。

（陕西省人民医院　黄明刚）

病例10　肺部弥漫实变

老年男性，发热伴咳嗽、咳痰2周

临床情况

患者男性，68岁。发热19天伴咳嗽、咳痰，气急10天，最高体温38.9℃，血常规示白细胞计数（WBC）10.7×10^9/L、中性粒细胞（NEU）8.5×10^9/L、C反应蛋白（CRP）67.5mg/L。因使用头孢拉啶后出现全身皮疹，改用哌拉西林舒巴坦、美罗培南治疗，发热呈反复，10天前出现活动后气急，外院考虑肺孢子病可能大，于6天前改为美罗培南、莫西沙星、卡铂芬净、复方SMZ 2片治疗，5天前患者出现头孢类及美罗培南过敏性药疹，停用美罗培南，4天前气急加剧，血氧饱和度为65%，CT示双肺炎症、双侧胸腔少量积液进展；其间患者发热仍反复，体温最高达40.0℃。ESR110mm/h、CRP148mg/L、抗中性粒细胞胞浆抗体（ANCA）及自身免疫抗体均阴性，甲型流感病毒及乙型流感病毒均呈阴性，经皮经肝胆管造影（PTC）0.06ng/ml、血CEA10.06ng/ml、CA125 146.7 U/ml、CD4∶CD8=4.84。

影像检查

胸部CT平扫+增强扫描（图3-23~图3-26）。

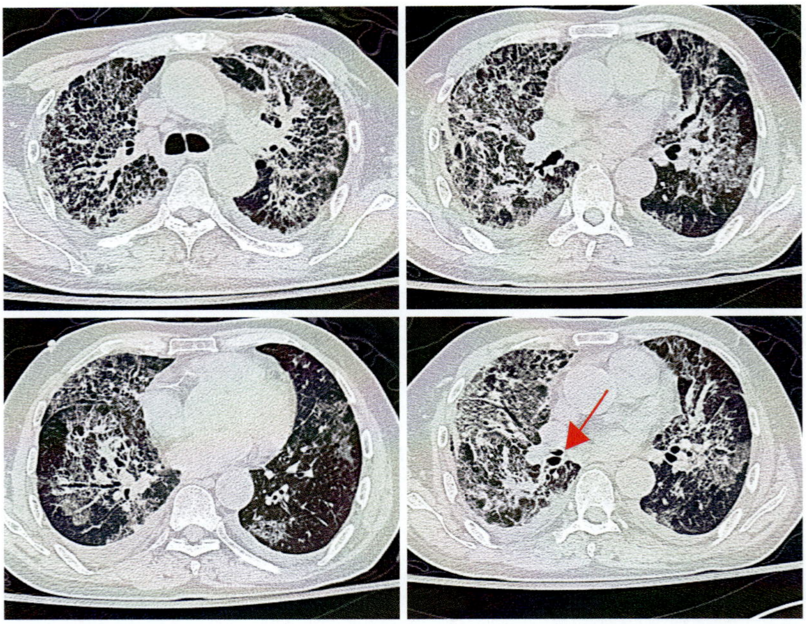

图3-23 CT肺窗：两肺弥漫渗出，呈网状影伴磨玻璃影，伴牵拉性支气管扩张。右中叶内段支气管壁增厚不整，支气管开口可见上壁小结节状突起（箭头）

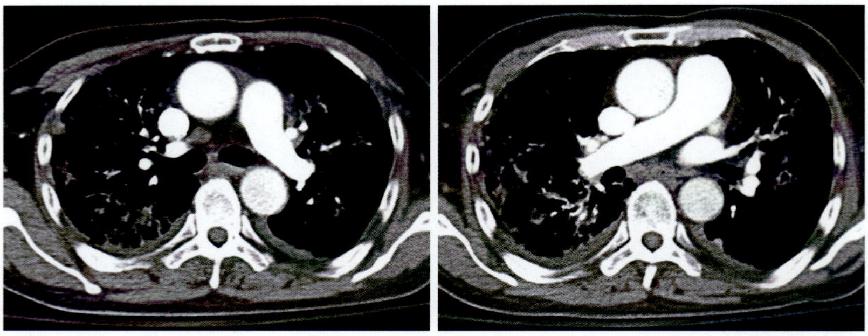

图3-24 纵隔窗增强：纵隔4R组及7组淋巴结肿大。两侧胸膜增厚伴少许积液

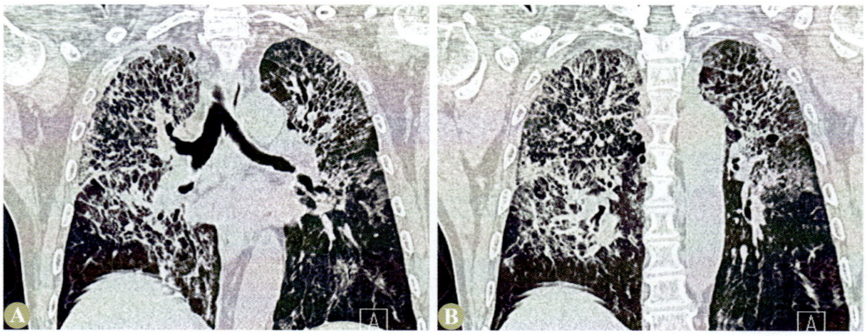

图3-25 CT冠状面重建：病变于上肺野呈弥漫分布延伸至胸膜下，下肺野呈蝶翼状分布，以网状影为主，磨玻璃影不如网状影突出

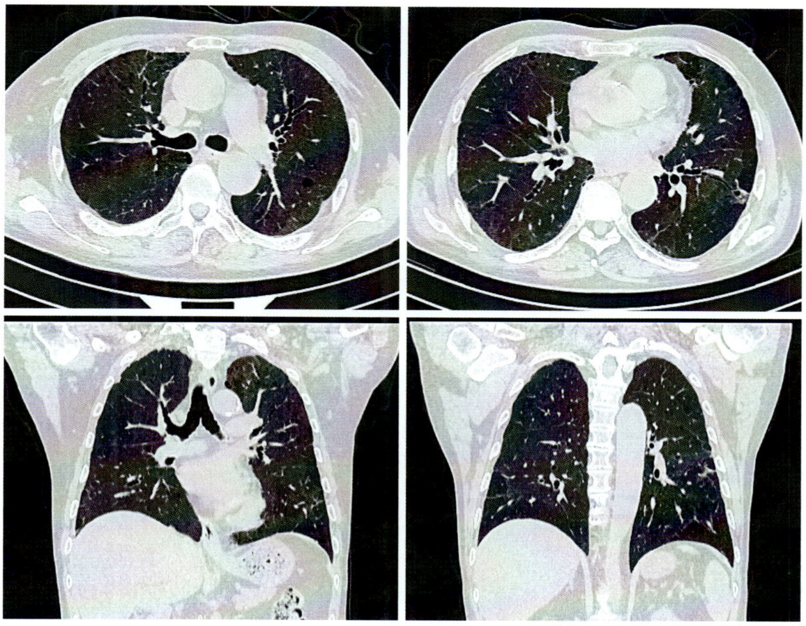

图3-26 治疗40天后随访：两肺渗出明显吸收，网状影消退，牵拉性支扩尚存，纵隔淋巴结肿大消退，冠状面重建隐约可见病变边缘密度增高，提示修复纤维化改变

肺部弥漫实变的基本鉴别诊断

1. 耶氏肺孢子菌肺炎

- 临床特征：常见于免疫功能低下的患者，可表现为反复发热、咳嗽、进行性呼吸困难抗感染治疗效果不佳，痰液或肺泡灌洗液、肺组织活检等可发现卡氏肺孢子虫的包囊或滋养体，SMZ治疗有效。
- 影像特征：可呈蝶翼状弥漫均匀分布片状影和斑片状影，进展期：弥漫性细网状改变或呈磨玻璃状影，延伸至胸膜下。
- 本病例考虑为耶氏肺孢子菌肺炎的符合点及不符合点：

  符合点：长期服用激素史，发热、呼吸困难，起病可见下肺野呈蝶翼状改变；

  不符合点：本例上肺野弥漫渗出，较耶氏肺孢子菌肺炎渗出更不均匀，以间质病变为主，且呈粗网状改变，牵拉支扩尤其明显，这一点在耶氏肺孢子菌肺炎中较少见到。

2. 急性间质性肺炎

- 临床特征：起病急剧，表现为发热、咳嗽、气急，继而出现呼吸衰竭。病理可表现为炎性细胞浸润，以淋巴细胞为主。
- 影像特征：以蝶翼状渗出为主，中轴间质增厚，网状影轻微，牵拉性支气管扩张少见。
- 本病例考虑为急性间质性肺炎的符合点及不符合点：

符合点：起病急剧，发热、呼吸困难；

不符合点：病灶呈弥漫分布，中轴间质累及不明显，磨玻璃状渗出与网状影的比例相当。

3. 肺腺癌

- 临床特征：CEA升高，可见腔内占位及阻塞改变，可有阻塞性肺炎所致发热。
- 影像特征：本例患者中叶内段支气管开口镜检发现细胞不典型增生改变，免疫组化提示腺癌，但影像学难以显示病灶。因间质性肺炎或纤维化常常伴有CEA轻度升高，需警惕提示同时存在的腺癌可能。

  符合点：右肺中叶内段支气管有结节，对应应该做支气管镜确诊；

  不符合点：病灶呈弥漫分布，磨玻璃状渗出与网状影的比例相当，并不符合肺内淋巴管转移的特点。

本例病理结果及经验总结

最终诊断：巨细胞病毒性肺炎伴发腺癌。

本例患者为老年男性患者，两肺弥漫性网状影伴磨玻璃状影，可见多发牵拉性支气管扩张，两侧胸膜增厚，提示实质及间质均受累的弥漫性病变，患者发热伴呼吸困难，首先考虑感染性病变；常见的弥漫性感染病因需考虑耶氏肺孢子菌肺炎；病毒感染，包括流感病毒（甲型流感、乙型流感）、腺病毒、呼吸道合胞病毒、副流感病毒、巨细胞病毒及EB病毒、禽流感等。

患者入院后5天行支气管镜检查，肺泡灌洗液检查提示人巨细胞病毒阳性。予以甲强龙、盐酸莫西沙星、免疫球蛋白、更昔洛韦治疗，2周后好转出院。既往长期银屑病服用激素病史；高血压史，药物性皮疹予以甲泼尼龙对症治疗后消退。

气管镜病理：（右中叶内侧段）肺泡上皮不典型增生，倾向腺癌。免疫组化结果：CEA（Mono）（+++），CK7（+++），TTF-1（+++），NapsinA（+++），Ki-67个别（+），P53 个别（+），P40（–），CD56（–），CMV（–），CMV-L（–），HSV1+HSV2（–），HBsAg（–），ALK-Lung（–），ALK-Lung-NC（–）。EBER（–）。

表现为双侧分布的网状影及网状结节影，迅速融合的1~2cm的肺部磨玻璃样结节（GGO）并进展为实变，病理表现为“细支气管炎–细支气管肺炎–间质性肺炎”，这些病原所致的患者临床症状及影像学很相似，需要支气管镜肺泡灌洗液抗原抗体检测或病原基因检测（图3-27）。因此，及时正确诊断及治疗对患者转归有很大的影响。

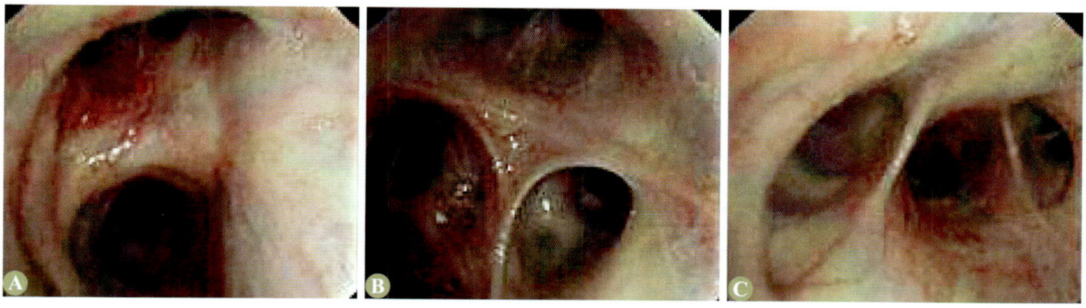

图3-27　支气管镜图：右中叶开口黏膜充血，壁欠光整

A.右第二隆突；B.右上叶；C.右中间支气管

间质性肺炎伴发腺癌并不少见，但影像学表现隐匿，病变不能显示或者显示不清，诊断常常缺乏证据，多为肺活检或支气管镜检查发现，原因可能为间质性病变导致支气管肺结构扭曲，病灶部位隐匿，与间质增生难以区分，或病灶较小难以显示。间质性病变本身可导致血CEA增高，不足以作为诊断依据，如需排除合并腺癌，需要持续动态检测观察该指标是否持续升高，本例患者无后续检测。

（浙江大学医学院附属第二医院　王丽华）

第四章

乳腺疾病

病例1 乳腺肿块性病变

中年女性，左侧乳腺肿块10年，近期增大

临床情况

患者女性，42岁，发现左侧乳腺肿块10年，近期增大。现病史：患者10前无意间触及左侧乳腺乳头内上方有一肿块，当时无胀痛，偶有触痛，乳头无溢液，表面皮肤无红肿，无破溃，未予治疗，近4个月来自觉肿块变大，偶有疼痛不适感，至我院门诊，B超示：左侧乳腺实质性肿块，BI-RADS 4C 类 ；查体提示左侧乳腺内上触及不规则肿块，质硬，活动度差。双侧腋窝未见明显异常肿大的淋巴结。

影像检查

乳腺X线摄影检查（图4-1）。

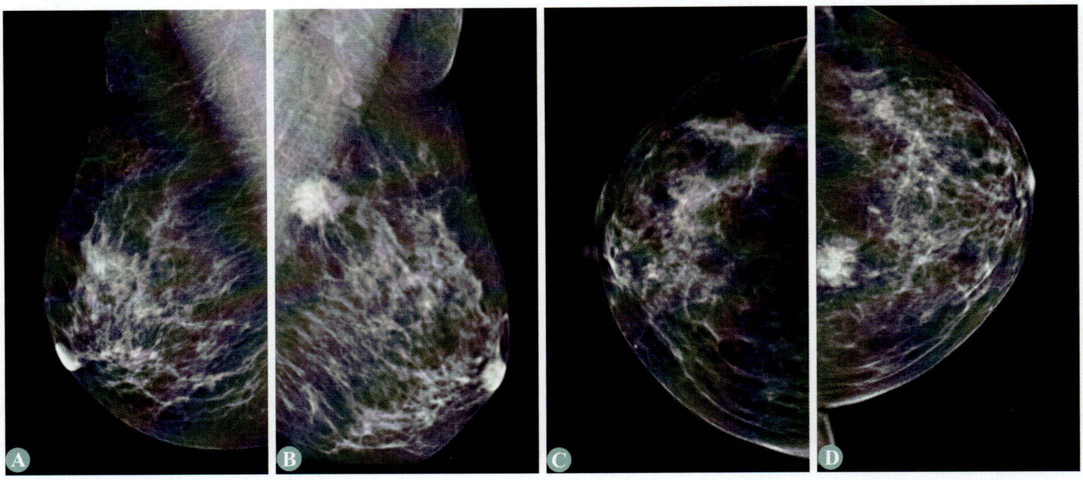

图4-1 A.R-MLO；B.L-MLO；C.R-CC；D.L-CC。乳腺X线显示左侧乳腺内上后位见一枚肿块，边缘见小毛刺

乳腺超声检查（图4-2）。

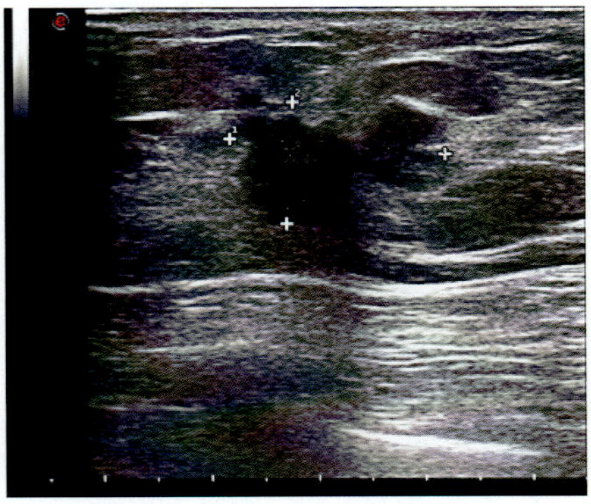

图4-2 超声可见左侧乳腺11点钟，距乳头8cm处见低回声区，大小约25mm×15mm，肿块形态不规则，边界不清晰，周边可见高回声晕，内部回声欠均匀

双乳MRI 平扫+增强（图4-3）。

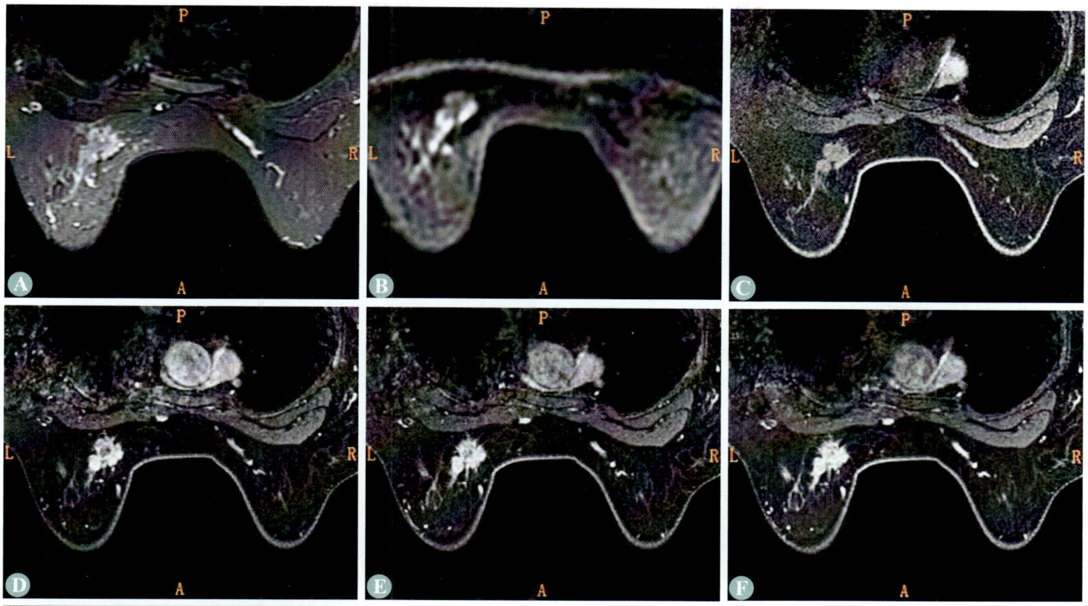

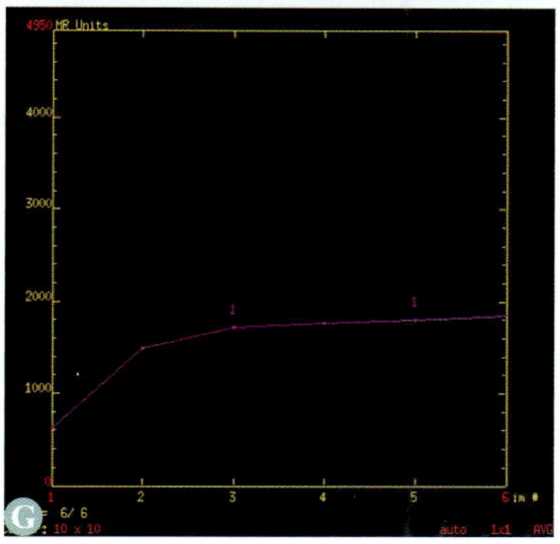

图4-3 A.STIR；B.DWI；C.MR T_1WI平扫；D.T_1WI增强（第1期）；E.MR T_1WI增强（第3期）；F.MR T_1WI增强（第5期）；G.时间–信号强度曲线。左侧乳腺内上不规则肿块，边缘见毛刺，STIR呈中央低信号，DWI呈周边高信号，ADC值约$0.813 \times 10^{-3}mm^2/s$，增强早期明显强化，中心见强化不明显区（箭头），随时间延长，中心弱强化区呈持续填充改变，时间–信号强度曲线呈快速–平台型

乳腺肿块性病变的基本鉴别诊断

1. 非特殊类型浸润性乳腺癌

- 临床特征：乳房肿块，质硬，活动度差，可有乳头凹陷，皮肤牵拉，“橘皮征”，皮肤溃烂，同侧腋下淋巴结肿大等症状。
- 影像特征：典型非特殊类型浸润性乳腺癌有两种类型MRI表现：①边缘不规则或毛刺状肿块，不规则形，T_2WI呈环形低信号，多为中央低信号，周围散在条片状水肿信号，DWI呈周边高信号，ADC值较低，多低于$1.0 \times 10^{-3}mm^2/s$，增强多呈持续向心填充性强化特点，TIC呈快速–平台型。多见于老年女性，多为激素受体阳性的乳腺癌。②边缘清楚肿块，类圆形或圆形，T_2WI呈等或低信号，中央多伴有坏死，周围散在条片状水肿信号，DWI呈环形高信号，ADC值较低，多低于1.0×10^{-3} mm^2/s，增强早期多呈快速强化，快速流出改变，内部坏死区不强化。多见于年轻女性，多见于HER 2阳性或HER 3阴性乳腺癌。

- 本例考虑为非特殊类型浸润癌符合点及不符合点：

  符合点：乳腺X线摄影表现为不规则肿块，边缘见毛刺，超声可见低回声肿块，周围见高回声晕，MRI上边缘不规则或毛刺状肿块，不规则形，T_2WI呈低信号，多为中央低信号，周围散在条片状水肿信号，DWI呈环形高信号，ADC值较低，低于1.0×10^{-3} mm^2/s，增强呈持续向心填充性强化特点，TIC呈快速–平台型。以上改变均提示为乳腺恶性肿瘤；

  不符合点：患者女性，42岁，发病年龄相对轻，临床病史较长，生长缓慢。

2. 纤维腺瘤

- 临床特征：多发于20~40岁年轻女性。
- 影像特征：T_2WI呈高信号肿块，内见低信号分隔，DWI呈高信号，ADC值一般较高，一般＞1.2×10^{-3} mm^2/s，增强内部强化不均，可见不强化低信号分隔，TIC曲线一般呈上升型。
- 本病例考虑为纤维腺瘤的符合点及不符合点：

  符合点：本例年龄相对较轻，时间–信号强度曲线为快速–平台型；

  不符合点：本例T_2WI为低信号，ADC值较低，增强向心性填充，与纤维腺瘤不符。

3. 叶状肿瘤

- 临床特征：多见于50岁以上中老年女性，短期内可迅速增大。
- 影像特征：多表现为明显强化肿块，多呈圆形或类圆形，边缘清楚，内部多伴有出血、坏死、黏液变。T_2WI呈混杂高信号，DWI呈混杂高信号，ADC值一般大于1.2×10^{-3} mm^2/s，增强多呈明显不均匀强化，上升型、平台型及流出型均可见。
- 本病例考虑为叶状肿瘤的符合点及不符合点：

  符合点：年龄符合，肿块较大；

  不符合点：本例边缘见毛刺，ADC值较低，与叶状肿瘤不符。

4. 乳腺导管内乳头状瘤

- 临床特征：多有乳头溢液病史，多无触诊可及肿块。
- 影像特征：多表现为导管扩张，增强见强化肿块影，边缘清楚，曲线多表现为平台型及流出型，ADC值较低。
- 本病例考虑为导管内乳头状瘤的符合点及不符合点：

  符合点：曲线为快速–平台型；

  不符合点：本例无乳头溢液症状，MRI无导管扩张，ADC值较低，不符合导管内乳头状瘤特点。

乳腺肿块性病变四种主要疾病的鉴别诊断（表4-1）。

表4-1 乳腺肿块性病变四种主要疾病的鉴别诊断

鉴别点	非特殊类型浸润癌	纤维腺瘤	叶状肿瘤	导管内乳头状瘤
临床症状及病史	乳房肿块，质硬，活动度差，可有乳头凹陷，皮肤牵拉，“橘皮征”，皮肤溃烂，同侧腋下淋巴结肿大等症状	乳房肿块，质韧，活动度佳，生长缓慢	乳房肿块，较大，质韧，活动度佳，短期内可迅速增大，皮肤可有浅静脉扩张征象，多无溃疡	多有乳头溢液病史，多无触诊可及肿块
发病年龄	50岁以上中老年女性	20~40岁年轻女性	50岁以上中老年女性	发病范围较广
乳腺X线摄影表现	边缘毛刺的肿块，内部可伴有恶性钙化灶	边缘清楚的肿块，内部可见爆米花样钙化	边缘清楚的巨大肿块，内部多无钙化	多可见乳晕后扩张的导管，部分病例可见乳晕后边缘清楚结节，钙化少见
MRI形态特点	不规则形为主，边缘多呈毛刺状；部分三阴性乳腺癌边缘清楚，内部多见液化坏死区	多呈圆形或类圆形，边缘清楚，内部信号均匀，液化坏死及出血罕见	多呈圆形或类圆形，边缘清楚，内部多伴有出血、坏死、黏液变	导管扩张区域见强化肿块，多呈圆形或类圆形，有时沿导管铸形生长可呈条状及不规则形，边缘可清楚或不规则，毛刺少见
T_2WI信号特点	多呈低信号或中央低信号；中央伴坏死时，坏死区呈高信号；肿块周围可见水肿信号	多呈高信号伴内部低信号分隔，部分退化纤维腺瘤呈T_2WI均匀极低信号	多呈混杂高信号，伴出血、坏死及黏液变区	多呈均匀高或等信号
ADC值	多数＜1.0×10^{-3} mm^2/s	多数＞1.2×10^{-3} mm^2/s	多数＞1.2×10^{-3} mm^2/s	多数在（1.0~1.2）$\times 10^{-3}$ mm^2/s
强化方式	边缘毛刺者以持续向中心填充多见，呈上升型或平台型曲线；边缘清楚者多呈快速-流出型	多表现为上升型，部分退化纤维腺瘤增强不强化	明显不均匀强化，上升型，平台型及流出型均可见	上升型、平台型及流出型均可见，平台型及流出型居多

本例病理结果及经验总结

最终病理结果：左侧乳腺非特殊类型浸润性癌Ⅲ级，ER（+），PR（+），HER-2（-）。

乳腺X线摄影表现为左侧乳腺内上边缘毛刺肿块。超声上，左侧乳腺肿块呈低回声，周边见高回声晕。MRI示左侧乳腺内上不规则肿块，边缘见毛刺，STIR呈中央低信号，DWI呈周边高信号，ADC值约$0.813 \times 10^{-3} mm^2/s$，增强呈向心性填充改变，中央部分提示为中心纤维核，为激素受体阳性非特殊类型浸润性癌的典型影像表现。需要注意的是，激素受体阴性的乳腺癌，在MRI上与激素受体阳性的乳腺癌表现不同，多表现为边缘清楚肿块，内部坏死多见，时间-信号强度曲线呈流出型，注意不要误诊为良性肿瘤。

（上海交通大学医学院附属瑞金医院　汪登斌）

病例2 乳腺肿块形态规则

中年女性，左侧乳腺肿物2年

临床情况

患者女性，34岁。左侧乳腺肿物发现约2年。患者于2年前无意发现左侧乳腺肿物，不伴乳腺疼痛，无乳头溢液，2年来自觉肿物无明显变化。体检：左侧乳腺内上方触及一大小约1.5cm×1cm肿物，肿物中心距乳头距离2cm，质地实，边界尚可，活动度好，与皮肤无粘连，与胸壁无粘连固定。

影像检查

乳腺X线摄影、超声+MRI检查（图4-4至图4-6）。

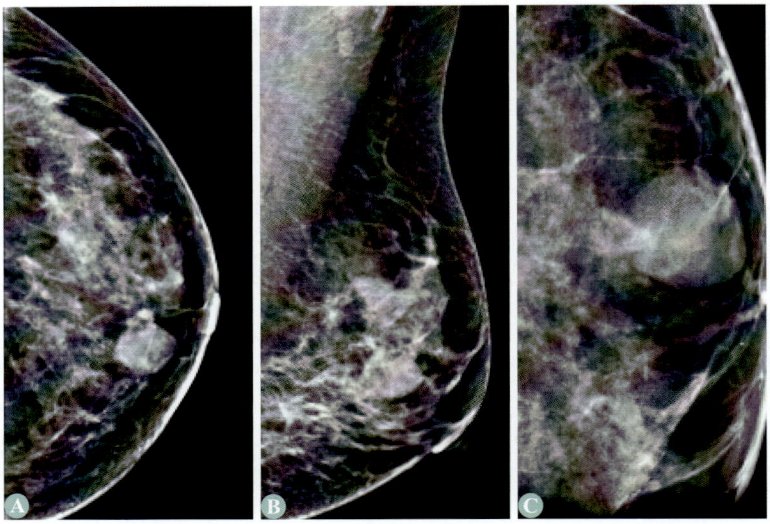

图4-4 A.左侧乳腺X线头尾位；B.左侧乳腺X线内外斜位；A和B显示左侧乳腺内上前带见一稍高密度肿物，大小约2.0cm×1.9cm，形态规则；C.左侧乳腺X线局部加压，显示肿块边界清楚，边缘光滑，未见钙化。考虑良性肿物（纤维腺瘤），BI-RADS 3类

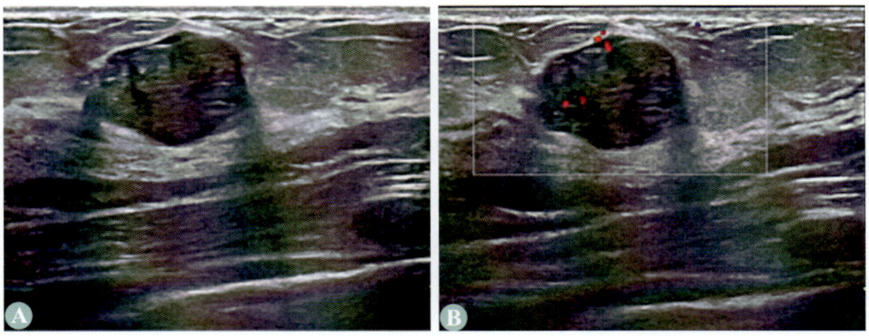

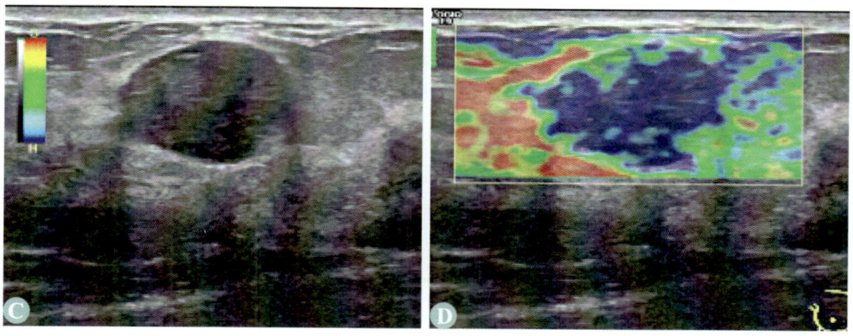

图4-5　A.左侧乳腺肿物灰阶超声图，显示左侧乳腺内上低回声肿物，大小约2.0cm×1.9cm×1.5cm，形态规则，边缘光滑，内部回声均匀，后方回声稍增强，可见侧方声影。B.左侧乳腺肿物彩色多普勒血流图，显示点状血流信号。C、D.左侧乳腺肿物超声弹性成像双幅实时显示图，提示弹性成像评分：3分。考虑良性肿物（纤维腺瘤），BI-RADS 3类

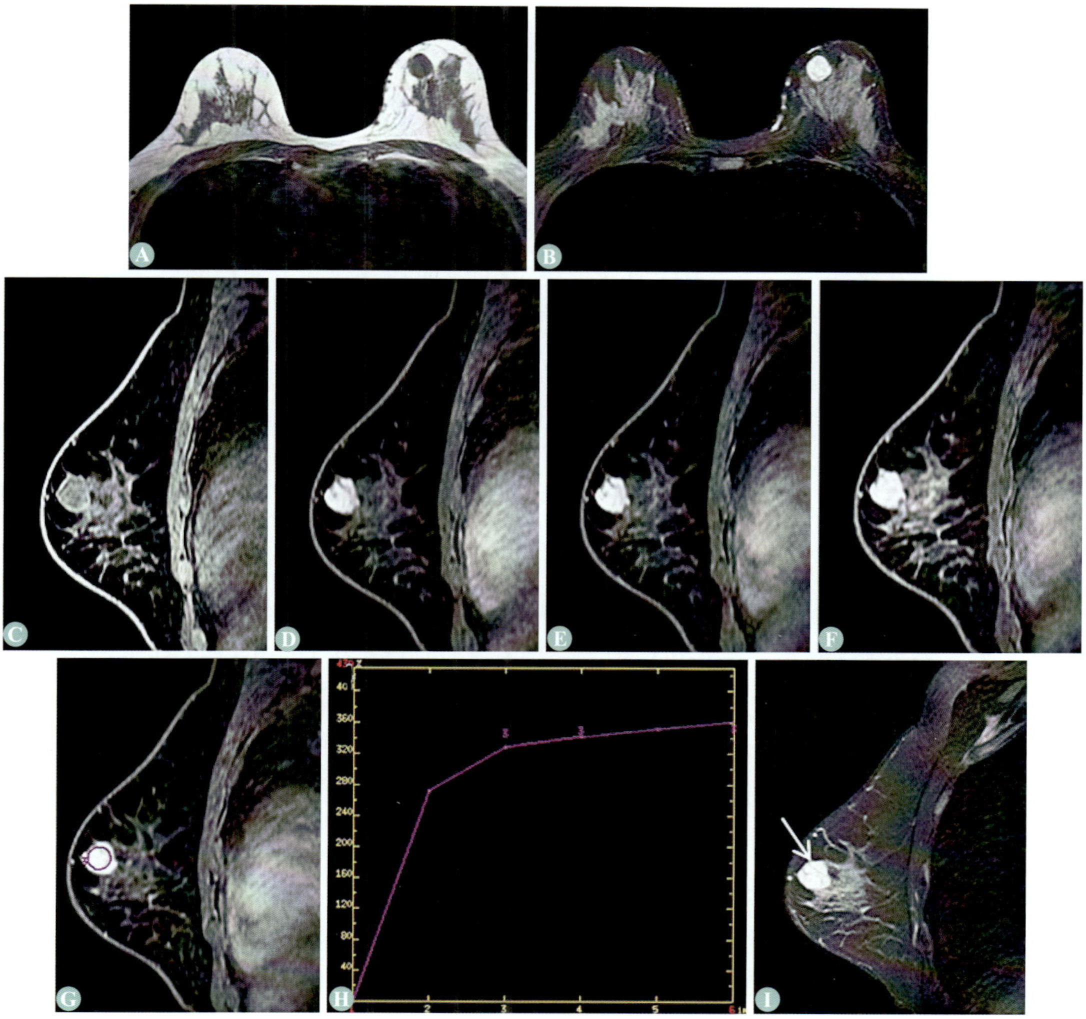

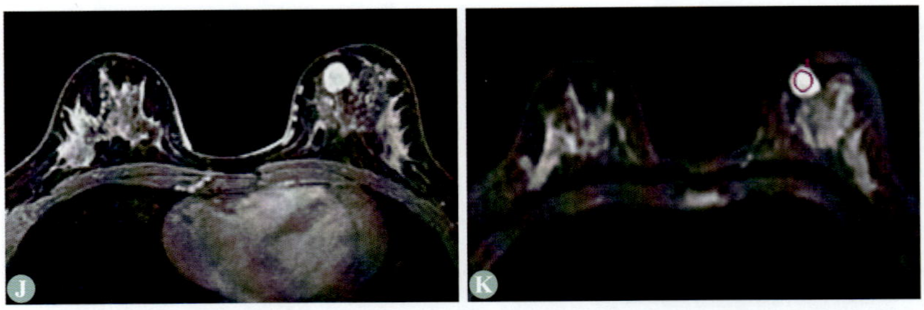

图4-6　A.MRI平扫横断面T1WI；B.MRI平扫横断面脂肪抑制T2WI；C~F.分别为左侧乳腺矢状面MRI动态增强前和增强后1分钟、3分钟、8分钟；G、H.动态增强后病变感兴趣区（ROI）选取图和时间–信号强度曲线图；I.MRI平扫矢状面脂肪抑制T_2WI；J.MRI横断面延迟强化T_1WI；K.左侧乳腺病变 DWI图（b值为1000s/mm^2）。左侧乳腺内上方可见一类圆形肿物，边缘光滑，大小约2.0cm×1.6cm×1.8cm，于平扫T_1WI呈较低信号，脂肪抑制T_2WI呈较高信号，内部可见低信号分隔，动态增强后肿物呈渐进性强化，且随时间延迟肿物内部信号趋于均匀，时间–信号强度曲线呈渐增形，相应DWI呈较高信号，ADC值较高（b值为1000s/mm^{2}时，ADC值为1.78×10^{-3}mm^2/s）。考虑良性肿物（纤维腺瘤），BI-RADS 3类

形态规则乳腺肿物的基本鉴别诊断

1. 乳腺癌

- 临床特征：乳腺癌好发于绝经期前后的40~60岁女性，临床症状常为乳腺肿块，伴或不伴疼痛，也可有乳头回缩、乳头溢血等伴随症状。临床触诊肿块质地较硬，边界不清，活动度差。
- 影像学表现：乳腺癌常见的X线表现有肿块、钙化、结构扭曲及不对称致密等，其中表现为肿块型病变，其形态多不规则，边缘不光滑，多有小分叶或毛刺，密度高，其内可伴多发细小钙化。超声上，肿块型乳腺癌形态不规则，边缘模糊、成角，内部多呈不均匀的低回声，肿块后方回声衰减，彩色多普勒血流显示病变血流信号较丰富。MRI上，肿块型乳腺癌形态不规则，强化多不均匀或呈边缘强化，且信号强度趋向于快速明显增高且快速减低，时间–信号强度曲线呈流出型，强化方式多由边缘强化向中心渗透而呈向心样强化。DWI上ADC值多较低。
- 本病例考虑乳腺癌的符合点及不符合点：

  符合点：乳腺癌可表现为肿块型病变，特别是少数特殊类型乳腺癌如黏液癌、髓样癌或乳头状癌可表现为肿块边界清晰，无边缘毛刺，单纯形态学表现类似良性肿瘤，在X线上有时鉴别较为困难。

  不符合点：首先临床触诊左乳腺肿物质地实，活动度好；肿物形态学在X线、超声和MRI三种影像学表现为形态规则，边界清晰，边缘光滑，符合良性征象；超声弹性成像评分为3分，提示质地不硬；MRI平扫脂肪抑制T2WI上肿物呈较高信号，

内部可见低信号分隔，动态增强后肿物呈渐进性强化，且随时间延迟肿物内部信号趋于均匀，时间–信号强度曲线呈渐增型，DWI上ADC值较高（b值为1000s/mm^{2}时，ADC值为1.78×10^{-3}mm^2/s），以上影像学征象均提示为良性肿物。

2.乳腺纤维腺瘤

- 临床特征：患者多为40岁以下的年轻女性，临床症状多为偶然发现乳腺肿块，临床触诊肿块质地实、韧，边界清楚，活动度好。
- 影像学表现：X线上常表现为类圆形肿块，边缘光滑，密度均匀且近似正常腺体密度，部分其内可见粗颗粒或爆米花样钙化；超声上表现为形态规则的低回声肿块，边缘光滑，彩色多普勒血流显示肿块内通常无明显血流信号或边缘血流信号； MRI上纤维腺瘤较为典型表现为在T_2WI上肿物内部低信号分隔，MRI动态增强检查纤维腺瘤多为渐进性的均匀强化或由中心向外围扩散的离心样强化，DWI上纤维腺瘤ADC值通常较高。
- 本病例考虑乳腺纤维腺瘤的符合点及不符合点

  符合点：首先临床触诊左乳腺肿物质地实，活动度好；肿物形态学在X线、超声和MRI 3种影像学均表现为形态规则，边界清晰，边缘光滑，符合良性征象；超声弹性成像评分为3分，提示质地不硬；MRI平扫脂肪抑制T_2WI上肿物呈较高信号，内部可见低信号分隔，动态增强后肿物呈渐进性强化，且随时间延迟肿物内部信号趋于均匀，时间–信号强度曲线呈渐增型，DWI上ADC值较高（b值为1000s/mm^{2}时，ADC值为1.78×10^{-3}mm^2/s），以上影像学征象均提示为良性肿物，符合纤维腺瘤表现。

  不符合点：该病例影像学表现整体符合良性肿瘤特点，如果肿物内含有粗颗粒、爆米花样钙化或脂肪密度成分时诊断良性更有把握（BI-RADS 2类），但该肿物内未见钙化和脂肪成分，X线上存在与少数特殊类型乳腺癌如黏液癌、髓样癌或乳头状癌的鉴别诊断问题，而就超声和MRI表现该病例基本符合纤维腺瘤诊断。

形态规则乳腺肿物的两种主要疾病的基本鉴别诊断（表4-2）。

表4–2 形态规则乳腺肿物的两种主要疾病的基本鉴别诊断

鉴别点	乳腺纤维腺瘤	乳腺癌
临床症状及病史	患者多为40岁以下的年轻女性，临床症状多为偶然发现乳腺肿块，临床触诊肿块质地韧、边界清楚、活动度好	好发于绝经期前后的40-60岁女性，临床症状常为乳腺无疼性肿块，质地硬，边界不清，活动度差，可伴有乳头回缩、乳头溢血等
乳腺X线摄影	X线上表现为类圆形肿块，边缘光滑，密度均匀且近似正常腺体密度，部分可见粗颗粒或爆米花样钙化	肿块形态不规则，边缘不光滑，多有小分叶或毛刺，密度高，其内可伴有多发细小钙化

（续表）

鉴别点	乳腺纤维腺瘤	乳腺癌
乳腺超声	超声上表现为形态规则的低回声肿块，边缘光滑，彩色多普勒血流显示肿块内通常无明显血流信号或边缘血流信号	低回声形态不规则肿物，边缘模糊、成角，内部回声不均匀，肿块后方回声衰减，彩色多普勒血流显示病变血流信号较丰富
乳腺MRI检查	MRI平扫T_2WI上肿物信号较高，内部可见低信号分隔，MRI动态增强检查多为渐进性的均匀强化或由中心向外围扩散的离心样强化，DWI上ADC值通常较高	形态学多呈不规则肿块，边界不清，边缘毛刺，时间–信号强度曲线呈流出型或平台型，强化方式多由边缘强化向中心渗透而呈向心样强化，DWI上ADC值多较低
特征表现	X线上肿物内部可见粗颗粒或爆米花样钙化；MRI平扫T_2WI上肿物内部低信号分隔，DWI上ADC值通常较高	不规则肿物，边缘毛刺，MRI动态增强后呈明显强化，时间–信号强度曲线呈流出型或平台型，DWI上ADC值多较低

本例病理结果及经验总结：

最终病理诊断：（左侧乳腺）纤维腺瘤。

本病例患者34岁，左侧乳腺肿物发现约2年，临床触诊肿物质地实，边界尚可，活动度好。X线、超声和MRI上均表现为形态规则的肿块型病变，边界清楚，肿物内部密度/回声/信号较均匀，未见囊性、脂肪、钙化成分，MRI上该肿物于平扫脂肪抑制T_2WI上呈较高信号且其内可见低信号分隔，动态增强后病变时间–信号强度曲线呈渐增型，DWI上ADC值较高，三种影像学表现均呈较为典型良性肿物特征，诊断上应首先考虑常见的乳腺纤维腺瘤。

（天津医科大学附属肿瘤医院　孙淑萌　刘佩芳）

病例3　乳腺肿块伴乳头溢液

中年女性，左侧乳头黄色溢液1个月

临床情况

患者女性，50岁，左侧乳头黄色溢液1个月。查体：双侧乳腺对称，皮肤未见明显红肿，双侧乳头位于同一水平，未见明显变形、凹陷。查血CEA 4.44ng/ml（正常范围0~5.0ng/ml），CA125 9.1U/ml（正常范围0~35U/ml），CA153 6.5U/ml（正常范围0~31.3U/ml）。

影像检查

双侧乳腺X线摄影（图4-7）。

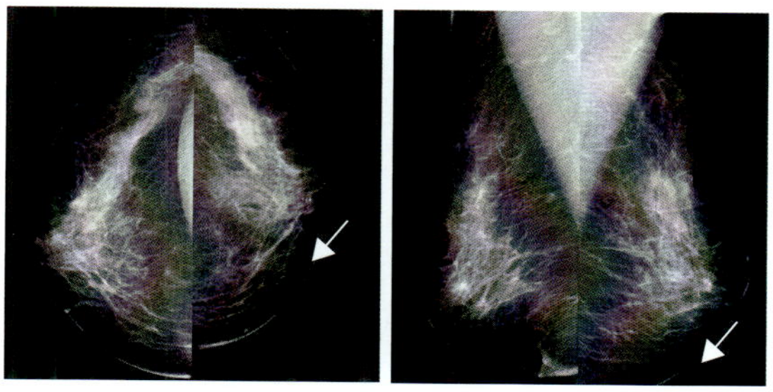

图4–7　乳腺X线摄影显示左侧乳腺头后方见椭圆形高密度肿块影，其内见粗大钙化，肿块边缘清晰，长径约8mm（箭头）

乳腺超声检查（图4-8）。

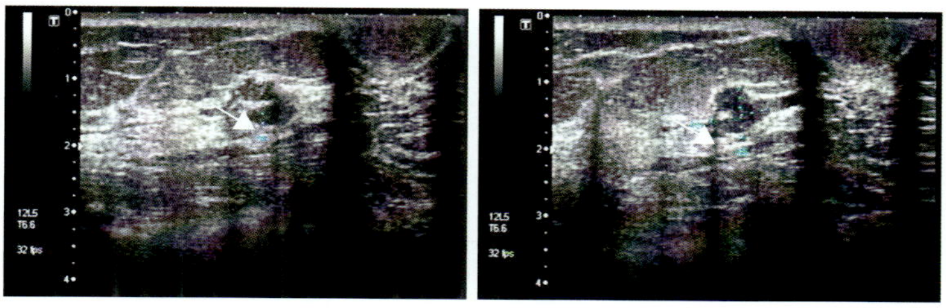

图4–8　超声图像显示左侧乳腺乳头中上扩张导管断面，内径约6mm，其内见大小约8.4mm×7.1mm不均质回声区，伴强回声光点

乳腺动态增强MRI检查（图4-9）。

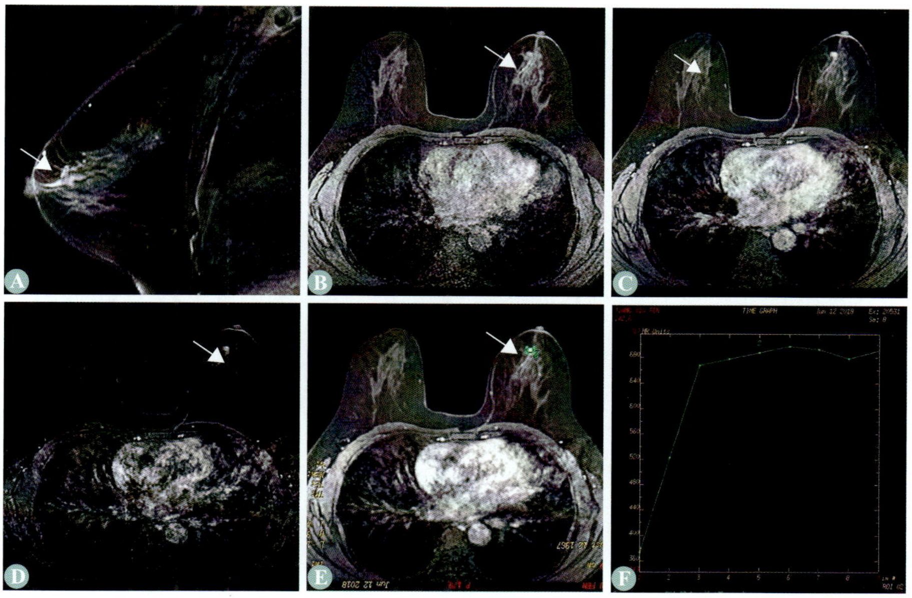

图4–9　A.MR T_2WI；B.MR T_1WI；C.增强MR T_1WI；D.DSA；E. 增强MR T_1WI；F.时间信号强度曲线。显示左侧乳腺头后方导管扩张，局部见强化肿块影（箭头），长径约8mm，肿块强化较均匀，时间信号强度曲线呈流入型

乳腺肿块伴乳头溢液的基本鉴别诊断

1. 乳腺纤维腺瘤

- 临床特征：一般无症状，多为偶然发现，少数可有轻度疼痛，多为阵发性或偶发性。
- 影像特征：X线上多表现为圆形或卵圆形肿物，少数肿瘤较大也可呈分叶状，肿物密度近似正常腺体密度，边缘光滑、整齐、锐利。肿块周围可有薄层晕环。部分肿块可伴粗大爆米花样或蛋壳样钙化；超声上肿块呈圆形或卵圆形，轮廓整齐。横径通常大于纵径，有光滑清晰的包膜回声。内部呈均匀低回声，肿块后方回声正常或轻度增强，可见侧方声影。如有钙化，则其后方可出现声影；MRI表现与肿块组织成分有关，在平扫T_1WI上肿瘤多表现为低信号或中等信号，轮廓边界清晰，圆形或卵圆形。在T_2WI，依肿瘤内细胞、纤维成分及水的含量不同而表现为不同的信号强度。纤维成分含量多的纤维性纤维腺瘤信号强度低；而水及细胞含量多的黏液性及腺性纤维腺瘤信号强度高。肿瘤内结构多较均匀，信号一致。动态增强MRI扫描大多数表现为缓慢渐进性的均匀强化或由中心向外围扩散的离心样强化。
- 本病例考虑为纤维腺瘤的符合点及不符合点：
  符合点：椭圆形高密度肿块，边缘清晰，其内见粗大钙化；
  不符合点：乳头溢液。乳导管扩张，其内见不均质回声区，伴强回声光点。

2. 导管内乳头状癌

- 临床特征：局部肿块及乳头血性溢液，肿块常发生于乳晕区的大导管，少数亦可见于中、小导管。
- 影像特征：X线上常无阳性发现，部分表现为边界清楚的圆形或类圆形肿物，部分可见扩张的导管影；乳导管造影瘤体部导管囊性扩张，呈圆形，造影剂充满囊内瘤组织间隙，似泡沫状，瘤灶形成造影剂充盈缺损。由于导管内长期积血或积液，造影见主干和分支扩张、变僵硬。乳导管造影是诊断乳头状癌首选的影像学检查方法；超声多表现为实性或囊实性肿块，后方回声衰减，肿块内可见钙化影，远端导管扩张。
- 本病例考虑为导管内乳头状癌的符合点及不符合点：
  符合点：乳导管扩张伴导管内肿块；
  不符合点：乳头黄色溢液。肿块强化较均匀，时间信号强度曲线呈流入型。

3. 乳腺导管扩张症

- 临床特征：乳头溢液可为最早出现的症状，或为唯一症状。溢液可为黄色、棕色或血性，可间歇性地发生。
- 影像特征：乳腺X线导管造影常表现为多个大、中导管扩张，少数可呈囊状扩张，扩张的导管常纡曲走行，呈蚯蚓状。

- 本病例考虑为乳腺导管扩张症的符合点及不符合点：

  符合点：乳头黄色溢液，乳导管扩张。

  不符合点：扩张的乳管内见不均质回声区，伴强回声光点。

乳腺肿块伴乳头溢液4种主要疾病的基本鉴别诊断（表1-3）

表1-3　乳腺肿块伴乳头溢液4种主要疾病的基本鉴别诊断

鉴别点	导管内乳头状瘤	纤维腺瘤	导管内乳头状癌	导管扩张症
临床症状	乳头血性或浆液性溢液	乳房肿块，质韧，活动度佳，生长缓慢	乳头血性溢液	乳头溢液，可为黄色、棕色或血性，可间歇性发生
乳腺X线摄影表现	乳晕后导管扩张多见，部分病例可见乳晕后肿块，边缘清晰，钙化少见	圆形或卵圆形，边缘清晰的肿块，内部可见“爆米花样”钙化	常无阳性发现，部分表现为边界清晰的圆形或卵圆形肿块，部分可见扩张的导管影	乳腺X线导管造影常表现为多个大、中导管扩张，少数可呈囊状扩张，扩张的导管常纡曲走行，呈“蚯蚓状”
超声表现	单发性为近乳晕区导管扩张，其近端见低回声肿块；多发性为乳腺内多发扩张的导管，部分导管内见单个或多个“乳头状”突起	圆形或卵圆形肿块，轮廓清晰，横径通常大于纵径，有光滑清晰的包膜回声，内部可见强回声钙化	形态不规则肿块，与周围组织界限不清，肿块内血流丰富，导管壁连续性中断	弥漫性分布的扩张导管，导管内无异常回声

本例病理结果及经验总结

最终病理结果：导管内乳头状瘤。

本例患者为中老年女性患者，以乳头黄色溢液就诊。肿瘤标志物阴性。X线摄影检查发现左侧乳腺头后方肿块伴粗大钙化，肿块边缘清晰。超声发现左侧乳腺乳头中上导管扩张，其内见不均质回声区，伴强回声光点。MRI检查发现左侧乳腺头后方导管扩张，局部见强化肿块影，肿块强化较均匀，时间信号强度曲线呈流入型。综合X线摄影、超声及MRI影像表现，倾向良性病变。且病变位于乳晕区扩张的导管内，有乳头溢液的临床表现，符合导管内乳头状瘤的诊断。

（辽宁省肿瘤医院　于　韬）

病例4　段样分布的乳腺钙化

中年女性，左侧乳腺肿块1个月

临床情况

患者女性，46岁，主诉发现左侧乳腺肿块1个月。专科体检：左侧乳腺外上距乳头约2cm触及肿块，大小约2.5cm×2.5cm，质地硬，边界不清，活动度差。双侧腋下未触及肿大淋巴结。双侧乳房皮肤乳头影正常，乳头无溢液。

影像检查

乳腺X线摄影（图4-10）。

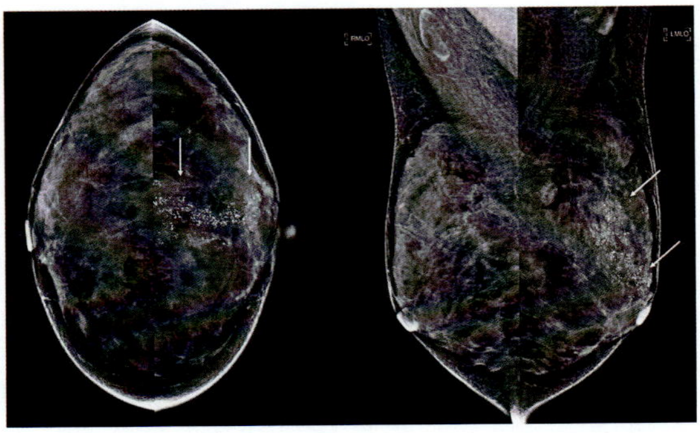

图4–10　左侧乳腺12点方向显示自乳头沿段样分布的细小多形性钙化（箭头），LMLO位可见钙化范围内腺体密度增高

乳腺MRI（图4-11~图4-13）。

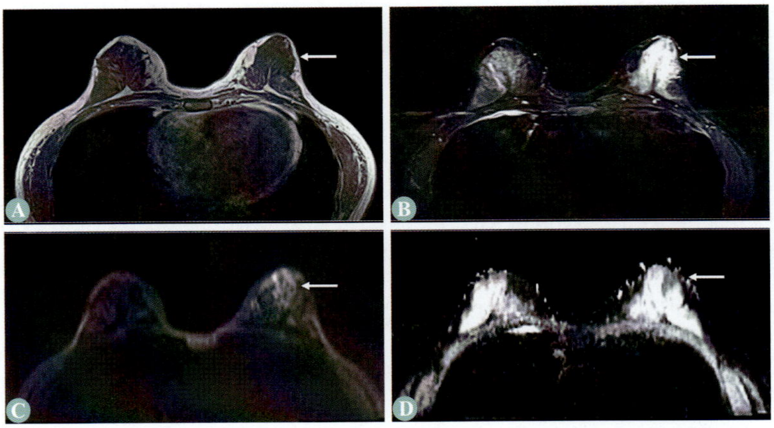

图4–11　A.MR T_1WI；B.脂肪抑制序列MR T_2WI；C.DWI；D.ADC。左侧乳腺外上病变在T_1WI上显示不清，脂肪抑制序列T_2WI上呈高信号，病灶（箭头）与邻近腺体无明显分界，DWI可见弥散受限，ADC病灶局部呈低信号

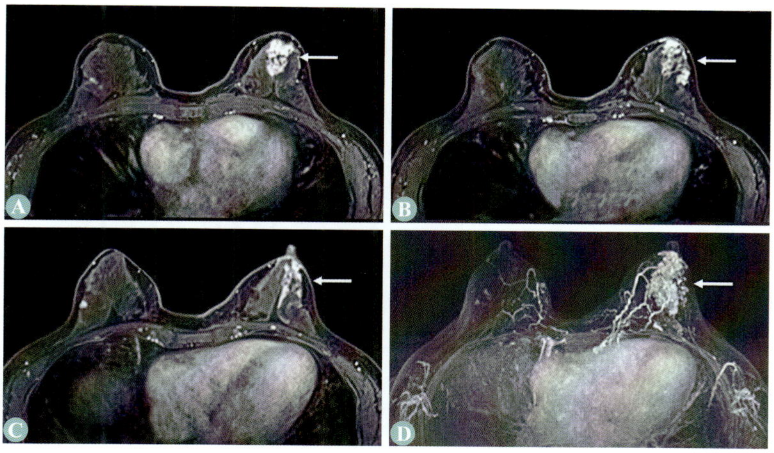

图4–12　A.~C.脂肪抑制序列横断位增强扫描显示病灶不同层面，增强后病变内部不均匀强化（箭头）；D.减影可见段样非肿块强化，左侧乳腺内侧血管异常增粗（箭头）

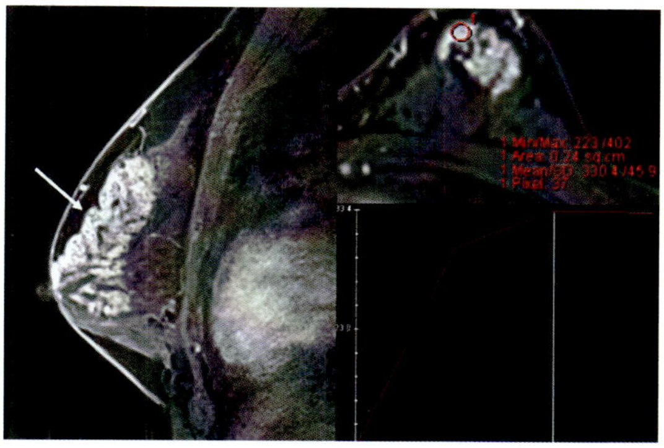

图4–13　MR T_1WI矢状位增强扫描显示病灶内部呈特征性成簇小环形强化（箭头），时间信号曲线呈I型

段样分布乳腺钙化的基本鉴别诊断

1. 导管不典型增生、纤维囊性变、柱状细胞变等良性病变

- 临床特征：常无明显临床症状，可伴有局部疼痛或乳头非血性溢液。
- 影像特征：乳腺X线上钙化形态为圆形、点状或不定形钙化；纤维囊性变可见钙乳，超声显示簇状微囊肿。乳腺MRI常表现为点状或局灶非肿块强化，肿块少见；T_2WI多呈高信号，弥散不受限或轻度受限；时间信号曲线为Ⅰ型或Ⅱ型。
- 本病例考虑为上述良性病变的符合点及不符合点：

  符合点：乳腺X线发现钙化，如钙化形态为良性或中度可疑时须与DCIS相鉴别；

  不符合点：此例为典型DCIS表现，即乳腺X线上表现为自乳头沿着导管方向段样分布的细小多形性钙化，乳腺MRI上呈段样非肿块强化。

2. 浸润性癌

- 临床特征：乳房无痛性肿块。
- 影像特征：不规则或星芒状肿块，伴/不伴恶性钙化，腋窝肿大淋巴结；乳腺MRI上弥散受限，多为Ⅲ型时间信号曲线。
- 本病例考虑为浸润性癌的符合点与不符合点：
  符合点：LMLO位钙化范围内可见不对称致密影，当DCIS钙化范围＞2cm，或在钙化范围内出现小肿块或不对称影时合并浸润性癌的可能性增加；MRI上弥散受限；
  不符合点：钙化为典型DCIS表现，Ⅰ型时间信号曲线。

3. 小叶原位癌/浸润性小叶癌

- 临床特征：小叶原位癌常无明显临床症状，浸润性小叶癌可触及乳房肿块。
- 影像特征：乳腺X线上小叶原位癌常表现隐匿，有时可见不对称致密影，无特征性表现；浸润性小叶癌多表现为结构扭曲，可表现为局灶性不对称，钙化少见；在MRI上非肿块强化多于肿块，常合并结构扭曲；多灶、多中心或双侧发病比率较高。
- 本病例考虑为小叶癌的符合点与不符合点：
  符合点：合并DCIS时可同时伴有段样分布的恶性钙化；
  不符合点：小叶癌钙化少见。

4. 炎性病变

- 临床特征：乳房红肿、发热伴有疼痛，多合并腋窝淋巴结肿大，实验室检查异常。
- 影像特征：炎症急性期在乳腺X线上多见范围较大的局灶性不对称致密影，常见乳腺小梁增粗、腋窝肿大淋巴结以及皮肤增厚等合并征象。乳腺MRI呈段样非肿块强化，内部多可见到大小不一的脓腔，在T_2WI上呈高信号，弥散明显受限，增强后脓腔壁环形强化；时间信号曲线常为Ⅰ型或Ⅱ型。
- 本病例考虑为炎性病变的符合点与不符合点：
  符合点：乳腺MRI上呈段样强化；
  不符合点：缺乏炎症临床体征，MRI增强扫描内部可见DCIS特征性成簇小环形强化。

不同级别DCIS之间钙化的形态及分布缺乏特异性，仅靠钙化无法可靠地鉴别DCIS的组织学分级，但相对来说高级别DCIS中粉刺型较为常见，常表现为细线或细线分支样钙化，而低级别DCIS多呈群样分布的不定形钙化。在MRI上低级别DCIS相对累及范围小，呈短线样或小范围分支样强化，而中高级别的DCIS多表现为典型的段样强化。

段样分布的乳腺钙化五种主要疾病的鉴别诊断（表4-3）。

表4-3 段样分布的乳腺钙化五种主要疾病的鉴别诊断

鉴别点	浸润性癌	小叶癌	急性炎性病变	其他良性病变	导管原位癌
临床病史	无痛性肿块	无症状或肿块	乳房红肿热痛	无症状或乳头非血性溢液	血性溢液、肿块
专科体检	质硬，活动度差，可触及腋窝肿大淋巴结	腺体增厚、质硬肿块	皮肤增厚、红肿	质地中等，活动度可	腺体增厚、质硬肿块、乳头溢血
超声表现	低回声，异常血流	低回声，异常血流	回声不均团块，脓肿（液性暗区）	低回声，血流不明显，簇状微囊肿	低回声肿块，可显示钙化，异常血流
乳腺X线	不规则/星芒状肿块，伴/不伴恶性钙化	结构扭曲，肿块，钙化少见	不对称，皮肤增厚，小梁增粗	群样分布良性钙化，钙乳	段样/线样/群样分布的多形性/不定形钙化
乳腺MRI	不规则强化肿块，流出型曲线	结构扭曲伴非肿块强化	段样走形非肿块强化，（脓肿）大小不一环形强化	局灶强化，T_2WI成簇小囊肿，流入/平台型曲线	段样/线样分支样非肿块强化，成簇小环形强化，曲线鉴别价值有限
BI-RADS	4B，4C，5	4A，4B，4C，5	4A	3，4A	4B，4C，5

本例病理结果及经验总结

最终病理结果：高级别导管原位癌，伴微浸润，ER（-），PR（-），HEr-2（+++），Ki67 60%。

本例患者为中年女性，发现乳房肿块就诊，无乳头溢液。乳腺X线上可见段样分布的细小多形性钙化，为DCIS的特征性表现。钙化范围较广，仔细观察在钙化范围内可见到腺体密度异常增高，上述两点提示浸润性成分存在的可能，建议定位于此处活检，能够提高获得浸润性成分的概率。乳腺MRI上的段样非肿块强化以及内部成簇小环形的强化特征也为DCIS的典型表现，炎性病变虽然在MRI上也常表现为段样强化，但内部强化罕见成簇小环形强化，而多见大小不一、环形强化的脓腔，为其特征性表现。当段样强化缺乏上述典型的内部强化特征时，炎性引起红肿热痛的临床体征对鉴别诊断有极大帮助。小叶癌累及小叶范围较广时也会在MRI上呈段样强化，但其内部强化不会出现成簇小环形或大小不一环形强化，并常伴有结构扭曲，此外小叶癌钙化较少见，以上特点有助于鉴别诊断。DCIS的时间信号曲线多表现为Ⅰ型或Ⅱ型，对鉴别诊断价值有限。

（复旦大学附属肿瘤医院 顾雅佳 肖 勤）

病例5　乳腺结构扭曲

中年女性，发现左侧乳腺肿物5天

临床情况

患者女性，46岁，无明显诱因发现左侧乳腺肿物5天。患者无乳头溢液，无局部皮肤疼痛、红肿、溃烂等皮肤改变；无畏寒发热、胸闷腹痛等全身症状。无乳腺外伤及活检/手术史。触诊可扪及左侧乳腺上部肿物，大小约1.0cm，质韧，边界尚清，活动度尚可，无橘皮样改变，左腋下未触及淋巴结。

影像检查

乳腺X线摄影（图4-14）。

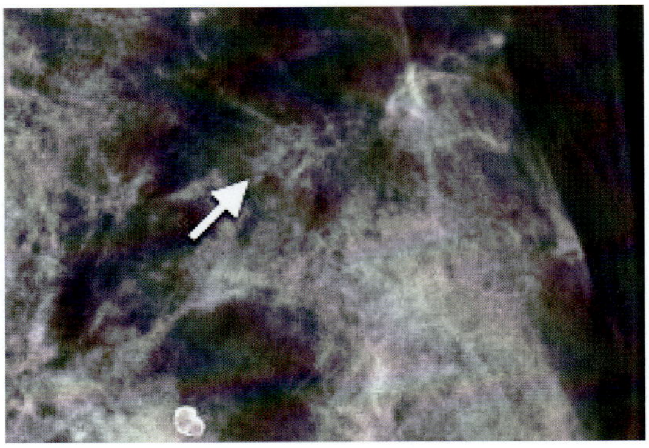

图4–14　左侧乳腺内外斜位（MLO）提示左侧乳腺上部后1/3处局部结构扭曲（箭头），其内及周围可见散在少许点状钙化，头尾位（CC位）显示不明确；因仅一个体位显示病变，考虑BI-RADS 0类，需结合超声进一步检查。双侧乳腺另见散在点状钙化

乳腺超声（图4-15）。

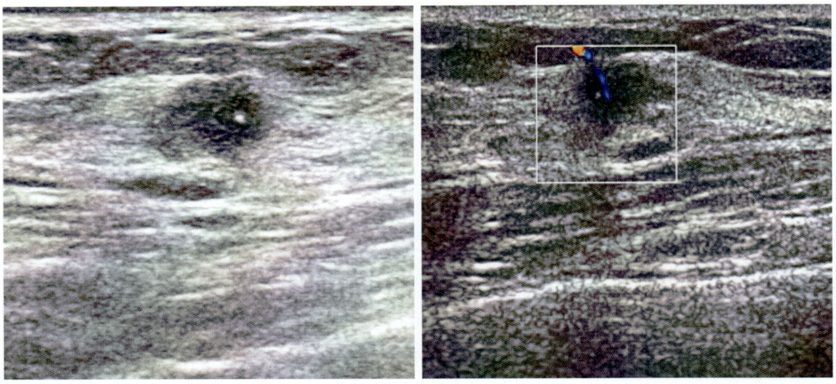

图4–15　左侧乳腺12点钟方向、距离乳头约2cm处可见一低回声结节，大小约0.5cm × 0.6cm，边界欠清晰，内部回声不均匀，内可见点状强回声，CDFI显示结节内可见一穿支动脉通过，频谱呈高阻力性，RI=0.74。考虑左侧乳腺癌可能性大，BI-RADS 4C类

乳腺MRI（图4-16）。

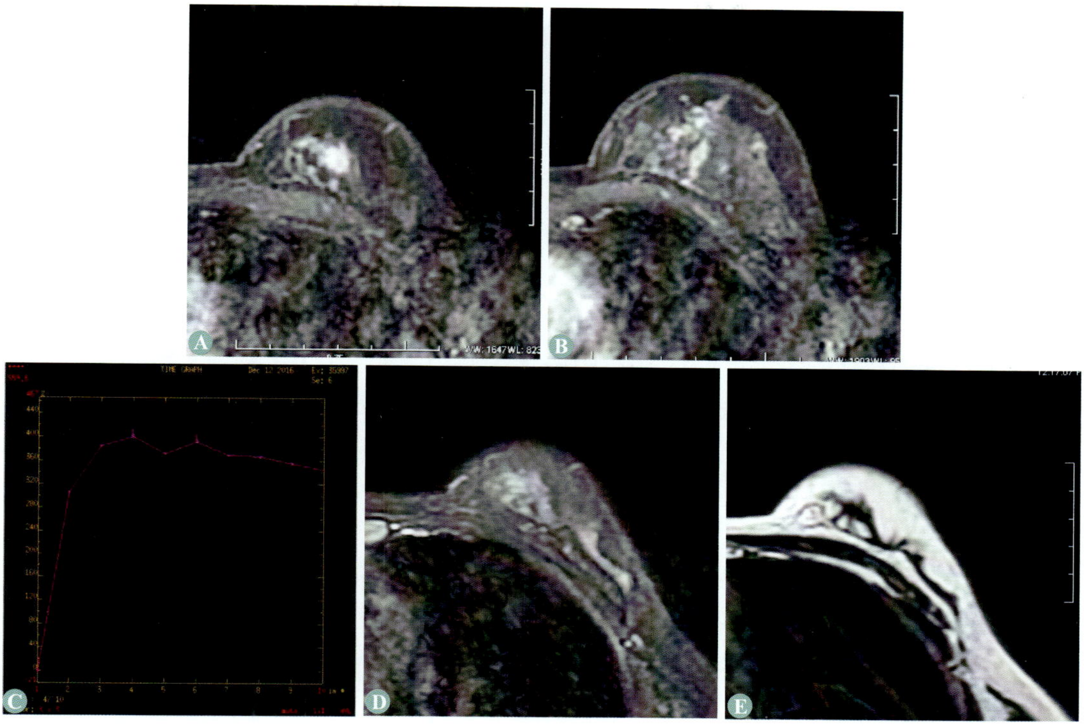

图4-16　A、B.增强早期横断面MRI；C.动态增强时间信号强度（TIC）曲线；D.平扫T_2WI脂肪抑制；E. MR T_2WI三点法非对称回波的最小二乘估算法迭代水脂分离（IDEAL）脂肪相平扫，显示左侧乳腺约11~12点钟位置可见不规则形肿块，边缘不规则，增强扫描内部强化不均匀（图A），时间信号强度曲线呈速升流出型（图C），其内下方可见段样分布不均匀非肿块强化（图B）；T_2WI脂肪抑制图像上病灶呈等信号（图D）；T_2WI IDEAL脂肪相上病灶内部未见脂肪信号（图E）。需警惕恶性可能BI-RADS 4类，建议穿刺活检

乳腺结构扭曲的基本鉴别诊断

1. 乳腺浸润性小叶癌

- 临床特征：发病率约占浸润性乳腺癌的5%~15%，与非特殊型浸润性导管癌相比，多灶、多中心及双侧乳腺癌更常见。临床查体常触摸不到肿物，阳性的查体发现可以是能触及的肿块、局部增厚或仅有局部触痛。影像特征：乳腺X线摄影常难以检出及诊断，是最常漏诊的肿瘤亚型，常规X线检查往往仅在一个体位显示。X线最常见直接征象是边缘不规则或毛刺的肿块，占45%~65%，表现为结构扭曲较其他类型乳腺癌常见，少数仅表现为局部结构排列较乱，必须双侧乳腺对比观察方能做出诊断；微小钙化少见。超声声像图表现多样，最常见的声像图表现是边缘毛刺或模糊的低回声区，大多数后方伴有声衰减，血流声像图显示乳腺浸润性小叶癌较浸润性导管癌血流相对较少。MRI上形态学特征多表现为形态不规则、边缘星芒状的肿块（30%~40%）或局部结构扭曲的强化灶，少部分表现为

肿块伴周围多发点状强化。因病理上浸润性小叶癌纤维组织增生更明显，癌细胞常稀疏分布于致密结缔组织内，血管分布稀少，故动态增强多始终强化不明显，时间信号强度曲线可呈持续型，速升平台型、速升流出型相对少见，T_2WI常呈较低信号。故乳腺浸润性小叶癌MRI诊断时，其形态学及T_2WI信号特征较血流动力学改变更为重要。乳腺MRI 检查在确定浸润性小叶癌的范围上明显优于X线摄影，通常MRI显示的范围要大于X线及临床触诊范围。

- 本病例术前影像可考虑乳腺癌可能性大，但病理类型有赖于活检。考虑为浸润性小叶癌的符合点及不符合点：
  符合点：病变在X线摄影上表现为局部结构扭曲，超声上表现为边缘不清晰的肿块，MRI增强图像上可见不规则肿块；
  不符合点：MRI增强图像上病变强化明显，T_2WI脂肪抑制图像上呈等信号。

2. 乳腺非特殊型浸润性导管癌

- 临床特征：是乳腺癌最常见的类型，临床可触及肿块，触诊病变大小通常大于影像学检查所示病变大小；可伴有乳头溢液、乳头内陷、皮肤凹陷。
- 影像特征：X线表现多样，可表现为肿块、钙化、肿块伴钙化、结构扭曲、结构扭曲伴钙化及两侧乳腺结构不对称等。表现为肿块时，密度与邻近腺体相仿或略高，形态可呈分叶状或不规则形，边缘不规则，常有毛刺。因大多数浸润性导管癌是由导管原位癌渐变而成，故微小钙化相对多见。钙化形态常为细小多形性、线样或线样分支状，呈簇状、线样、节段样或区域性分布。钙化既可以单独存在，也可以和肿块并存。如果无局部手术史和外伤史，出现结构扭曲，应警惕为浸润性导管癌或浸润性小叶癌，若伴钙化，多为浸润性导管癌。除以上直接征象外，还可见乳头回缩、局部皮肤增厚或回缩、悬韧带增厚、皮下组织或胸大肌前脂肪组织网状增厚等间接征象。超声声像图主要表现为不均匀低回声肿物，边缘呈分叶状、毛刺或“蟹足状”改变，后方可有或无声衰减，垂直皮肤方向径线常大于平行体表方向的径线。成簇微小钙化的出现，对诊断浸润性导管癌特异性较高。大多数浸润性导管癌病灶内血流丰富，彩色多普勒血流显像主要表现为肿块内散在的点状血流、穿入性血流及肿瘤周边的半环状血流，脉冲多普勒频谱血流指数（RI）值多＞0.7。在MRI上乳腺浸润性导管癌多表现为分叶状或不规则形肿块，边界不清或毛刺，均匀或不均匀强化，且以边缘强化更明显，时间–信号强度曲线多数呈速升流出型或平台型，T_1WI病变多呈等信号，T_2WI脂肪抑制图像上多为等或略高信号。
- 本病例考虑为非特殊型浸润性导管癌的符合点及不符合点：
  符合点：超声表现为边缘不规则肿块，可见穿入性血流，RI＞0.7；MRI上表现为不规则肿块合并段样分布非肿块强化，时间信号强度曲线为速升流出型；

不符合点：X线上非特殊型浸润性导管癌表现为结构扭曲者相对少见，病灶内及周围的散在点状钙化为良性钙化表现。

3. 手术瘢痕

- 临床特征：有乳腺肿物活检或局部手术切除史。
- 影像特征：乳腺X线摄影可表现为边缘不规则、中心可见透亮区的软组织肿块或局部结构扭曲，可有粗糙的营养不良性钙化，局部皮肤增厚。超声可见术区局部包裹性液性回声区及局部结构紊乱。MRI上术后瘢痕通常呈轻度的持续型的强化，表现为速升平台型曲线者少见，当出现时通常与脂肪坏死或异物反应有关。影像随诊观察肿块逐渐缩小，通常术后12~18个月可消失。
- 本病例考虑为手术瘢痕的符合点及不符合点：
  符合点：X线摄影表现为局部的结构扭曲；
  不符合点：无肿物活检或手术切除病史；X线摄影局部未见皮肤异常，超声及MRI提示不规则肿块。

4. 硬化性腺病

- 临床特征：多见于育龄及围绝经期妇女，绝经后病变可发生退化。触诊常不能扪及肿物。
- 影像特征：钙化是硬化性腺病最常见的X线征象（39%~55.8%），大多数为成簇分布，钙化数量较恶性者少，呈圆形、点状或细小无定形，无分枝状、铸型等典型恶性钙化特征。其次可表现为边缘不规则肿块，局灶不对称或结构扭曲少见。超声上腺病常表现为小的实性结节，大多数边界清楚，回声均匀；一部分腺病超声表现为形态不规则且不均质的低回声肿块，可见毛刺，彩色多普勒探及血流信号，此时超声表现难以与恶性占位鉴别，穿刺活检有助于诊断。MRI上硬化性腺病影像表现可类似于乳腺癌，呈集簇状非肿块强化或边缘毛刺的肿块，时间信号强度曲线可呈速升流出型，此时需穿刺活检明确诊断。
- 本病例考虑为硬化性腺病的符合点及不符合点：
  符合点：X线表现为局部结构扭曲伴点状钙化；
  不符合点：超声显示边缘不清楚的肿块伴穿支动脉，MRI上表现为不规则肿块伴不均匀段样分布非肿块强化，乳腺癌及少数硬化性腺病均可有此类表现，需进行活检明确诊断。

5. 脂肪坏死

- 临床特征：为局部脂肪细胞坏死液化后引起的非化脓性无菌性炎症，常为外伤或医源性损伤导致，多见于40岁以上妇女，多发生在巨大脂肪型乳腺。
- 影像特征：影像学表现多种多样，与其病理基础以及发病的时间有关。脂肪坏死表现为脂性囊肿时，X线显示为含脂肪密度的具有典型良性特征的肿块，超声表现为无回声、圆形、边缘清晰的肿块，部分可呈复合性囊性肿块；当肿块有边缘蛋壳样钙化时后方可有明显声衰减，易与乳腺癌表现混淆，此时应注意肿块形态并结合X线检查。脂肪坏死中晚期由于纤维组织增生，X线表现为边缘毛刺或模糊的肿块，需与乳腺癌鉴别，脂肪坏死中心可见高密度或透亮脂肪低密度，外伤性脂肪坏死病变多位于脂肪层，随时间延迟病变逐渐缩小，呈斑片状或星芒状，密度较淡，X线摄影常在头尾位或内外斜位中1个位置显示更为明显。脂肪坏死可形成钙化，最初为成簇或散在的微小点状、多形性钙化，最后形成粗糙的营养不良性钙化。中晚期脂肪坏死超声表现为不规则低或高回声肿块，纤维成分多者有声影，也可以有成角、毛刺等边缘改变，形态与乳腺癌相似，但超声彩色多普勒显示内部无血流信号，测量大小符合或大于临床所触及。MRI检查中急性期脂肪坏死形态不规则，边界不清楚，T_1WI上为低信号，T_2WI上为高信号，内部信号不均匀，动态增强扫描可快速显著强化，后期纤维化后无快进快出特点；部分病灶中心可见脂肪信号。

- 本病例考虑为脂肪坏死的符合点及不符合点：

  符合点：常规乳腺X线摄影该病灶仅在内外斜位上显示明显，表现为结构扭曲，密度较淡；超声表现为边缘模糊低回声肿块；

  不符合点：无外伤或活检/手术史；X线摄影病灶内部未见透亮区，超声彩色多普勒显示病灶内穿支动脉，MRI上病灶内部未见脂肪信号。

乳腺结构扭曲五种主要疾病的鉴别诊断（表4-4）。

表4–4　乳腺结构扭曲五种主要疾病的鉴别诊断

鉴别点	乳腺浸润性小叶癌	乳腺非特殊型浸润性导管癌	手术瘢痕	硬化性腺病	脂肪坏死
临床症状及病史	触诊常不能扪及肿块	常可触及肿块	乳腺活检或手术史；随诊观察12~18个月可消失	触诊常不能扪及肿块	外伤或活检/手术史
乳腺X线摄影	结构扭曲和星芒状边缘肿块较其他类型乳腺癌常见，微小钙化少见	表现多样，常见表现为肿块、钙化及肿块伴钙化	肿块或结构扭曲，中心可见透亮区，可伴粗糙钙化	钙化常见，其次为边缘不规则肿块，结构扭曲少见	含脂囊肿或不规则肿块
乳腺超声	边缘星芒状或模糊的低回声区；血流与非特殊型浸润性导管癌相比较少	不均匀低回声肿物，边缘呈分叶状、毛刺或“蟹足状”改变；血流丰富	局部包裹性液性回声区及结构紊乱	多为边界清楚、回声均匀肿块；少数为不规则肿块伴血流信号	囊性肿块或不规则实性肿块，不能探及血流信号

（续表）

鉴别点	乳腺浸润性小叶癌	乳腺非特殊型浸润性导管癌	手术瘢痕	硬化性腺病	脂肪坏死
乳腺MRI	形态不规则、边缘星芒状的肿块或局部结构扭曲的强化灶，强化多始终不明显；T_2WI可见低信号	分叶状或不规则形肿块，边界不清或毛刺，时间信号强度曲线多为速升流出型或平台型	持续型强化；有脂肪坏死时中心可见脂肪信号	可类似于乳腺癌表现	急性期形态不规则，可呈速升流出型曲线，后期强化不明显；部分可见脂肪信号
特征表现	X线上呈结构扭曲；MRI为强化不明显的不规则肿块或结构扭曲	不规则肿物，边缘毛刺，MRI多期动态增强提示速升平台型曲线	有脂肪坏死时可见脂肪密度/信号；影像随诊病灶逐渐缩小	X线检查可见点状、圆形微小钙化	有外伤或手术史，外伤性者多位于皮下脂肪层；病灶内可见脂肪密度/信号

本例病理结果及经验总结

最终病理结果：乳腺浸润性小叶癌。

本例患者为中年女性，无明显诱因发现左侧乳腺肿块，无红肿热痛等局部改变，无发热等全身症状，无乳腺外伤及活检/手术史。X线检查仅在内外斜位上发现局部结构扭曲，因患者无明确外伤或局部手术史，病灶位于乳腺腺体层内，内部未见脂肪信号，故而基本排除脂肪坏死及手术瘢痕可能；虽然病灶内部及周围可见散在少许点状钙化，但其乳腺部分亦可见良性的点状钙化，难以判断钙化是否为该病灶的表现，硬化性腺病也不作为首先的考虑；乳腺癌可表现为局部结构扭曲，浸润性小叶癌与非特殊型浸润性导管癌相比此种表现相对多见，但非特殊型浸润性导管癌发病率远高于浸润性小叶癌，故明确诊断需依靠病理。超声检查发现边缘不清楚的低回声肿块伴点状钙化，其内可见穿支动脉，频谱呈高阻力性，RI=0.74，提示有乳腺癌可能。MRI上表现为不规则的肿块合并段样分布的不均匀非肿块强化，肿块区域时间信号强度曲线为速升流出型，T_2WI脂肪抑制序列上呈等信号，首先考虑乳腺癌，浸润性导管癌和浸润性小叶癌均可有此表现。硬化性腺病可表现为不规则强化，动态多期增强曲线可呈持续型、速升平台型或流出型。最终需行活检明确诊断。

（中国医学科学院肿瘤医院　宋　颖　李　静）

病例6　乳腺不规则肿块样强化

中年女性，左侧乳腺肿块2年

临床情况

患者女性，46岁。发现左侧乳腺肿块2年，无明显伴随症状。

专科检查：双乳对称，左侧乳腺12点方向可触及一大小约3cm×1cm肿块，质硬，活动度可，与周围未见明显粘连，局部皮肤无回缩。右乳未及明显肿块，双侧乳头未见明显溢液，双侧腋窝未及明显肿大淋巴结。

个人史：月经周期6/30天；孕3产1。

影像检查

乳腺MRI检查（图4-17）。

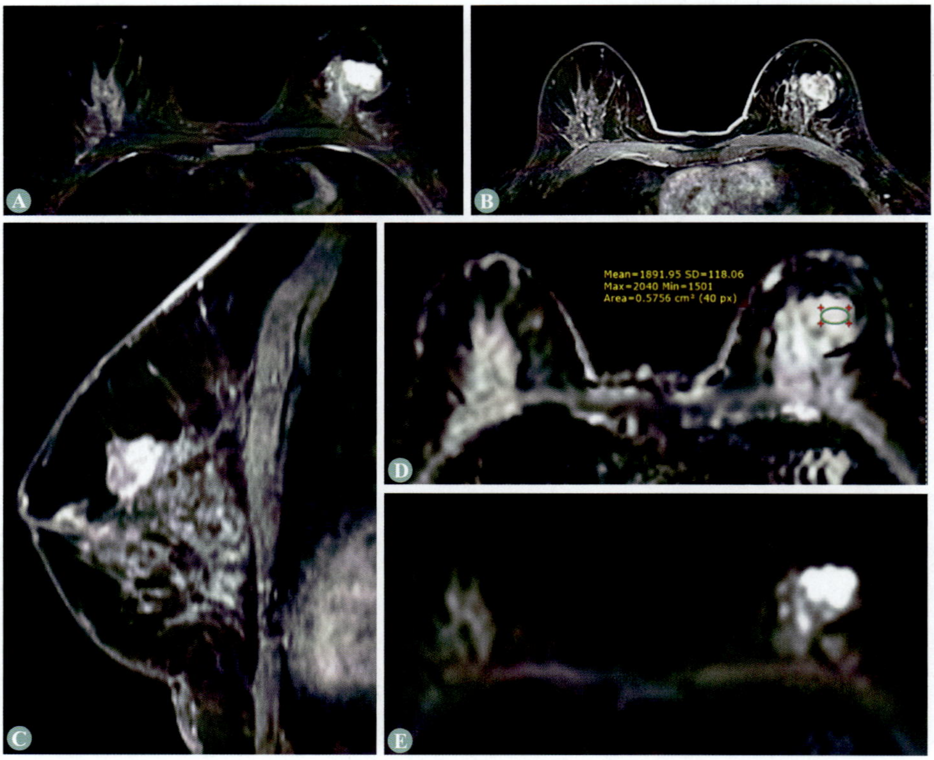

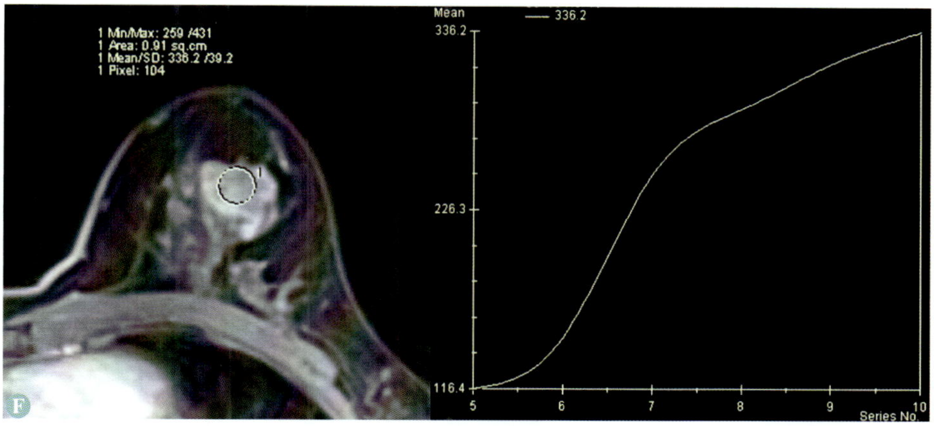

图4-17 A.MR T_2WI脂肪抑制轴位；B.MR T_1WI增强轴位；C.增强MR T_1WI矢状位；D.ADC图像；E.DWI；F.病灶TIC曲线。左侧乳腺上部中线区不规则肿块，T_1WI平扫呈明显低信号，脂肪抑制序列T_2WI呈明显高信号，动态增强呈不均匀强化，其时间-信号曲线呈缓升型，相应区域DWI呈高信号，ADC值约$1.89 \times 10^{-3}mm^2/s$

检查设备为3.0T MRI扫描仪。患者取俯卧位，双乳自然悬垂于乳腺线圈内，注入GD-DTPA行动态增强扫描。

左侧乳腺上部中线区不规则肿块，T_1WI平扫呈明显低信号，脂肪抑制序列T_2WI呈明显高信号，动态增强呈不均匀强化，其时间-信号曲线呈缓升型，相应区域DWI呈高信号，ADC值约$1.89 \times 10^{-3}mm^2/s$。

诊断：左乳上部肿块，考虑含黏液成分肿瘤性病变（BI-RADS 4c）。

乳腺不规则肿块样强化鉴别诊断

1. 乳腺黏液癌

- 临床特征：多见于老年女性，表现为缓慢生长的肿块，触诊边界清晰、活动度较好。
- 影像特征：常表现为边界清楚的肿块；T_1WI可呈不同程度低或等信号，T_2WI及T_2WI脂肪抑制序列呈明显高信号为黏液癌的典型MRI征象，部分肿块内部可见低信号分隔。动态增强扫描多呈轻-中度环形或不均匀强化，时间-信号曲线多呈流入型表现。
- 本病例考虑为黏液癌的符合点及不符合点：

  符合点：病灶T_2WI呈明显高信号，ADC值较高，增强呈不均匀强化，时间-信号曲线呈流入型表现；

  不符合点：患者较年轻，病灶形态不规则，边界欠清晰。

2. 纤维腺瘤

- 临床特征：乳腺纤维腺瘤是育龄期妇女最常见的乳腺良性肿瘤，直径一般

＜3cm，常表现为乳房内圆形或卵圆形肿块，质地较硬，边界清晰，触诊光滑，活动度好。

- 影像特征：常表现为圆形或卵圆形、边缘清楚的肿块；T_1WI呈均匀等或低信号，T_2WI一般呈等或稍高信号，当病灶内部的间质成分出现水肿、黏液变性、玻璃样变时T_2WI可呈高信号表现。动态增强扫描典型的表现为病灶内部均匀强化，时间–信号曲线多呈流入型表现。
- 本病例考虑为纤维腺瘤的符合点及不符合点：
  符合点：中年女性；左侧乳腺肿块，动态增强时间–信号曲线呈流入型表现；
  不符合点：病灶体积较大且形态不规则，边界欠清晰；T_2WI呈明显高信号表现；增强呈不均匀强化。

3. 叶状肿瘤

- 临床特征：叶状肿瘤主要发生于中年女性，表现为质韧的无痛性肿块，肿瘤生长缓慢，病程较长，但可短期内突然增大。
- 影像特征：常表现为较大的分叶状肿块，边界清晰；T_1WI多呈不均匀低信号，T_2WI呈不均匀高信号，ADC值较纤维腺瘤稍低，动态增强扫描常表现为不均匀强化。
- 本病例考虑为叶状肿瘤的符合点及不符合点：
  符合点：中年女性；体积较大的分叶状肿块，增强呈不均匀强化；
  不符合点：病灶形态不规则，与周边腺体实质分界不清；T_2WI呈明显高信号表现，ADC值较高。

4. 浸润性导管癌

- 临床特征：好发于中老年女性，多表现为无痛性、质硬、活动度较差的肿块。
- 影像特征：常表现为边缘模糊的不规则状肿块，可出现边缘分叶及毛刺；T_1WI多呈低信号，T_2WI呈等或稍高信号；DWI多呈明显弥散受限表现，ADC值明显减低；动态增强扫描其时间–信号曲线多呈平台型或廓清型。
- 本病例考虑为浸润性导管癌的符合点及不符合点：
  符合点：中年女性；边缘模糊的不规则肿块，增强呈不均匀强化；
  不符合点：病灶T_2WI呈明显高信号表现，ADC值较高，未见明显弥散受限征象；其时间–信号曲线呈流入型表现。

乳腺不规则肿块样强化四种主要疾病的鉴别诊断（表4-6）。

表4-6 乳腺不规则肿块样强化四种主要疾病的鉴别诊断

	临床特征	乳腺MRI表现
黏液癌	多见于老年女性，表现为缓慢生长的肿块，触诊边界清晰、活动度较好	常表现为边界清楚的肿块；T_1WI可呈不同程度低或等信号，T_2WI及T_2WI脂肪抑制序列呈明显高信号为黏液癌的典型MRI征象，部分肿块内部可见低信号分隔。动态增强扫描多呈轻-中度环形或不均匀强化，时间-信号曲线多呈流入型表现
纤维腺瘤	育龄期妇女最常见的乳腺良性肿瘤，直径一般<3cm，常表现为乳房内圆形或卵圆形肿块，质地较硬，边界清晰，触诊光滑，活动度好	常表现为圆形或卵圆形、边缘清楚的肿块；T_1WI呈均匀等或低信号，T_2WI一般呈等或稍高信号，当病灶内部的间质成分出现水肿、黏液变性、玻璃样变时T_2WI可呈高信号表现。动态增强扫描典型的表现为病灶内部均匀强化，时间-信号曲线多呈流入型表现
叶状肿瘤	主要发生于中年女性，表现为质韧的无痛性肿块，肿瘤生长缓慢，病程较长，但可短期内突然增大	常表现为较大的分叶状肿块，边界清晰；T_1WI多呈不均匀低信号，T_2WI呈不均匀高高信号，ADC值较纤维腺瘤稍低，动态增强扫描常表现为不均匀强化
浸润性导管癌	好发于中老年女性，多表现为无痛性、质硬、活动度较差的肿块	常表现为边缘模糊的不规则状肿块，可出现边缘分叶及毛刺；T_1WI多呈低信号，T_2WI呈等或稍高高信号；DWI多呈明显弥散受限表现，ADC值明显减低；动态增强扫描其时间-信号曲线多呈平台型或廓清型

本例病理结果及经验总结

手术及病理结果：（左侧）乳腺黏液癌，癌灶大小2.5cm×2.2cm，乳腺组织上、下、内、外、基底切缘及乳头切片上未见癌组织累及，同侧腋窝淋巴结（1枚）切片上未见癌组织转移。免疫组化染色示癌细胞：ER（+，90%强），PR（+，90%强），HER2（1+），Ki67（LI：5%）。（左侧乳腺前哨）淋巴结（2枚）切片上未见癌转移。

乳腺黏液癌（MBC）发生于乳腺导管上皮，是浸润性乳腺癌的一种少见类型，占乳腺癌总数的1%~7%，患者发病年龄较大，多发生在55岁以上的绝经后妇女。

乳腺MRI是诊断乳腺黏液癌的重要手段，T_2WI呈明显高信号是其最具特征性的影像表现。由于肿瘤内部富含大量黏液成分，而实性肿瘤细胞多分布于病灶周边，其动态增强以环形强化和不均匀强化为主，时间-信号曲线多为流入型，少数呈平台型表现。黏液癌在DWI均表现为高信号，主要是T_2透射效应所致，因此病灶具有较高的ADC值也是黏液癌的重要MRI特征。

本例患者的MRI表现具有特征性：边界不清的左侧乳腺肿块，脂肪抑制序列T_2WI上呈明显高信号，DWI呈高信号而ADC值不减低，且其时间-信号曲线呈良性特征。结合临床表现及影像特征，首先考虑为黏液癌。

（华中科技大学同济医学院附属同济医院　杨　帆）

第五章

腹　部

病例1 肝富血供肿块

年轻男性，体检发现肝占位1年

临床情况

患者男性，29岁，体检发现肝占位1年。患者1年前体检B超发现肝左外叶占位，未予特殊治疗，4天前复查B超示病灶较前增大。患者偶有腹胀，无腹痛、恶心、呕吐、发热，体格检查无特殊。查血示肝功能及生化组合（–），肝炎组合（–），AFP（–）。

影像检查

肝MRI平扫+增强（肝胆特异性MRI对比剂Gd-EOB-DTPA）（图5-1）。

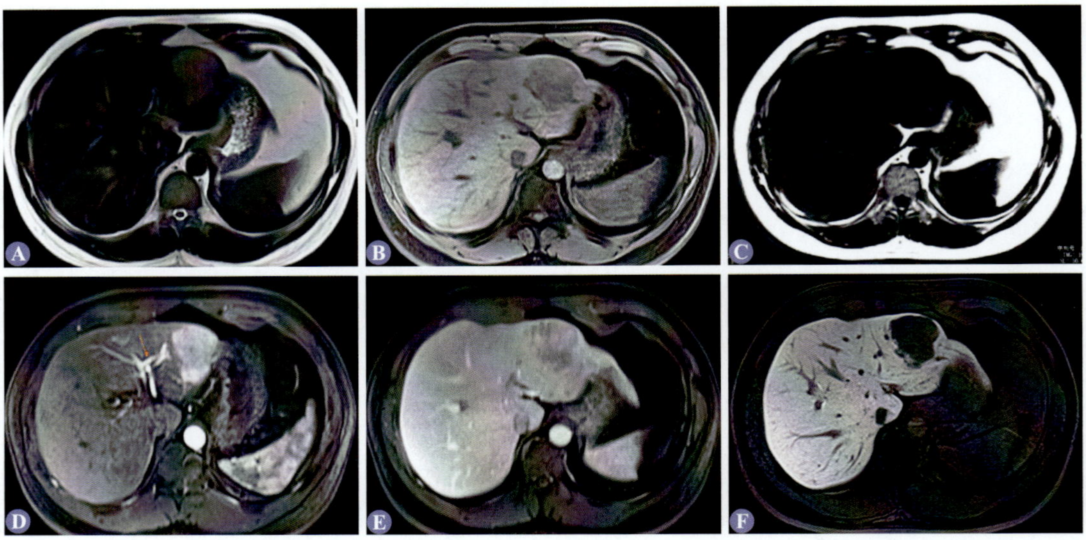

图5–1 肝左外叶见类圆形肿块，边界清楚，T_2WI呈稍高信号（图A），T_1WI呈稍低信号，Dixon脂肪相见微量脂肪信号（图B、图C），动态增强肿块明显强化（图D），门静脉期强化减退（图E），呈“快进快退”强化模式，动脉期见肿块周围门脉早期显影，肝胆特异性期肿块呈明显均匀低信号（图F）

肝富血供肿块的基本鉴别诊断

1. 肝细胞癌

- 临床特征：中老年男性多见，肝炎背景，AFP升高。
- 影像特征：肝硬化改变，肝动脉供血为主，富血供肿瘤，强化方式为“快进快退”，瘤内有肿瘤血管（动脉），有包膜，肝胆特异性期呈不均匀低信号。
- 本病例考虑为肝细胞癌的符合点及不符合点：

符合点：肝肿块表现为富血供、“快进快退”强化方式，肝胆特异性期为低信号；
不符合点：无肝炎病史，AFP阴性，影像上无肝硬化背景，出现瘤周早显的静脉。

2. 肝腺瘤

- 临床特征：育龄期女性多见，常与口服避孕药或类固醇类药物有关。
- 影像特征： 无肝炎肝硬化背景，合并脂肪变或出血，T_1WI呈等/稍高信号，有包膜，强化形式主要为“快进慢退”，小部分“快进快退”，肝胆特异性期大部分为低信号，小部分表现为高信号。
- 本病例考虑为肝腺瘤的符合点及不符合点：
  符合点：无肝炎、肝硬化背景，AFP阴性，肿块含脂肪，富血供肿瘤，强化方式为“快进快退”，肝胆特异性期呈低信号；
  不符合点：为男性患者，肿瘤无包膜，出现畸形血管，仅含微量脂肪。

3. 肝局灶性结节增生

- 临床特征：青年女性，AFP阴性。
- 影像特征：平扫呈等或略低密度（信号），中心瘢痕延迟强化，无假包膜，富血供肿瘤，强化方式为“快进慢出”，无畸形静脉，肝胆特异性期呈等/高信号。
- 本病例考虑为肝局灶性结节增生的符合点及不符合点：
  符合点：AFP阴性，富血供肿瘤；
  不符合点：平扫不呈等或略低信号，无中心瘢痕，含脂肪，强化方式为“快进快退”，肝胆特异性期呈低信号。

4. 肝上皮样血管平滑肌脂肪瘤

- 临床特征：中青年女性，无肝炎、肝硬化背景，AFP阴性。
- 影像特征：不含脂肪或仅含微量脂肪，富血供肝肿瘤，强化方式为“快进快退”或“快进慢退”，无包膜，肿瘤边缘见早期异常静脉，瘤周静脉早显，肝胆特异性期呈低信号。
- 本病例考虑为肝上皮样血管平滑肌脂肪瘤的符合点及不符合点：
  符合点：无肝炎、肝硬化背景，AFP阴性，肿块含微量脂肪，富血供肿瘤，无包膜，瘤周静脉早显，肝胆特异性期呈低信号；
  不符合点：强化方式为“快进快退”，容易导致误诊。

肝富血供肿块四种主要疾病的鉴别诊断（表5-1）。

表5-1 肝富血供肿块四种主要疾病的鉴别诊断

鉴别点	肝细胞癌	肝腺瘤	肝局灶性结节增生	肝上皮样血管平滑肌脂肪瘤
临床病史	肝炎	口服避孕药或类固醇类药物	无特殊	无特殊
实验室检查	AFP升高	无特殊	无特殊	无特殊
含脂肪	少见	常见	罕见	不含或微量
平扫	低密度/信号	低密度/信号	等/略低密度/信号	低密度/信号
强化方式	“快进快退”	“快进慢出”	“快进慢出”	“快进快退”或“快进慢出”
包膜	有	有	无	无
畸形血管	瘤内供血动脉	无	无	瘤周静脉早显
肝胆特异期	低信号	低信号	高信号	低信号

本例病理结果及经验总结

最终病理结果：肝上皮样血管平滑肌脂肪瘤。

本例患者为青年男性患者，发现肝占位1年伴近期增大，既往无肝炎病史，实验室检查AFP阴性，MRI发现肝左外叶肿块，T_1WI呈低信号T_2WI高信号，动态增强呈“快进快退”，动脉早期见，门静脉早期显影，提示有瘤周有动静脉瘘，肝胆特异性期呈低信号。根据该例的强化方式及Gd-EOB-DTPA摄取的情况，常常会将肝细胞癌或肝腺瘤首先纳入考虑范围，但是此例有许多不支持这两个诊断的地方，例如无包膜、伴畸形早显的静脉，因此，在做诊断时应该考虑少见的一些疾病，例如上皮样血管平滑肌脂肪瘤，这一类肿瘤通常见于无肝炎背景，AFP阴性患者，表现为富血供肿瘤，出现早显的静脉血管，不伴有包膜，不含或含微量脂肪。此类疾病不同于肝细胞癌及肝腺瘤需要手术治疗，也不同于FNH和平滑肌脂肪瘤等良性肿瘤，它需要影像进行定期监测，因为它属于良性肿瘤，但具有潜在恶性。

（中山大学附属第一医院　冯仕庭　黄梦琪）

病例2　肝单发实性占位

年轻男性，腹胀1个月

临床情况

患者男性，28岁，腹胀1个月，发现肝占位性病变3天。 查血：谷丙转氨酶36U/L，谷氨酰转肽酶180U/L，白蛋白42.9g/L，总胆红素13.10μmol/L，直接胆红素6.20μmol/L，AFP：409.030ng/ml。既往有慢性乙型病毒性肝炎病史。自发病以来精神、睡眠尚可，大小便正常，体重无明显变化。

影像检查

上腹部MRI平扫+增强扫描（造影剂：钆贝葡胺注射液）（图5-2）。

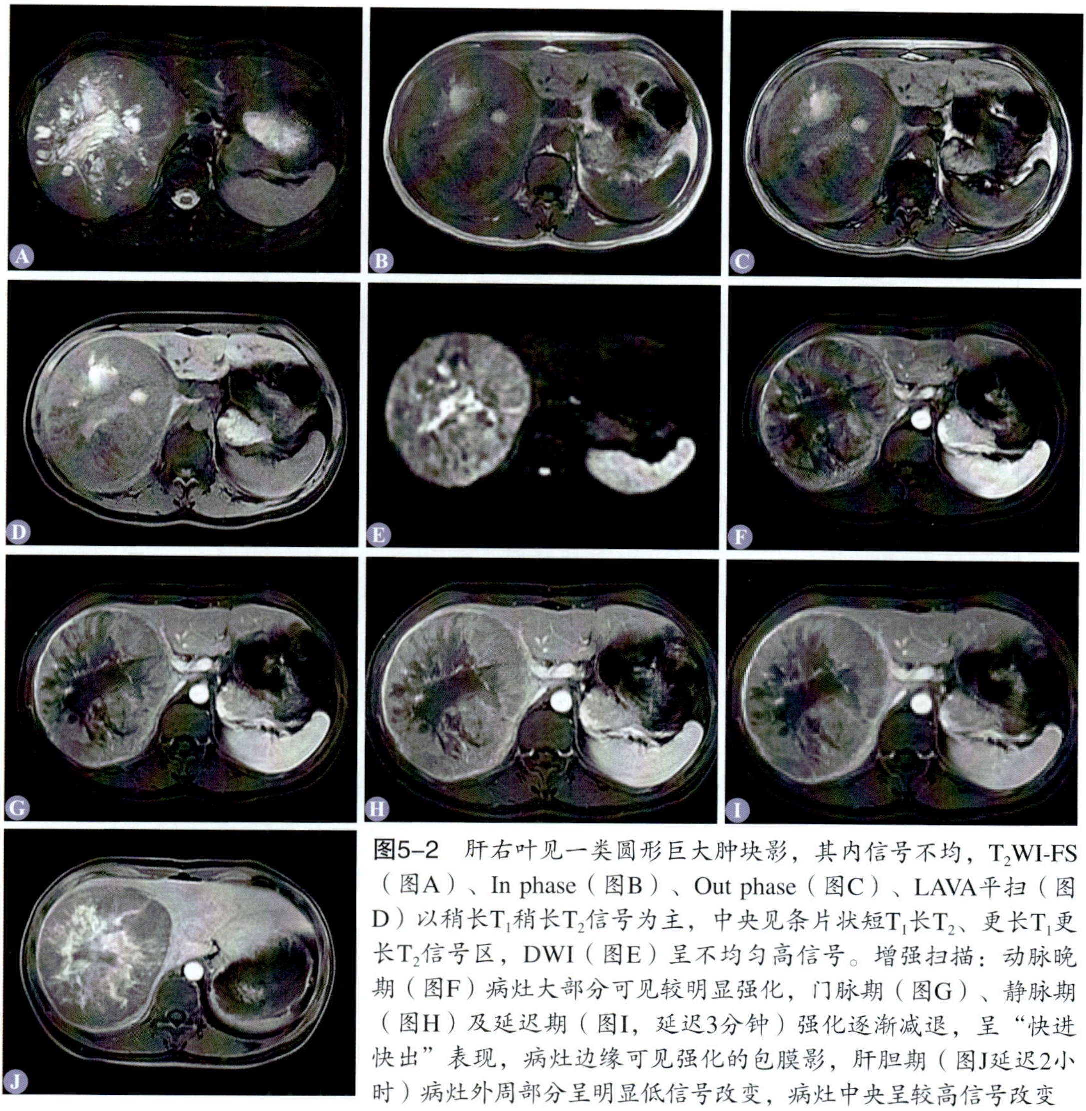

图5–2　肝右叶见一类圆形巨大肿块影，其内信号不均，T_2WI-FS（图A）、In phase（图B）、Out phase（图C）、LAVA平扫（图D）以稍长T_1稍长T_2信号为主，中央见条片状短T_1长T_2、更长T_1更长T_2信号区，DWI（图E）呈不均匀高信号。增强扫描：动脉晚期（图F）病灶大部分可见较明显强化，门脉期（图G）、静脉期（图H）及延迟期（图I，延迟3分钟）强化逐渐减退，呈“快进快出”表现，病灶边缘可见强化的包膜影，肝胆期（图J延迟2小时）病灶外周部分呈明显低信号改变，病灶中央呈较高信号改变

肝单发实性占位基本鉴别诊断

1. 肝细胞癌

- 临床特征：发病与乙型肝炎和丙型肝炎及肝硬化关系密切，早期肝癌患者无明显

临床症状与体征，中晚期患者常表现为肝区疼痛、食欲减退、腹胀、消瘦乏力、发热、黄疸、牙龈或鼻出血等，实验室检查AFP常见升高。

- 影像特征：MRI T_1WI上肿瘤表现为稍低或者等信号，瘤内出血可表现为高信号，坏死则表现为低信号。T_2WI上肿瘤表现为稍高信号，DWI表现为高信号，肿瘤内脂肪变性可表现为OP序列信号较IP序列减低，巨块型肝癌信号多不均匀。增强扫描典型的肝细胞癌多呈“快进快出”改变，特异性对比剂肝胆期呈明显低信号。有时，肿瘤周围可见假性包膜影，T_1WI上表现为环绕肿瘤周围的低信号影，增强扫描门静脉期及静脉期可见假性包膜强化。肿瘤侵犯胆道、门静脉、肝静脉及下腔静脉时，可出现相应胆管扩张及血管内充盈缺损影；肝门部或腹主动脉旁、腔静脉旁淋巴结增大多提示淋巴结转移。
- 本病例考虑为肝细胞癌的符合点及不符合点：
  符合点：乙肝病史，AFP明显增高，转氨酶增高。影像表现为单发肿块影，T_2WI及DWI呈稍高信号，T_1WI呈等–低信号，增强扫描呈“快进快出”改变，肝胆期可见较明显低信号，增强扫描肿块边缘可见假性包膜征象；
  不符合点：临床无明显消瘦乏力等临床症状。影像上未见肝硬化，门静脉高压，门腔静脉癌栓形成，肝门部或腹腔内、腹膜后未见明显肿大淋巴结影。

2. 转移性肝癌

- 临床特征：在原发恶性肿瘤病史的基础上，出现肝增大、肝区疼痛、消瘦、黄疸、腹水等，AFP多为阴性。
- 影像特征：病灶单发或多发，表现多样，T_1WI常为均匀稍低信号，T_2WI呈稍高信号，部分肿瘤中心T_2WI呈高信号、T_1WI呈低信号，增强扫描部分肿瘤中心呈稍低信号，边缘呈高信号，呈“牛眼征”改变。
- 本病例考虑为转移性肝细胞癌的符合点及不符合点：
  符合点：转移瘤亦可单发；
  不符合点：没有原发恶性肿瘤病史，有乙肝肝硬化病史，AFP增高，肝内巨块型肿块，增强扫描呈“快进快退”改变，肝胆期呈低信号，有假包膜。

3. 胆管细胞癌

- 临床特征：1/3患者无任何临床症状，症状出现时包括腹部不适、呕吐、夜间盗汗、乏力等全身症状，仅少数患者因瘤栓阻塞胆管或转移淋巴结、肿瘤自身压迫胆道引起黄疸。AFP不高。
- 影像特征：肝内肿块影，边缘多较模糊，周围胆管常见扩张，常合并结石或钙化，可出现邻近肝包膜皱缩改变。增强扫描为轻度、渐进性强化，大多数呈延迟强化，MRI肝胆期有时可见瘤灶边缘信号减低，中央呈等或稍高信号，对应层面DWI序列上见边缘高信号，中央呈等或低信号。

- 本病例考虑为胆管细胞癌的符合点及不符合点：
  符合点：肝内单发肿块，增强扫描肝胆期瘤灶边缘信号减低，中央呈稍高信号；
  不符合点：肿块边缘清晰，见假包膜影，周围胆管未见扩张，无邻近肝包膜皱缩，增强扫描呈“快进快出”改变。

4. 肝腺瘤
- 临床特征：主要发生于青年女性，患者往往有长期服用避孕药病史。临床上可无任何表现。
- 影像特征：MRI表现，T_1WI及T_2WI信号强度不均匀，腺瘤中央易发生坏死和出血，T_2WI上边缘可因纤维薄膜呈环形低信号，化学位移成像示病灶内脂肪成分，增强扫描呈不均匀强化，动脉早期可较明显强化，肝胆期多无明显对比剂摄取，呈等信号或稍低信号。
- 本病例考虑为肝腺瘤的符合点及不符合点：
  符合点：肝内单发肿块，增强扫描动脉早期明显强化，延迟期减退，可见包膜影；
  不符合点：乙肝肝硬化背景，AFP明显增高，病灶内未见明显脂肪信号，增强扫描肝胆期呈明显低信号。

5. 局灶性结节增生（FNH）
- 临床特征：多好发于年轻女性，但与口服避孕药无关。临床多无明显症状。
- 影像特征：大多数FNH在MRI平扫呈孤立近似等信号肿块，边界清，信号均匀，病灶中央可见长T_1长T_2瘢痕信号，增强扫描动脉期呈显著均匀强化，门脉期及延迟期强化相对减低，呈等或稍低信号，中央瘢痕延迟强化，肝胆期呈等或稍高信号，中央瘢痕呈低信号，部分病灶动脉期可显示粗大的供血动脉，位于瘢痕中央。
- 本病例考虑为FNH的符合点及不符合点：
  符合点：肝内单发肿块，增强扫描动脉早期明显强化，延迟期减退；
  不符合点：乙肝肝硬化背景，AFP明显增高，增强扫描病灶内裂隙状、大片状短T_1长T_2信号增强扫描无明显强化，肝胆期病灶实性部分呈较明显低信号。

肝单发实性占位五种主要疾病的鉴别诊断（表5-2）。

表5-2　肝单发实性占位五种主要疾病的鉴别诊断

鉴别点	肝细胞癌	转移性肝癌	胆管细胞癌	肝腺瘤	FNH
临床症状及病史	慢性乙肝肝硬化病史，腹胀等症状	原发恶性肿瘤病史	无特殊	与口服避孕药有关	无特殊
实验室检查	AFP升高	与原发肿瘤有关	CA199可升高	无特殊	无特殊

（续表）

鉴别点	肝细胞癌	转移性肝癌	胆管细胞癌	肝腺瘤	FNH
强化方式	快进快出，肝胆期呈低信号	多种多样，肝胆期低信号	轻度、渐进性强化，肝胆期中央可呈稍高信号，病灶边缘减退	动脉早期强化，门脉期或静脉期相对稍减退，肝胆期呈稍低信号	动脉早期强化，门脉期或静脉期相对稍减退，肝胆期呈等信号
特征表现	“快进快出”强化，假包膜	可见“牛眼征”强化	“慢进慢出”强化，可有周围胆管扩张，邻近肝包膜皱缩	边缘可见纤维包膜,可合并出血、坏死	有中央瘢痕延迟性强化，肝胆期呈等或稍高信号

本例病理结果及经验总结

最终病理结果：中分化肝细胞肝癌。

本例患者为青年男性患者，有慢性乙型肝炎病史，近期出现腹胀、上腹隐痛，AFP明显增高，MRI检查发现肝右叶占位，增强扫描快进快出，有假包膜影，肝胆期呈低信号。需注意，不是所有肝细胞癌都有AFP升高，也不是所有肝细胞癌都会累及门静脉导致门静脉癌栓，尤其较早期的肝细胞癌。但是肝细胞癌是典型的富血供肿瘤，主要由肝动脉供血，呈快进快出改变。本例依据其强化特点、假包膜、AFP增高以及慢性乙肝病史需考虑肝细胞癌的诊断。

（中山大学附属第三医院　王　劲　邓　颖）

病例3　肝囊性病变

中年男性，无明显诱因下发现皮肤及巩膜轻度黄染

临床情况

患者男性，48岁，1周前无明显诱因下发现皮肤及巩膜轻度黄染，2天后开始出现皮肤瘙痒，偶见酱油色尿。B超发现肝占位。无病毒性肝炎病史。血液AFP、癌胚抗原（CEA）、CA199、CA125均正常。

影像检查

各项影像学检查（图5-3）。

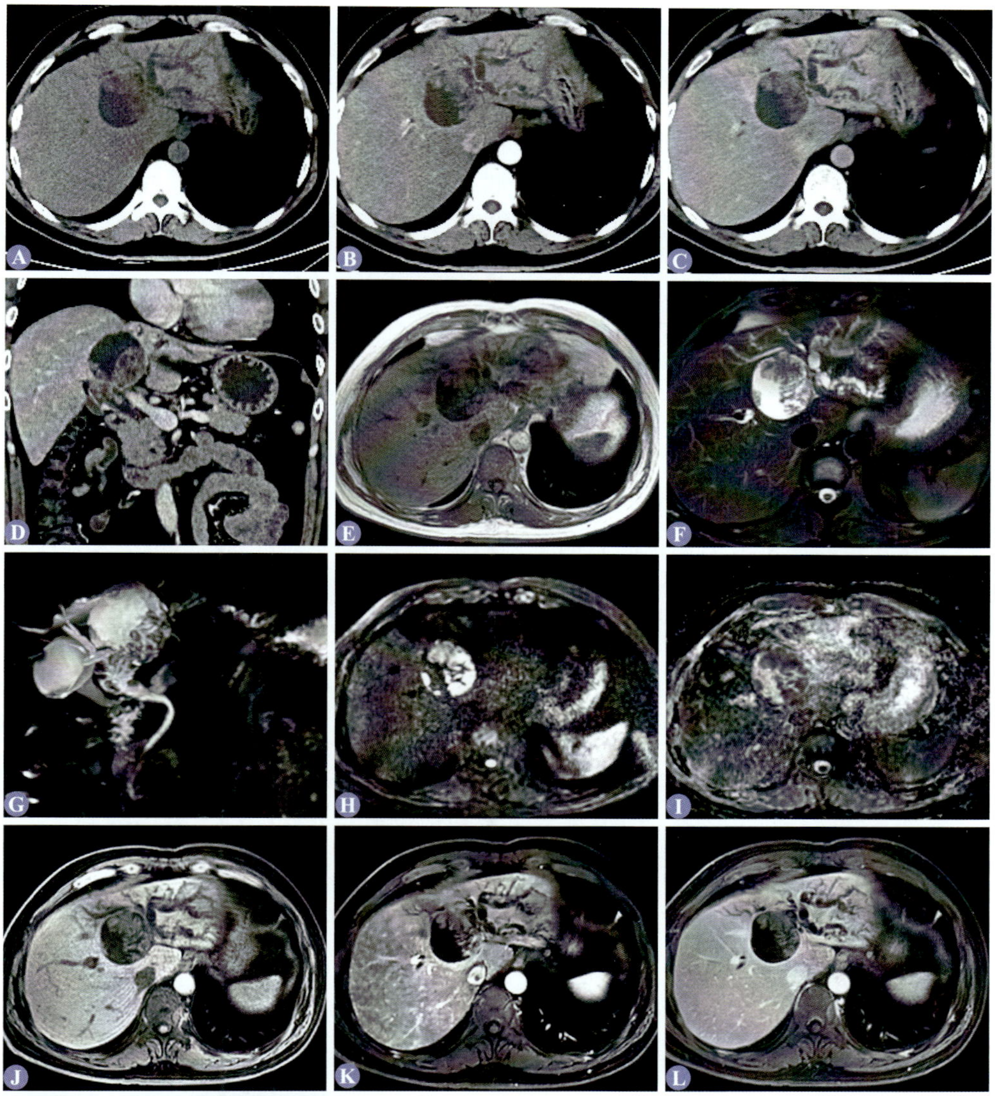

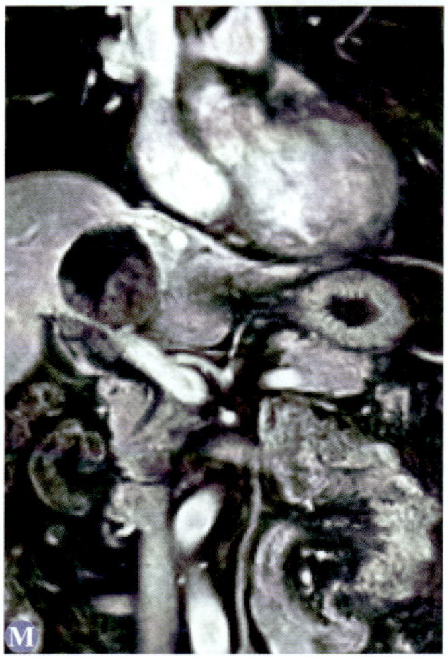

图5–3 A.CT平扫；B.CT增强动脉期；C.CT增强门脉期；D. CT增强门脉期冠状面重建。CT平扫示肝左内叶占位，边界清晰，呈等低混杂密度；增强动脉期实性成分中等强化，门脉期持续强化，远端肝内胆管扩张，冠状面重建（MPR）示肿块与胆管相交通，胆总管近端也有扩张。
E. MR T_1WI；F. MR T_2WI；G. MRCP；H.DWI；I.ADC图；J. MR T_1WI；K. MR T_1WI 增强动脉期；L. MR T_1WI 增强门脉期；M. MR T_1WI 增强延迟期。MR T_1WI示病灶实性区域在T_1WI呈稍低信号，T_2WI呈稍高信号，DWI呈高信号，ADC值减低，增强后动脉期中等强化，门脉期及延迟期持续强化。囊液成分呈T_1WI低、T_2WI高信号，DWI呈高信号，ADC值增高，增强后无强化。MRCP检查显示病灶与胆管交通，肝内胆管扩张，胆总管近端也有扩张

肝囊性病变基本鉴别诊断

肝囊性病变指以液性成分为主的肝占位性病变，根据病理性质及发生机制分为四大类（表5-3）。

表5-3 肝囊性病变的分类

分类	疾病谱
先天性病变	肝囊肿、多囊肝、胆道错构瘤、Caroli病等
感染性病变	肝脓肿（细菌性、真菌性、阿米巴性）、肝包虫病等
肿瘤性病变	胆管黏液性肿瘤、肿瘤囊变[肝细胞癌（HCC）、转移瘤]等
创伤性病变	胆汁瘤、血（清）肿等

1. 先天性病变

- 肝囊肿是起源于肝内迷走胆管的一种滞留性囊肿。影像上常为多发，呈圆形或卵圆形，多为单房，囊壁菲薄常难以显示，囊液呈浆液性密度/信号，增强后无强化，少数病灶可因邻近肝血窦受压或继发感染呈环形强化。本例为单发，囊壁较厚，可见软组织成分，不符合肝囊肿表现。
- 多囊肝是一种以原发性铜代谢障碍为特征的常染色体隐性遗传病，表现为肝内多发囊肿（常＞20个），多累及全肝，囊肿大小不等，有融合趋势，可继发出血或感染。70%合并多囊肾，20%合并多囊胰，也可合并脾、肺、精囊囊肿。本例为单发，囊壁较厚，可见软组织成分，不符合肝囊肿表现。
- Caroli病又称先天性肝内胆管扩张症，是一种先天性胆道发育异常性疾病，儿童和青少年多见（约占60%）。影像上多表现为肝内胆管节段性囊状扩张，囊液因出血和蛋白成分不同而表现多样，多平面重建（MPR）及MRCP显示病灶与胆管树相交通。"中心点征"（central dot sign）为特异征象，表现为囊性病灶内明显强化的点状影，病理上为沿扩张胆管走行的门脉分支。还可见到胆管结石、胆管炎、胆汁性肝硬化、门脉高压等继发征象。本例病灶为单发，与胆管交通，但下游胆管也出现扩张，为不符合之处。
- 胆管错构瘤为胚胎期肝内细小胆管发育障碍所致的错构性病变，病理上由多发分支状扩张的胆管与纤维基质构成，与胆道系统的交通支通常闭塞。影像上表现为肝内多发粟粒状囊性灶（＜5mm），可融合（＜15mm），病灶呈类圆形、多角形或不规则形，边缘不如囊肿清晰锐利，MRCP显示与正常胆道系统无交通。增强后多无强化，少数边缘强化。本例病灶为单发，与胆管交通，不符合。

2. 感染性病变

- 细菌性肝脓肿多合并胆道结石，常有高热、寒战、白细胞升高等。早期以蜂窝织炎为主，后期组织坏死液化时呈囊性表现。影像学上，脓肿可以单发或多发，也可以为单房或多房。CT呈稍低密度，在T_1WI呈不同程度低信号，在T_2WI呈高信号，脓液在DWI呈高信号，ADC图呈低信号。脓肿壁包含纤维组织、肉芽组织和炎性水肿带，在T_1WI呈低信号、T_2WI呈高信号，增强后肉芽组织层明显强化，炎性水肿带强化不明显。约1/3周边可见楔形或地图样异常灌注区。脓肿壁在DWI高信号，ADC图高信号，这是由于炎症所致细胞密度减低、细胞外间隙水增加。本例患者无明显感染证据，囊液呈黏液密度及信号表现，邻近肝实质无强化异常，不符合。

- 囊型肝包虫病患者多有疫区生活史，囊液可为浆液或黏液，可继发细菌性感染；囊壁分为内囊和外囊两层，内囊为细粒棘球蚴本身，含有生发层和角皮层，可向囊腔生出头节及子囊，外囊为纤维组织层。影像上分为两型：①单纯囊肿型。囊壁较厚，常伴钙化，囊液多为浆液密度/信号，病程长或继发感染时密度/信号增高；②含子囊型。病灶呈多房囊性，母囊内有数量不等、大小不一类圆形更低密度影（子囊），早期子囊小而圆，分布在周边，后期子囊增大、相互挤压而形态不规则。内囊完全分离并悬浮于囊液时表现为“浮莲征”，内外囊部分分离时表现为“双边征”，合并感染时外囊增厚明显强化，但周围肝组织炎症反应通常较轻。本例无明确疫区生活史，病灶单发，腔内可见软组织密度，而非子囊，为不符合之处。

3. 肿瘤性病变

- 胆管黏液性肿瘤是胆管细胞肿瘤中的特殊病理类型，病理上以分泌黏液为特征，是明确的癌前病变。2010 WHO新分类中将其分为黏液性囊性肿瘤（mucinous cystic neoplasm，MCN）和胆管内黏液性乳头状肿瘤（intraductal papillary neoplasm of the bile duct，IPNB）两种类型，后者类似于胰腺导管内黏液性乳头状肿瘤。
- 影像学上，MCN常为单发，呈类圆形或不规则，边界清晰，外有包膜，内有分隔和壁结节，囊液因蛋白浓度、有无出血而密度/信号不一，壁结节和内部分隔不同程度延迟强化，出现厚分隔、粗大钙化和息肉状赘生物常提示恶变。IPNB影像学表现多样，取决于有无肿块、病灶位置、黏液分泌程度和胆管形态。影像学不能可靠地鉴别MCN和IPNB，以下征象提示IPNB：①胆管动脉瘤样扩张；②扩张范围与梗阻部位不匹配，指肿瘤近端与远端胆管均有扩张；③扩张程度与肿瘤大小不匹配，指肿瘤很小但胆管扩张程度很重；这些征象与肿瘤主要在管腔内生长并分泌较多黏液有关。本例患者为男性，病灶位于左叶，与胆管交通，是符合IPNB之处，但肿瘤指标无增高。
- 肿瘤继发囊变肝原发肿瘤中，HCC可以自发性或治疗后（尤其是索拉菲尼靶向治疗）出现瘤内广泛的出血坏死而呈囊性改变。良性肿瘤也有少数发生显著囊变的报道，如巨大海绵状血管瘤、局灶性结节增生等。转移瘤发生显著囊变时称为囊性转移瘤，主要由以下两种因素所致：①转移瘤血供丰富，生长迅速，内部出血坏死明显，见于神经内分泌肿瘤、肉瘤、黑色素瘤等，增强后呈囊壁及壁结节明显强化。②转移瘤间质内含有较多黏液成分，见于胃癌、结直肠癌等，增强后囊壁及瘤内分隔中等强化。本例患者无明确原发肿瘤病史，单发，不支持。

4. 创伤性病变

该病包括血（清）肿和胆汁瘤，见于外伤或医源性损伤（手术或介入治疗后）。血（清）肿影像学表现因血肿时期而异。胆汁瘤为胆道损伤后局限性的胆汁聚积，多位于肝实质内，也可局限于包膜下，以类圆形多见，边缘多光整锐利，无分隔、钙化及包膜，CT上呈低密度，T_1WI呈低信号，T_2WI呈高信号。本例患者无明确外伤、局部治疗史，不支持。

肝囊性肿瘤性病变的正确诊断对临床决策至关重要，四种肝囊性肿瘤性病变的鉴别诊断（表5-4）。

表5-4　四种肝囊性肿瘤性病变的鉴别诊断

鉴别点	MCN	IPNB	HCC	转移瘤
临床特征	无特异性	无特异性	病毒性肝炎、肝硬化等；治疗史	原发肿瘤病史
位置	右叶多见	左叶多见	右叶多见	右叶多见
性别	女性多见	无差异	男性多见	无差异
年龄	中年多见	中老年多见	老年男性	老年多见
数目	单发	单发	常单发	常多发
肿瘤指标	CA199升高	CA199升高	AFP升高	依原发肿瘤而异
囊液	黏液密度/信号	黏液密度/信号	坏死密度/信号	坏死密度/信号
囊壁	薄壁	薄壁	厚壁	厚壁
胆道关系	无交通，较大者可压迫胆管	有交通，上下游胆管均可扩张	无交通	无交通
强化方式	环形强化，内部分隔强化	胆管腔内实性软组织强化	环形强化	环形强化

本例病理结果及经验总结

最终病理结果：导管内黏液性乳头状肿瘤（肝门胆管），部分上皮高级别上皮内瘤变，周围肝组织肝内胆管扩张，间质灶性炎症细胞浸润伴纤维化及含铁血黄素沉积。

IPNB是近年来新认识的一类肿瘤，起源于肝内胆管上皮，以往的“胆管囊腺瘤（癌）”多数不含有卵巢样间质，实际上是IPNB。IPNB易于恶变，存在从腺瘤、交界性肿瘤、上皮内瘤变、原位癌到侵袭性腺癌的过程。本例患者为老年男性，位于左叶，符合好发人群与好发位置；病灶与胆管交通是重要征象，胆总管与远端胆管均有扩张，是提示诊断的关键征象；实性成分较多，DWI显示存在弥散受限，提示细胞增殖活跃，也符合高级别上皮内瘤变特征。临床工作中，应熟悉肝囊性病变分类、疾病谱及影像特征，注意分析病灶数目、囊液特征、有无实性成分、是否与胆管交通等关键影像征象，同时紧密结合病史及实验室检查来做出正确诊断。

（上海交通大学医学院附属瑞金医院 严福华 李若坤）

病例4 肝门区占位

中年女性，周身皮肤黄染1个月

临床情况

患者女性，56岁，周身皮肤黄染，瘙痒伴食欲减退1个月。入院检查CA199 252.0U/ml，总胆红素180.8μmol/L，结合胆红素117.4μmol/L，白蛋白36.1g/L。

影像检查

上腹部CT平扫、增强扫描；上腹部MRI平扫、增强及MRCP（图5-4）。

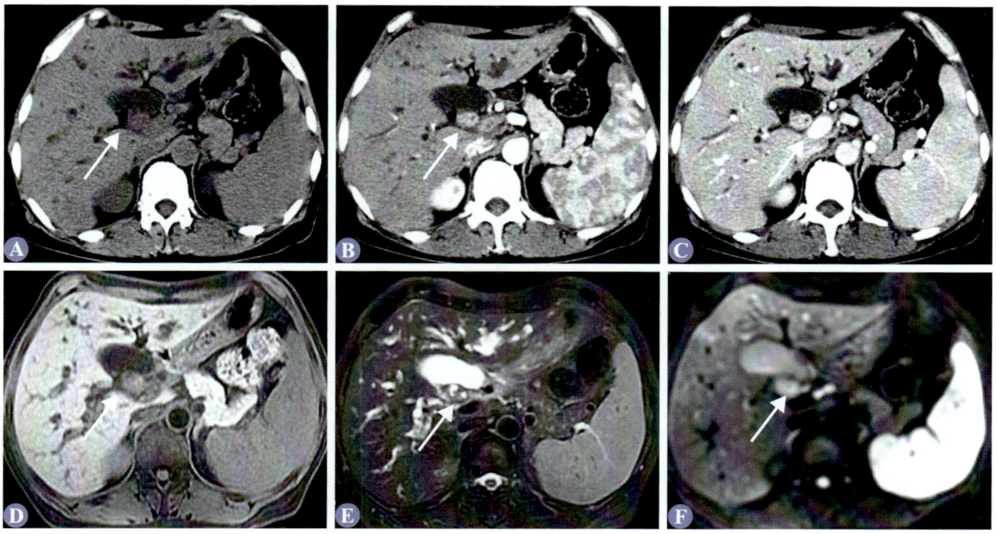

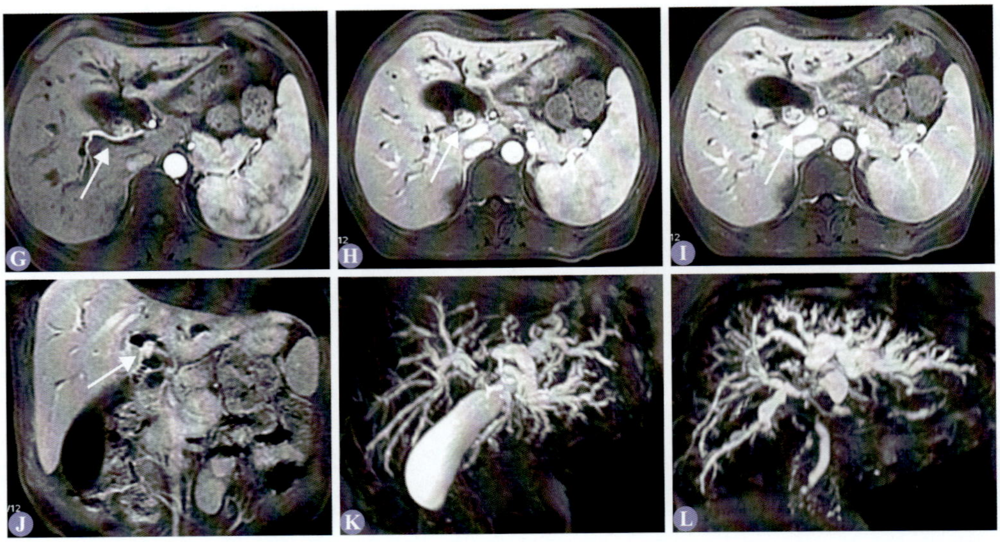

图5-4 肝门区肝胆管汇合处可见不规则形肿块影，CT平扫呈稍低密度影，增强后呈明显延迟强化，肝内胆管可见扩张（图A~C）。MRI扫描T_1WI显示肿块呈低信号；T_2WI为等高混杂信号，信号不均匀（图D~F）。DWI呈明显高信号；增强扫描显示该病灶呈轻度不均匀环形延迟强化；冠状延迟强化显示肝门区不规则形强化肿块，肝内胆管不同程度扩张（图G~I）。MRCP显示肝内胆管至肝门区骤然截断，阻塞端呈圆钝状，肝内胆管呈“软藤样”扩张，远端胆总管显示（图J~L）。箭头：病灶

肝门区占位基本鉴别诊断

1. 肝门区胆管癌

- 临床特征：年龄多在50岁以上，病程短，呈持续无痛性、进行性加重的黄疸，可有消瘦。
- 影像特征：肝门处不规则形软组织肿块，界限不清，T_1WI低信号，T_2WI不均匀高信号，动态增强扫描肿块呈持续渐进性强化；DWI为明显高信号。肝内胆管明显扩张，呈“软藤样”；梗阻端胆管骤然截断，阻塞端呈鸟嘴状、圆钝状或浅杯口状，局部管壁不规则、僵硬。
- 本病例考虑为肝门区胆管癌的符合点：

  符合点：进行性加重的黄疸；T_2WI不均匀高信号，界限不清；DWI明显高信号；肝内胆管呈“软藤样”扩张；动态增强扫描为延迟强化。

2. 胆管结石

- 临床特征：一般年纪轻，病程较长。可有高热寒战、腹痛、黄疸三联症，腹痛可向右侧肩背部放射。
- 影像特征：T_2WI表现为胆管内结节样低信号影，增强后无强化；DWI为等低信号；肝内胆管扩张较轻，分支扩张不明显，表现为“枯枝状”。
- 本病例不考虑胆管结石的原因：

不符合点：肝门区软组织肿块，形态不规则，T_2WI为高信号，增强后可见强化；DWI为高信号；MRCP肝内胆管扩张呈“软藤样”；以上均不符合胆管结石特征。

3. 胆管炎

- 临床特征：炎症病史，发热。
- 影像特征：肝门部无肿块影，胆管逐渐变细、狭窄，呈“尖削征”，边缘光整；DWI为稍高信号；梗阻上方胆管扩张相对较轻，肝内胆管分支轻度扩张，呈“枯枝状”。
- 本病例不考虑胆管炎的原因

  不符合：胆管炎无肝门区肿块，胆管壁增厚，可强化；肝内胆管扩张较轻，为“枯枝状”。

肝门区占位三种主要疾病的鉴别诊断（表5-5）。

表5-5 肝门区占位三种主要疾病的鉴别诊断

鉴别点	肝门区胆管癌	肝管结石	胆管炎
临床症状及病史	渐进性加重的黄疸	高热寒战、腹痛、黄疸三联征	炎症病史，发热
病变部位	肝门区	以胆总管末端多见	可累及胆管全程
形态	结节、肿块、管壁增厚	结节状、小圆形	管壁增厚
密度（信号）特征	低密度；T_1WI低信号，T_2WI高信号	多为高密度；T_2WI低信号	低密度；T_1WI低信号，T_2WI高信号
肝内胆管	呈“软藤样”扩张	扩张较轻，呈“枯枝状”	扩张较轻，分支扩张不明显
梗阻末端形态	骤然截断，梗阻端呈“鸟嘴状”、圆钝状或浅杯口状	条状、结节状、杯口状单发充盈缺损或串珠状多发腔内充盈缺损	逐渐变细，光滑柔软，典型杯口状改变
DWI	高信号	低信号	稍高信号
强化方式	轻度延迟强化	无强化	早期明显强化
特征表现	不规则形软组织肿块，DWI高信号，延迟强化；胆管扩张呈“软藤样”	T_2WI低信号；无强化；胆管扩张呈“枯枝状”	胆管逐渐变细、狭窄

本例病理结果及经验总结

最终病理结果：肝门区胆管癌。

本例患者为渐进性黄疸逐渐加重，CT检查发现肝门区不规则形软组织肿块，边界不清，邻近肝内胆管明显扩张，肿块呈延迟强化。MRI检查进一步证实肝门区软组织肿块，形态不规则，界限不清晰，邻近胆管截断，并出现明显扩张。由于肝门部胆管癌在病理上富含纤维结缔组织，且癌组织常集群、分散出现在纤维结缔组织为主的背景中，纤维结缔组织常在T_2WI上表现为高信号，且癌组织在T_2WI上表现为较高信号，两种成分同时存在易致胆管细胞癌在T_2WI上呈略高或等高信号。动态增强扫描动脉期到延迟期肿块多呈逐渐强化，有此征象者高度支持胆管癌的诊断，究其原因可能与肿瘤缺乏血供富含纤维成分有关。极少部分肝门胆管癌呈边缘强化或因富含血管而表现为动脉期明显均匀强化。胆管癌组织细胞排列紧密，细胞外间隙减小，加之细胞内大分子物质和细胞器丰富，水分子运动明显受限，DWI上常呈高信号。分化程度较低、生长迅速的肿瘤中水分子的活动度受限制较明显，DWI信号越高。MRCP可清晰完整显示扩张胆系的特征，表现为胆管狭窄、中断，梗阻端骤然截断，呈“鸟嘴状”、圆钝状或浅杯口状；胆管无明显移位；肝内胆管中、重度扩张，呈“软藤样”。

（大连医科大学附属第一医院　刘爱连　刘静红）

病例5　胰腺实性占位

老年男性，上腹部胀痛20天

临床情况

患者男性，75岁，上腹部胀痛20天。查血液AMY 40.0U/L，尿AMY 10U/L，TBiL 8.80μmol/L，DBiL 2.50μmol/L，IBiL 6.30μmol/L，IgG 8.670g/L，CEA 9.41ng/ml（正常参考值0.00~5.00ng/ml），CA199 33.97U/ml（正常参考值0.00~37.00U/ml），CA125 53.60U/ml（正常参考值0.00~35.00U/ml），CA153 40.82U/ml（正常参考值0.00~31.30U/ml）。自发病以来，患者精神、睡眠、食欲欠佳，大小便正常，体重下降约3kg。

影像检查

胰腺CT薄层扫描+增强（图5-5）。

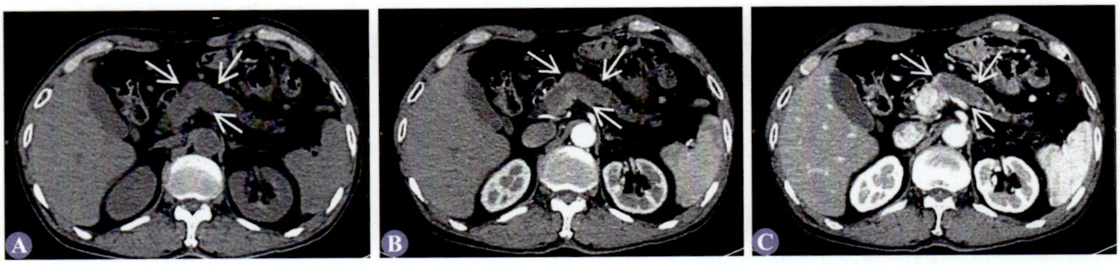

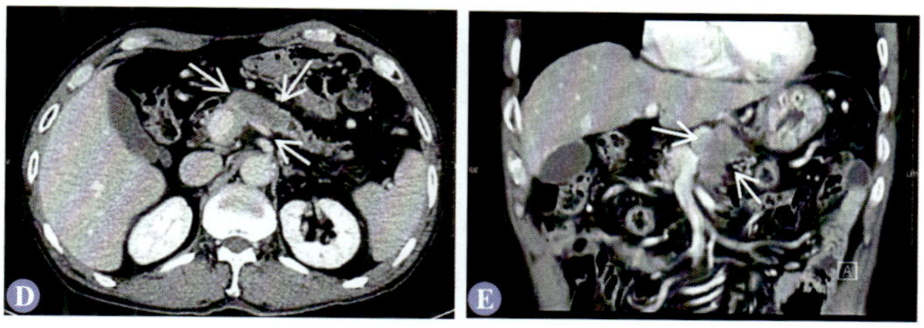

图5–5 A. CT平扫可见胰腺颈部及体部密度稍降低，边界不清；B~D.增强扫描呈不均匀延迟强化，程度低于胰腺实质，胰腺尾部萎缩，远端胰管扩张，胰腺周围脂肪间隙稍模糊；E.冠状位病灶图像。箭头：病灶

胰腺MRI薄层扫描+增强+胆管水成像（图5-6）。

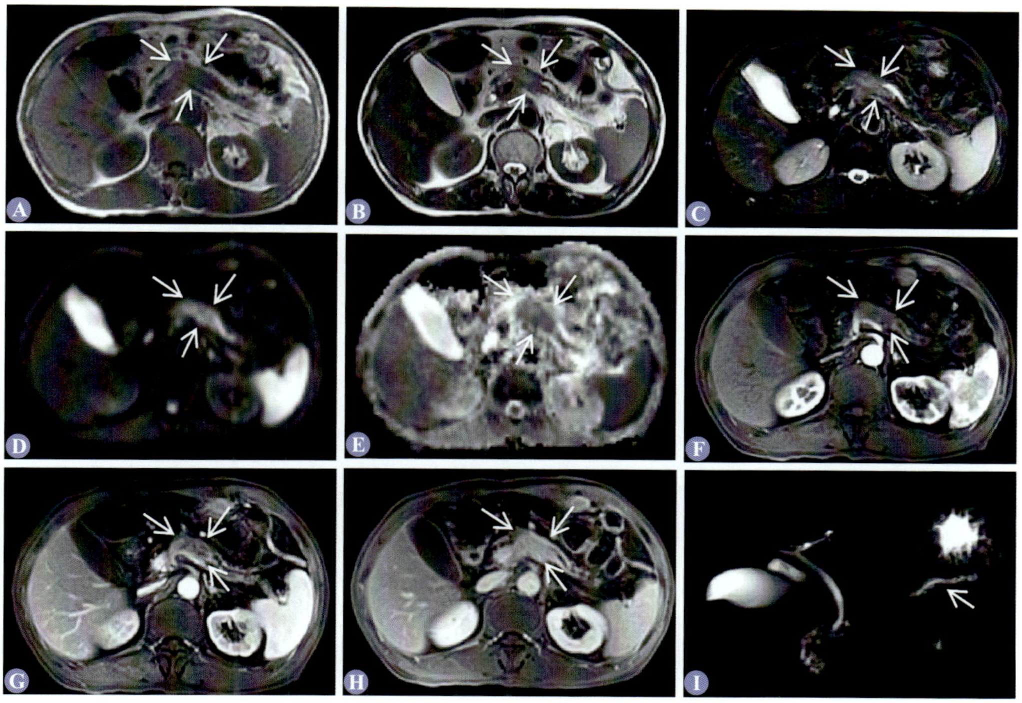

图5–6 胰腺颈部及体部稍增粗。A.T_1WI示病灶呈低信号；B.T_2WI呈稍高信号；C. T_2WI脂肪抑制呈稍高信号；D.DWI呈明显高信号；E. ADC呈低信号；F~H.动态增强扫描呈轻度延迟强化，胰尾实质萎缩，远端胰管扩张，胰腺周围脂肪间隙稍模糊；I.MRCP示胰管远端扩张。箭头：病灶

胰腺实性占位基本鉴别诊断

1. 胰腺癌

- 临床特征：上腹痛、后背痛、黄疸、食欲不振、恶心、呕吐、消瘦，CA199、CEA升高。
- 影像特征：胰腺局部增大并肿块形成，边界欠清，CT平扫呈等–稍低密度实性占

位；MRI有一定特征性，T_1WI呈等或稍低信号，T_2WI呈稍高或混杂信号，T_2WI脂肪抑制和DWI均呈高信号，ADC呈低信号；增强扫描呈始终弱强化或延迟强化，强化程度低于正常胰腺实质；远端胰腺实质萎缩，可见“双管征”，易累及周围血管，血管狭窄，闭塞；可发生淋巴结转移、脏器转移。

- 本病例考虑为胰腺癌的符合点及不符合点：
  符合点：腹痛，CEA、CA125等偏高，边界欠清，CT及MRI征象符合，增强扫描呈不均匀轻度延迟强化；远端胰管扩张伴胰尾实质萎缩；
  不符合点：CA199肿瘤标志物阴性，病灶累及范围较大、局部肿块不明显，未累及周围血管，无淋巴结转移、脏器转移。

2. 肿块型慢性胰腺炎

- 临床特征：既往胰腺炎病史，中上腹痛、食欲不振、消瘦。
- 影像特征：慢性胰腺炎的表现，包括胰腺萎缩、胰管扩张及钙化等，增强扫描强化较明显，可延迟强化，可见主胰管穿过病变不伴狭窄或截断。
- 本病例考虑为肿块性慢性胰腺炎的符合点及不符合点：
  符合点：腹痛，消瘦，胰尾萎缩，胰管扩张，延迟强化；
  不符合点：胰酶不高，CEA、CA125等升高，无既往胰腺炎病史，未见典型慢性胰腺炎影像学表现。

3. 自身免疫性胰腺炎

- 临床特征：起病隐匿，少数可出现上腹痛、腹泻、消瘦等，IgG4升高，但不是所有的AIP（IgG4升高）。
- 影像特征： 胰腺局灶性或弥漫性肿胀（腊肠样改变），主要位于胰头，胰腺实质强化延迟，胰周“包鞘”，主胰管节段性狭窄不伴有胰管扩张，胆管壁增厚，胆管壁及胆囊壁异常强化，其他系统累及（唾液腺PET-CT摄取增加，腹膜后纤维化，主动脉周炎，肾炎性假瘤，自身免疫性胆管炎）。
- 本病例考虑为自身免疫性胰腺炎的符合点及不符合点：
  符合点：腹痛，消瘦，胰腺局灶性肿胀；
  不符合点：IgG不高，CEA、CA125等升高，缺乏自身免疫性胰腺炎典型的腊肠样改变，无胰周“包鞘”等，病变远端胰管扩张，未见其他系统累及。

4. 胰腺原发淋巴瘤

- 临床特征：腹痛、黄疸、消瘦，CA199等肿瘤标志物不高。
- 影像特征：病变较大，分局灶型和弥漫型，局灶型多见，均匀轻度或中等程度强化，包绕血管但不引起其狭窄即血管漂浮征，胰管扩张少见。
- 本病例考虑为淋巴瘤的符合点及不符合点：

符合点：临床症状、实验室检查；

不符合点：病变大小，不均匀轻度延迟强化，胰管扩张，无血管漂浮征。

胰腺实性占位五种主要疾病的鉴别诊断（表5-6）。

表5-6 胰腺实性占位五种主要疾病的鉴别诊断

鉴别点	胰腺癌	肿块型慢性胰腺炎	自身免疫性胰腺炎	胰腺原发淋巴瘤
临床症状及病史	腹痛、消瘦、黄疸	既往胰腺炎病史	无特殊	腹痛、发热、消瘦
实验室检查	CA199等肿瘤标志物升高	胰酶指标升高	IgG4升高	无特殊
病变部位	局灶型，胰头多见	局灶型，多位于胰头	局灶型，胰头多见，多累及全胰	局灶型和弥漫型，局灶型多见
周围血管	狭窄，闭塞	多正常	多正常	血管“漂浮征”
强化方式	始终弱强化，可渐进性弱强化	多较明显强化	延迟强化，高于周围胰腺实质	多轻度或中等程度强化，强化均匀

本例病理结果及经验总结

最终病理结果：胰腺癌。

本例患者为老年男性患者，上腹部胀痛，CEA、CA125等升高，CA199肿瘤标志物阴性，CT及MRI检查发现胰腺颈部及体部实性占位，远端胰管扩张伴胰尾实质萎缩，增强扫描呈轻度延迟强化。因病变位于胰腺颈部和体部，癌组织侵犯胰管造成远端胰管扩张，但未侵蚀或压迫胆总管，未出现典型的双管征表现，病变亦未累及周围血管，未出现管腔狭窄、闭塞等征象。需注意，不是所有胰腺癌都有肿瘤标志物的升高，也不是所有胰腺癌都会累及周围血管，出现“双管征”等明显恶性征象，尤其当病变较小或者位于体尾部时。MRI在诊断胰腺癌上有潜在的优势，胰腺癌病灶缺血坏死、液化，坏死组织含水量增多，T_1WI呈低信号，T_2WI呈稍高信号，脂肪抑制T_2WI病灶信号不被抑制呈高信号，由于胰腺癌组织细胞数量异常增多，细胞内外水分子自由运动的间隙明显变小及扩散能力明显下降而弥散受限，导致DWI呈高信号，ADC呈低信号，MRCP能清楚地显示胆管和胰管系统的改变。胰腺癌是典型的乏血供肿瘤，动脉期强化不明显，门脉期及实质期始终弱强化，因含较多纤维成分，可渐进性强化，但其强化始终弱于正常胰腺实质，也由于胰腺组织的纤维化而形成胰腺实质萎缩。本例肿瘤标志物升高，MRI表现有一定特征性，病变延迟弱强化，远端胰管扩张伴胰尾实质萎缩，依据以上特点需考虑胰腺癌的诊断。

（广西医科大学第一附属医院 龙莉玲 蓝巧清）

病例6　胰腺囊实性占位

青年女性，腹痛、不适、腹部肿块

临床情况

患者女性，27岁，突发上腹部疼痛1天，不伴有恶心、呕吐，疼痛无放散，自行口服止痛药物治疗，未见明显好转。病程中患者一般状态良好，无发热、寒战，无咳嗽、咳痰，无反酸、嗳气，无恶心、呕吐，无胸闷、气短。睡眠尚可，大便如常。实验室检查：血尿常规、血尿淀粉酶、肝功、肿瘤标志物（CA199、CA724、CEA、AFP等）均未见异常。

影像检查

胰腺CT薄层扫描+三维重建（图5-7）。

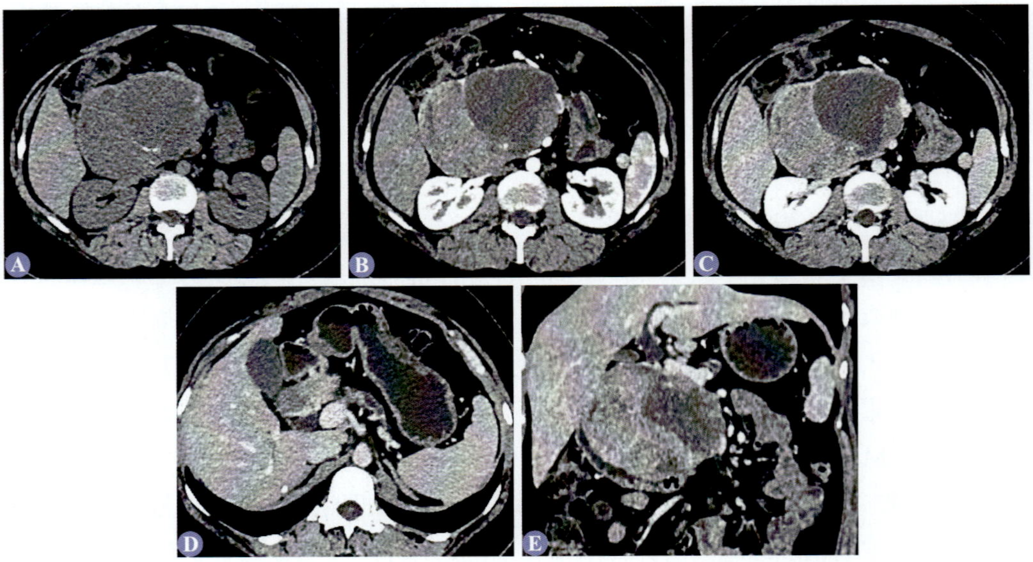

图5-7　A~C.同一层面轴位平扫、动脉期、静脉期；D、E.另一层面静脉期轴位及冠状位。胰头区可见团块状囊实性肿块，边界清晰，内见囊变区及钙化，增强检查不均匀延迟强化；胰腺体尾部萎缩，胰管可见扩张；肝门区结构略受压，胆总管略扩张

胰腺囊实性占位的基本鉴别诊断

1. 胰腺实性假乳头状瘤

- 临床特征：青春期及青年女性多见，老年女性和男性罕见；腹痛、不适、腹部肿块；黄疸少见；CA199等肿瘤标志物不高。
- 影像特征：多位于胰腺边缘，外生性生长，囊性、囊实性或实性；圆形、类圆形或分叶状；多有完整包膜，边界清晰；钙化常见；无分隔；瘤内可有出血、囊变；不伴有胆总管和胰管扩张；增强实性成分呈轻中度渐进式延迟强化，强化程度略低于正常胰腺，包膜强化明显。

- 本病例考虑为胰腺实性假乳头状瘤的符合点及不符合点：

  符合点：青年女性，腹痛，CA199等肿瘤标志物阴性；外生性囊实性占位；伴钙化、囊变；不均匀延迟强化，轻中度强化；

  不符合点：伴有胆总管和胰管扩张。

2. 无功能性神经内分泌肿瘤

- 临床特征：任何年龄均可发病。
- 影像特征：功能性肿瘤较小，囊变、坏死少见；无功能性肿瘤较大，囊变、坏死及钙化多见；富血供肿瘤，动脉期明显强化，强化程度多高于正常胰腺或与胰腺实质相近。肝转移及淋巴结肿大多见。
- 本病例考虑为无功能性神经内分泌肿瘤的符合点及不符合点：

  符合点：青年女性，腹痛，CA199等肿瘤标志物不高；

  不符合点：强化方式。

3. 胰腺黏液性囊腺瘤或癌

- 临床特征：多见于中老年女性。
- 影像特征：常位于胰尾，呈分叶状，可呈单囊或多囊，囊壁厚薄不一，囊内可见分隔且分隔多粗细不均，可有壳状或条状钙化，并可见壁结节，增强扫描后囊壁、分隔及壁结节可见强化。
- 本病例考虑为胰腺黏液性囊腺瘤或癌的符合点及不符合点：

  符合点：腹痛，CA199等肿瘤标志物不高；

  不符合点：年龄，发病部位，无分隔及壁结节。

4. 胰腺癌囊变

- 临床特征：消瘦、黄疸、腹痛、后背痛，CA199升高。
- 影像特征：乏血供肿瘤，强化不明显（弱强化或轻度延迟强化）；恶性程度高，浸润性强，边缘模糊，多有胰管、胆管明显扩张，肝转移多见。
- 本病例考虑为胰腺癌囊变的符合点及不符合点：

  符合点：腹痛、胰管略扩张；

  不符合点：CA199等肿瘤标志物不高；边缘清晰；强化方式。

5. 胰腺假囊肿

- 临床特征：常有胰腺炎病史、外伤或手术史。
- 影像特征：多呈圆形或类圆形，无分叶，囊内无壁结节及乳头状突起，壁薄，囊壁可见钙化，增强后囊壁强化；囊内密度均匀，出血或感染时密度增高，囊内无絮状或乳头状强化。

- 本病例考虑为胰腺假性囊肿的符合点及不符合点：

  符合点：腹痛、CA199等肿瘤标志物不高；

  不符合点：无胰腺炎及外伤、手术史，瘤内密度不均，瘤内实性部分强化。

胰腺囊实性占位五种主要疾病的鉴别诊断（表5-7）。

表5–7　胰腺囊实性占位五种主要疾病的鉴别诊断

鉴别点	胰腺实性假乳头状瘤	无功能性神经内分泌肿瘤	胰腺黏液性囊腺瘤或癌	胰腺癌囊变	胰腺假囊肿
临床特点	青春期及青年女性多见	无特殊	多见于中老年女性	无特殊	多有胰腺炎反复发作病史、外伤或手术史
实验室检查	无特殊	无特殊	胰腺黏液性囊腺癌CA199等肿瘤标志物可升高	CA199等肿瘤标志物升高	可有胰酶等升高
发病部位	胰头及胰尾多见、外生性	无特殊	胰尾多见	无特殊	无特殊
胰管扩张	无	可有	可有	可有	可有
分隔	无	无	有	可有	可有
钙化	常见	无	可有壳状或条状钙化	无	囊壁可钙化
强化方式	轻中度渐进式延迟强化，强化程度略低于正常胰腺	富血供肿瘤，动脉期明显强化，强化程度多高于正常胰腺或与胰腺实质相近	囊壁、分隔及壁结节可见强化	乏血供肿瘤，始终弱强化，可渐进性弱强化	囊壁可强化

本例病理结果及经验总结

最终病理结果：胰腺实性假乳头状瘤。

本例患者为年轻女性患者，突发上腹部疼痛就诊，实验室检查未见明显异常，影像学显示胰头区分界清楚的不均质囊实性肿块，平扫呈不均匀略低及低密度，伴钙化，增强扫描呈不均匀延迟强化，其强化程度略低于正常胰腺实质；虽然文献报道实性假乳头状瘤多不伴有胆总管及胰管扩张，但该病例肿块较大，且位于肝门区，胰腺体尾部胰管略扩张考虑胰腺体尾部受肿块牵拉移位所致，胆总管略扩张考虑肿块外压所致。因此，根据发病年龄、发病部位及典型的强化特点仍需考虑实性假乳头状瘤的诊断。

（吉林大学附属白求恩第一医院　张惠茅　张荣魁）

病例7　胃壁实性占位

中年女性，反酸、胃灼热3年

临床情况

患者女性，67岁，反酸、胃灼热3年，进食后加重，无吞咽困难。查血D-二聚体0.82μg/ml，CA125 15.2U/ml，CA199 8.86U/ml，CEA 1.60ng/ml，AFP 2.04ng/ml。自发病以来精神、睡眠可，大小便同前。

影像检查

上腹部CT检查（图5-8）。

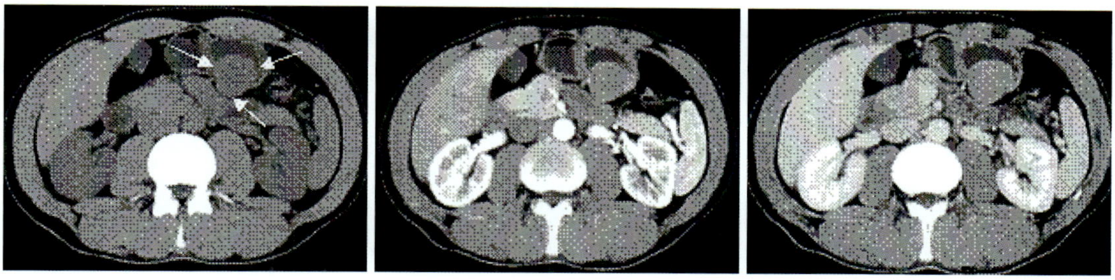

图5-8　胃窦处可见突出胃轮廓外类圆形等密度实性占位，边界清晰，延迟强化，黏膜线完整，周围脂肪间隙清晰

胃壁实性占位基本鉴别诊断

1. 胃神经鞘瘤

- 临床特征：中年人多见。临床缺乏特异性，可为消化道出血、腹痛或无症状。强阳性表达S-100蛋白，阳性表达神经胶质纤维酸性蛋白（GFAP），部分灶性表达巢蛋白（nestin）。
- 影像特征：好发于胃体部，可向腔内、腔外或同时骑跨腔内外生长。多为单发的圆形、椭圆形或分叶肿块，边界清晰。等或稍低均匀密度，囊变、坏死、钙化少见。多呈轻中度强化，部分动脉期可见局部黏膜线完整。
- 本病例考虑为胃神经鞘瘤的符合点及不符合点：
  符合点：临床症状，实验室检查，密度均匀、腔外生长以及延迟强化；
  不符合点：发病年龄，病变位置。

2. 胃间质瘤

- 临床特征：多为50岁以上中老年人。可有恶心、呕吐、上腹痛、贫血、肿块与胃出血等。CD117、CD34阳性。
- 影像特征：好发于胃体部，可向腔内、腔外或同时骑跨腔内外生长。多单发，密度不均，内部出血、坏死、囊性变多见，不均匀强化。

- 本病例考虑为胃间质瘤的符合点及不符合点：

  符合点：发病年龄，临床症状，腔外生长以及延迟强化；

  不符合点：密度均匀，内部无出血、坏死、囊性变。S-100蛋白、GFAP表达阳性。

3. 胃平滑肌瘤

- 临床特征：多发生于中老年人。常无任何临床症状，可表现为出血、腹痛、腹胀、腹部包块等。SMA、Desmin阳性。
- 影像特征：多位于胃体大弯或大弯侧前壁或后壁，可向腔内、腔外或同时骑跨腔内外生长。圆形、椭圆形肿块，密度均匀，偶可见钙化，边界清晰，不均匀强化。
- 本病例考虑为胃平滑肌瘤的符合点及不符合点：

  符合点：发病年龄，临床症状，腔外生长以及延迟强化；

  不符合点：病变位置，未见钙化。S-100蛋白、GFAP表达阳性。

4. 胃癌

- 临床特征：多有渐进性加剧的消瘦、贫血等，上腹部疼痛，不易缓解，呕咖啡色血液或排黑便，有时可触及肿块或发生梗阻症状。癌胚抗原、CA199、CA125升高。
- 影像特征：胃窦部多见。胃壁局部增厚或肿块，黏膜破坏中断，溃疡形成，沿壁浸润性生长，局部侵犯及淋巴结转移常见，明显强化且多延迟强化。
- 本病例考虑为胃癌的符合点及不符合点：

  符合点：临床表现，病变位置、延迟强化；

  不符合点：胃轮廓外类圆形肿块，黏膜连续，轻中度强化，无局部侵犯及淋巴结转移。S-100蛋白、GFAP表达阳性。

5. 胃淋巴瘤

- 临床特征：好发于青壮年男性。缺乏特异性，可表现为发热、上腹触痛、腹块和贫血等。
- 影像特征：胃窦部多见，胃壁均匀弥漫性增厚，沿壁蔓延生长，坏死少见，常见周围淋巴结肿大，均匀中等程度强化。
- 本病例考虑为胃淋巴瘤的符合点及不符合点：

  符合点：临床表现，病变部位；

  不符合点：胃轮廓外类圆形肿块，无周围淋巴结肿大。S-100蛋白、GFAP表达阳性。

胃壁实性占位五种主要疾病的鉴别诊断（表5-8）。

表5-8 胃壁实性占位五种主要疾病的鉴别诊断

鉴别点	胃神经鞘瘤	胃间质瘤	胃平滑肌瘤	胃癌	胃淋巴瘤
临床症状及病史	缺乏特异性	缺乏特异性	常无临床症状	多有渐进性加剧的消瘦、贫血等	缺乏特异性
实验室检查	S-100蛋白、GFAP表达阳性	CD117、CD34阳性	SMA、Desmin阳性	癌胚抗原、CA199、CA125升高	缺乏特异性
病变部位	好发于胃体部	好发于胃体部	多位于胃体大弯或大弯侧前壁或后壁	胃窦部多见	胃窦部多见
生长方式	腔内、腔外或同时骑跨腔内外生长	腔内、腔外或同时骑跨腔内外生长	腔内、腔外或同时骑跨腔内外生长	沿壁浸润性生长	沿壁蔓延生长
病变形态	多为圆形、椭圆形或分叶状	多为圆形、椭圆形或分叶状	圆形、椭圆形	胃壁局部增厚或肿块	胃壁均匀弥漫性增厚
病变密度	囊变、坏死、钙化少见	出血、坏死、囊性变多见	密度均匀，偶可见钙化	黏膜破坏中断，溃疡形成	坏死少见
强化方式	多呈轻中度强化	不均匀强化	不均匀强化	明显强化且多延迟强化	均匀中等程度强化

本例病理结果及经验总结

最终病理结果：胃神经鞘瘤。

本例患者为中老年女性患者，出现反酸、胃灼热3年，进食后加重，无吞咽困难，虽然肿瘤标志物阴性，但CT检查发现胃窦处突出胃轮廓外类圆形等密度实性占位，边界清晰，延迟强化；虽缺乏特异性的临床症状，可向腔内、腔外或同时骑跨腔内外生长的特征，常可提示为胃间叶源性肿瘤。需注意，胃神经鞘瘤是典型的胃间叶源性肿瘤，因由微小梁结构的梭形细胞组成，并伴淋巴细胞套状浸润，肿瘤密度均匀，囊变、坏死、钙化少见，多呈轻中度强化，与胃间质瘤和胃平滑肌瘤鉴别需结合免疫组化表现即S-100蛋白、GFAP表达阳性。

（郑州大学第一附属医院 高剑波 梁 盼）

病例8　食管占位性病变伴溃疡

老年男性，吞咽不适1个月

临床情况

患者男性，60岁，主诉，吞咽不适1个月。患者1个月前无明显诱因出现吞咽不适，于当地医院行胃镜及胸部CT检查，发现食管上段病变。患者无心悸、气短、声音嘶哑。

影像检查

胸部CT扫描+三维重建+食管造影（图5-9）。

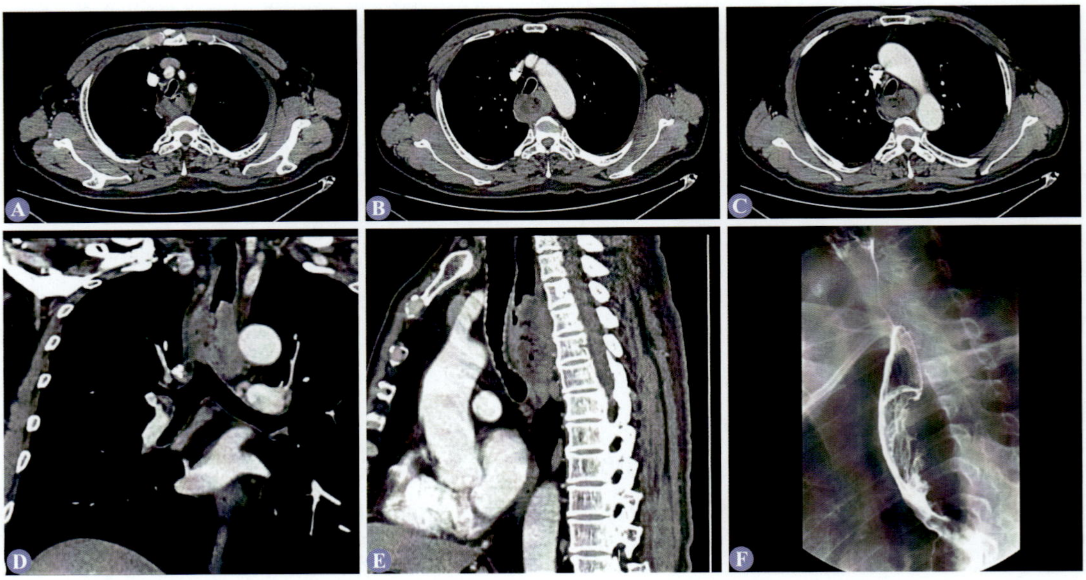

图5–9　A~C.CT横断位；D.MPR冠状位；E.MPR矢状位；F.食管造影。

食管中上段管壁全周性不均匀明显增厚，最厚处约1.2cm，长度约7.7cm，局部可见溃疡形成，纤维膜面欠光整，增强扫描不均匀强化。右侧气管食管沟区、纵隔2R、2L、4R、7区及食管周围可见多发小淋巴结，大者短径约0.9cm（图A~图E）。

食管胸上段可见不规则充盈缺损区域，局部黏膜破坏，累及食管长度约8.5cm，可见不规则腔内龛影，局部管腔狭窄，造影剂通过轻度受阻（图F）。

食管占位性病变伴溃疡的基本鉴别诊断

1. 食管癌

- 临床特征：吞咽不适，胸骨后烧灼感，镜检提示食管占位等。
- 影像特征：CT表现典型食管癌主要是观察管壁和管腔的变化，表现食管壁环周性增厚或不规则增厚，还可观察到食管外周围组织与器官受侵情况，鳞癌不均匀强化，部分肿瘤可见溃疡，肿瘤可分为髓质型、蕈伞型、溃疡型、缩窄性。

- 造影表现：食管不规则充盈缺损区域，局部黏膜破坏，可见龛影形成，钡剂通过明显受阻。
- 本病例考虑为食管癌的符合点和不符合点：
  符合点：患者吞咽不适，食管壁明显增厚，局部可见溃疡形成，纤维膜面欠光整；
  不符合点：肿瘤强化明显，溃疡较深，坏死程度严重于其他肿瘤。

2. 食管平滑肌肉瘤

- 临床特征：吞咽不适，好发于中下段。
- 影像特征：CT表现为平滑肌肉瘤肿块分叶状，可以直接显示肿块内部坏死腔，还可以直接显示瘤体的起源位置。
- 造影表现：典型表现在较大的弧形充盈缺损，局部管腔受压、狭小，但通常不引起钡剂梗阻。
- 本病例考虑为食管肉瘤的符合点和不符合点：
  符合点：吞咽不适，食管壁明显增厚，溃疡形成，局部破坏明显；
  不符合点：造影钡剂通过明显受阻。

3. 食管癌肉瘤

多发生于50岁以上的老年男性，常见于食管中下段。

- 影像特征：CT表现为食管腔内可见肿物，以腔内为主，强化明显，局部可见溃疡形成。
- 造影表现：食管腔内息肉样充盈缺损，瘤体轮廓较光滑。病变呈梭形扩张。
- 本病考虑为食管癌肉瘤的符合点和不符合点：
  符合点：肿瘤瘤体较大，增强不均匀强化，可见多发大片坏死区；
  不符合点：造影钡剂通过无明显受阻，病变食管段无“梭形”扩张。

食管占位性病变伴溃疡三种主要疾病的鉴别诊断（表5-9）。

表5-9 食管占位性病变伴溃疡三种主要疾病的鉴别诊断

鉴别点	食管癌	食管平滑肌肉瘤	食管癌肉瘤
临床特点	吞咽不适，男性患者略多于女性	吞咽不适，无性别差异	吞咽不适，无性别差异
发病部位	全段食管均可发生，中下段略多，可多原发	以中下段为主	以中下段为主
CT特点	全周增厚或不规则增厚，可分为髓质型、蕈伞型、溃疡型、缩窄性，最常见是髓质型	以肿物为主凸向腔内生长，溃疡较为常见	以肿物为主凸向腔内生长
造影特点	食管不规则充盈缺损区域，局部黏膜破坏，可见龛影形成	较大的弧形充盈缺损，局部管腔受压、狭小，但通常不引起钡剂梗阻	造影钡剂通过无明显受阻，病变食管段无“梭形”扩张

本例病理结果及经验总结

最终病理：食管溃疡型小细胞癌，周围合并低分化鳞状细胞癌（约10%）。

肿瘤侵透全层达纤维膜（侵袭成分主要为小细胞癌），累及纵隔胸膜和基底切缘，未累及胃食管交界。本例患者老年男性，因吞咽不适入院，提示食管中上段管壁全周性不均匀明显增厚，局部可见较大溃疡，纤维膜面欠光整，增强扫描不均匀强化，造影提示食管上段不规则充盈缺损区域，局部黏膜破坏，可见龛影形成，钡剂通过明显受阻，本例诊断食管癌较为明确，但病理不是典型的鳞癌，而是鳞癌合并小细胞癌，小细胞癌病变较大时，溃疡出现较一般鳞癌常见，但根据造影综合评判，还是可以明确诊断的。

（中国医学科学院肿瘤医院　赵心明　屈　东）

病例9　回盲部占位

中年男性，无明显诱因上腹饱胀1个月

临床情况

患者男性，39岁，无明显诱因上腹饱胀1个月，伴食欲减退，无腹痛腹泻，无恶心呕吐。发热1周，体温最高达38℃。自发病来，体重下降5kg。查体：无阳性体征，CEA（–）。

影像检查

腹部薄扫CT（图5-10）。

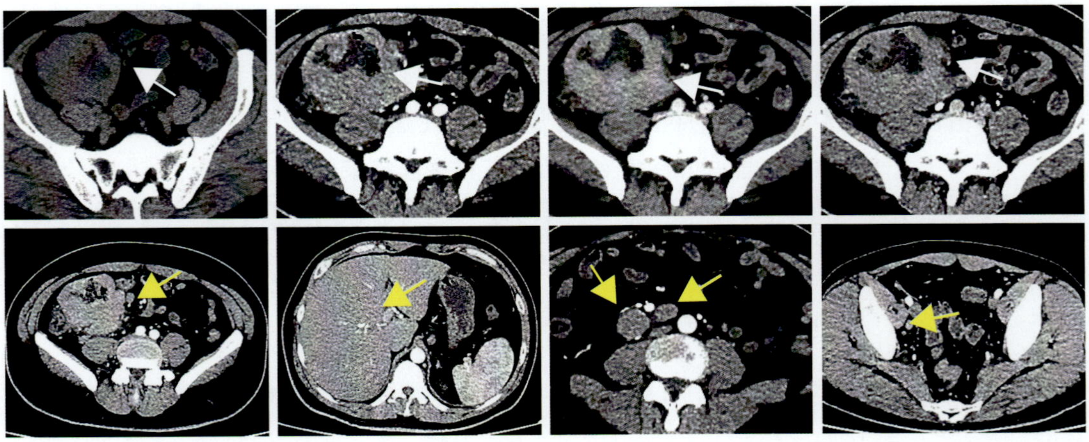

图5-10　末端回肠肠壁明显不均匀增厚，病变累及肠壁全层，黏膜下浸润为主，部分黏膜可见，管腔呈“动脉瘤样扩张”。受累肠壁外壁光滑，内壁不规则，肠壁密度均匀，平扫CT值：38HU，增强扫描呈均匀轻中度持续强化，三期CT值分别为65HU、86HU、77HU（白箭头）。病变周围可见多发小淋巴结，腹腔、腹膜后可见多发增大淋巴结影，密度均匀、边界清，平扫CT值：35HU，三期增强CT值分别为64HU、61HU、61HU（黄箭头）

回盲部占位基本鉴别诊断

1. 腺癌

- 临床特征：多有血便或黑便，好发于乙状结肠、直肠。CEA常升高。
- 影像特征：腺癌起自黏膜，多表现为肠壁偏心性增厚，形成分叶状或不规则软组织肿块，病变肠管相对局限，常伴有明显肠管狭窄及近端肠梗阻，增强扫描呈明显不均匀强化，呈“快进快退”，肿块较大时伴缺血坏死区，可以直接通过浆膜面向周围侵犯，周围脂肪间隙模糊。可伴周围及远处淋巴结转移。
- 本病例考虑为腺癌的符合点及不符合点：

  符合点：体重减轻，肠壁不均匀增厚，病变周围、腹腔及腹膜后多发淋巴结肿大；

  不符合点：无血便、黑便、肠梗阻等症状，CEA（－）。病变累及肠壁全层，以黏膜下受累为主。增厚的肠壁外壁尚光滑，密度均匀，增强扫描呈轻中度均匀持续强化，肠腔柔软，未见明显狭窄，未见肠梗阻征象。

2. 间质瘤

- 临床特征：回盲部间质瘤少见，多发生在回肠末段。
- 影像特征：黏膜下起源的肿瘤，表现为不均匀圆形或类圆形较大软组织肿块，增强扫描呈显著强化且以周边强化更明显为特点。由于淋巴途径不是间质瘤的常见转移途径，因此，间质瘤合并淋巴结增大少见。
- 本病例考虑为间质瘤的符合点及不符合点：

  符合点：病变位于回肠末端，较大软组织肿块；

  不符合点：增强扫描呈轻中度均匀强化，腹腔及腹膜后淋巴结肿大。

3. 类癌

- 临床特征：类癌多见于阑尾。类癌起自于黏膜下的嗜银细胞，也称“嗜银细胞癌”，属于神经内分泌肿瘤，肿瘤细胞可以分泌5-HT，引起腹泻、支气管痉挛、面色潮红等类癌综合征的症状。
- 影像特征：类癌血供丰富，增强扫描呈明显强化；类癌产生的激素类物质可引起局部纤维组织增生，邻近肠系膜内常可见到星芒状的肿块，而类癌本身很小，有时甚至不能发现类癌本身，而只能见到肠系膜内的星芒状肿块。
- 本病例考虑为类癌的符合点及不符合点：

  符合点：回盲部局限性肠壁增厚；

  不符合点：缺乏类癌典型临床特征，病变部位位于回肠末端，肿块较大，增强扫描呈轻中度均匀强化，腹膜后淋巴结肿大。

4. 淋巴瘤

- 临床特征：好发于回肠末端。
- 影像特征：①弥漫增厚型。病变肠管弥漫环形增厚，表现为均匀软组织密度，坏死少见，增强扫描呈均匀轻中度延迟强化，周围脂肪间隙大部分清晰，病变累及范围长，管壁柔和，相应管腔扩张。当肿瘤侵犯肠壁自主神经丛或肠管与邻近的肠系膜肿块穿通所致，引起肠管的张力减弱及顺应性降低，局部肠管无蠕动、瘫软、扩张，形成特征性的“动脉瘤样扩张”表现。②肿块型。肠壁局限性增厚或形成软组织肿块，多呈类圆形，边界清楚，密度均匀，病灶往往呈多中心性，增强扫描均匀轻中度强化，无坏死区，周围脂肪间隙清。

- 本病例考虑为淋巴瘤的符合点及不符合点：

  符合点：患者为中年男性，病变位于回肠末端，病变累及肠壁全层，黏膜下浸润为主，部分黏膜可见，管腔呈“动脉瘤样扩张”，受累肠腔未见明显狭窄，近端不伴肠梗阻；病变密度均匀，不伴明显坏死和囊变，增强扫描呈轻中度均匀强化。腹腔及腹膜后多发淋巴结肿大，增强扫描呈轻中度均匀强化。

  不符合点：肠壁偏心性增厚。

5. 转移瘤

- 临床特征：最常见为鼻咽癌颅内侵犯，其次为肺癌和乳腺癌转移，肿瘤标志物（CEA、NSE、SCC）升高。
- 影像特征：边界欠清，稍高–低密度实性占位，邻近骨质破坏；在MRI上T_1WI呈低信号，T_2WI呈高信号，增强后肿瘤中度–明显强化。
- 本病例考虑为转移瘤的符合点及不符合点：

  符合点：SCC升高，边界欠清，稍高–低密度实性占位，明显强化，邻近骨质破坏；

  不符合点：无既往肿瘤病史，无体重下降。

回盲部占位五种主要疾病的鉴别诊断（表5-10）。

表5–10　回盲部占位五种主要疾病的鉴别诊断

鉴别点	腺癌	类癌	淋巴瘤	转移瘤	间质瘤
位置	盲肠，回盲瓣，回肠，阑尾	阑尾，回肠，盲肠，回盲瓣	回肠，盲肠多发性	回肠，盲肠多发性	回肠
形态	不规则，范围较小，不对称，边界锐利，回肠环形狭窄，盲肠呈外生性肿块	小的黏膜下肿块或结节样肠壁增厚	柔软，范围较广的对称性肠壁增厚，息肉状病变，外生性病变	环状狭窄，息肉状肿块	光滑的浆膜下、黏膜下或腔内肿物
强化	中度	明显	轻度	中度	不均匀，环形
空洞	偶见	无	常见，瘘管	偶见	常见
淋巴结	常见	常见，相互融合	常见，明显	无	无
肠梗阻	偶见	罕见	罕见	偶见	罕见
肠系膜	脂肪间隙清晰（穿孔除外）	肠系膜星芒状软组织影，钙化	无或轻度脂肪间隙模糊	无或轻度脂肪间隙模糊	没有改变

本例病理结果及经验总结

最终病理结果：弥漫性大B细胞性淋巴瘤。

根据CT平扫的表现，该病例特点为：①病变累及末端回肠肠壁全层，黏膜下浸润为主，部分黏膜可见，肠壁不均匀增厚，肠腔未见明显狭窄，管腔呈“动脉瘤样扩张”，不伴肠梗阻；②病变周围、腹腔及腹膜后多发增大淋巴结；③密度均匀，CT值30~40HU，未见坏死、出血，增强扫描呈回盲部病变及腹膜后淋巴结可见轻度均匀强化。

本例患者为中老年男性患者，无明显诱因上腹饱胀1个月，伴食欲减退，体重下降，CT检查发现末端回肠肠壁不均匀增厚，结合VICTIM原则，应考虑到回盲部肿瘤及炎性病变。病变范围局限，边界清，周围脂肪间隙清晰，未见渗出，增强扫描呈轻中度均匀强化，可除外炎性病变，同时强化特点也不支持腺癌、间质瘤及类癌。病变累及末端回肠肠壁全层，黏膜下浸润为主，部分黏膜可见，管腔呈“动脉瘤样扩张”。回盲部病变密度均匀，肠壁外缘光滑，不伴肠梗阻，病变周围、腹腔及腹膜后多发增大淋巴结，增强扫描呈可见轻中度均匀强化，应考虑到淋巴瘤的可能，确诊仍需病理检查。

（天津市第一中心医院 黄黎香 沈 文）

病例10 直肠实性占位

中年女性，肛门坠胀20天

临床情况

患者女性，40岁，肛门坠胀20天，肛门指检可摸及肿物。否认肝炎、结核、糖尿病、高血压病史。PET/CT显示：直肠左侧高代谢肿块，病变累及直肠左侧壁及左侧筋膜及肛提肌；直肠周围、直肠上动脉及双侧闭孔淋巴结转移。血清肿瘤标志物：CEA 1.46（0~5）ng/ml，CA199 4.04（0~37）U/ml，CA125 31.83（0~35）U/ml，均在正常水平。自发病以来自觉乏力，食欲睡眠可，二便正常，体重无明显减轻。

影像检查

盆腔MRI扫描（图5-11）。

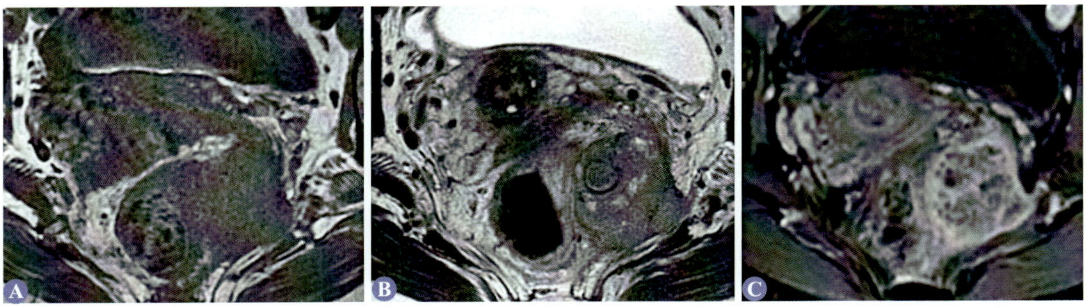

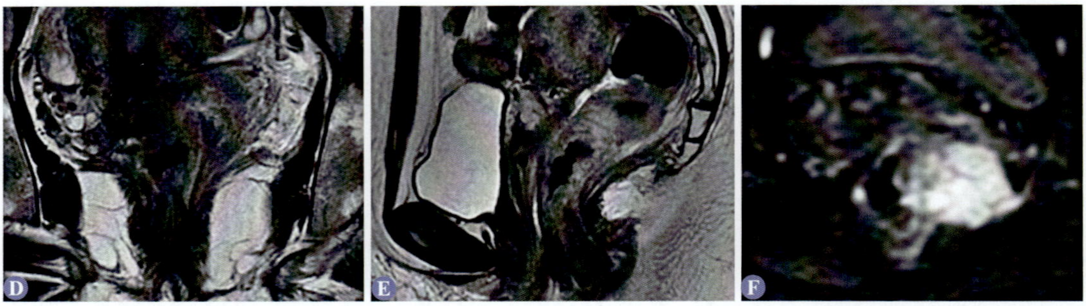

图5-11 A.MR T_1WI显示直肠肠壁不均匀增厚，左侧系膜筋膜内见混杂信号肿块，呈等T_1WI信号，肿物信号略高于邻近肌肉，未见出血信号。闭孔区可见肿大淋巴结影。B.MR T_2WI显示直肠肠壁不均匀增厚，部分与肿块相连接，肿块内见短及稍长T_2信号，病变与直肠肠壁及后方肛提肌分界不清，侵犯左侧盆壁筋膜。C.动脉晚期增强图像显示增厚肠壁及肿块不均匀强化，黏膜面尚完整，病变局部肠壁外膜面模糊，周围脂肪间隙见索条影，累及左侧盆壁筋膜。D.冠状位T_2WI显示直肠下段肠壁增厚，与肛提肌分界不清，部分肌束呈向上牵拉状，左侧黏膜面破坏。E.矢状位T_2WI图像显示直肠下段与肛提肌交界处肠壁局限性增厚，呈稍长T_2WI信号，黏膜面破坏缺如。F.DWI图像显示直肠后壁、左侧壁、肿物及闭孔区域淋巴结可见高信号

直肠实性占位基本诊断和鉴别诊断

1. 直肠癌

- 临床特征：乏力、消瘦、贫血、腹泻、大便次数增多、肿瘤侵及局部骶神经产生局部剧烈疼痛。
- 影像特征：直肠肠壁局限性或环状增厚，可见强化，肠腔可有环形或不对称狭窄，形态不规则。癌肿向肠壁周围浸润时可见浆膜面模糊毛糙，肠周脂肪密度增高。
- 本病例考虑为直肠癌的符合点及不符合点：

  符合点：直肠肠壁局限性增厚，正常黏膜消失、低强化，局部肠腔狭窄，肠壁外膜面模糊，周围脂肪间隙见索条影；盆腔及盆壁淋巴结增大，符合直肠癌区域淋巴结引流途径；

  不符合点：直肠系膜筋膜内肿块与肠壁相连（冠状位、矢状位观察），凸向肠腔外生长为主。
- 本病例考虑为神经内分泌肿瘤的符合点及不符合点：

  符合点：肿块外生性为主，呈不均匀强化；

  不符合点：直肠黏膜较大范围中断、不连续。分化较好者，强化较为明显；分化较差者，强化类似于癌。

2. 间质瘤

- 临床特征：无典型的临床症状，多发生于直肠，发现肿物时多较大，有里急后重等压迫症状。
- 影像特征：不规则或分叶状肠腔外肿物，血供丰富，增强后明显强化，中心可见

液化坏死、出血等信号，肿物较大时可发现肠壁受压、推移、拉伸等征象。

- 本病例考虑为间质瘤的符合点及不符合点：

  符合点：肿块呈等T_1WI，稍长T_2WI信号，边界清楚，增强扫描强化较明显，呈延迟强化；

  不符合点：间质瘤多好发于肛直肠环部位，多有出血、坏死等信号，直肠黏膜仅部分中断、不连续。肿物外膜面欠光整，周围呈浸润状。

3. 类癌（神经内分泌肿瘤）

- 临床特征：消瘦、乏力等肿瘤消耗性表现，缺乏特异性。
- 影像特征：黏膜下肿块，可有钙化，较大可见肿瘤表面溃疡，伴局部肠壁增厚。

4. 肛周脓肿

- 临床特征：体温升高，局部肿胀、发热、触痛。
- 影像特征：局部软组织肿物呈T_1WI低信号，T_2WI高信号，肿物形态不规则，增强扫描可见低强化。
- 本病例考虑为肛周脓肿的符合点及不符合点：

  符合点：局部肿块外膜模糊，周围脂肪内见多发索条影；

  不符合点：直肠肠壁不均匀增厚，肿物增强扫描呈明显强化，延迟强化。

直肠实性占位四种主要疾病的鉴别诊断表（表5-11）。

表5-11 直肠实性占位四种主要疾病的鉴别诊断表

鉴别点	直肠癌	神经内分泌肿瘤	间质瘤	平滑肌瘤
病变起源	黏膜上皮起源	黏膜下起源	黏膜下起源	黏膜下
好发部位	直肠全程均可	直肠全程均可，多位于中下段直肠	多位于下段直肠，尤其是肛门直肠环水平	直肠下段多见
影像学特点	直肠肠壁局限性或环状增厚，可见强化，正常粘膜消失，肠腔可有环形或不对称狭，形态不规则。癌肿向肠壁周围浸润时可见浆膜面模糊毛糙，肠周脂肪密度增高	黏膜下肿瘤，可有钙化，多为富血供肿瘤，强化程度明显高于直肠癌；肿物较大者可见肿瘤表面溃疡，伴局部肠壁增厚	黏膜下肿瘤，多为不规则或分叶状外生状，血供丰富，增强后明显强化，中心可见液化坏死、出血等；病变较小者与神经内分泌肿瘤不好鉴别	黏膜下肿瘤，轻中度强化，多为球形，边缘光整，密度相对较均匀

本例病理结果及经验总结

最终病理结果：中低分化鳞状细胞癌。

本例患者为中老年女性患者，进而出现乏力，肛门坠胀表现，肿瘤标志物阴性，

MRI检查发现直肠左侧系膜筋膜内占位，呈肿块状凸向肠腔外生长，肿块内部呈分隔状，信号不均匀。周围脂肪间隙可见索条。

直肠癌多为腺癌，鳞状上皮细胞癌少见，其临床表现与腺癌相似，诊断主要靠病理检查，根据其组织形态，免疫组化染色有助于原发性直肠鳞癌的诊断，同时须排除转移性鳞癌、宫颈癌等。*Journal of Gastrointestinal Surgery* 2016年发表的一项研究总结了原发性直肠鳞癌的临床特征，其MRI表现与本例相似（图5-12）。

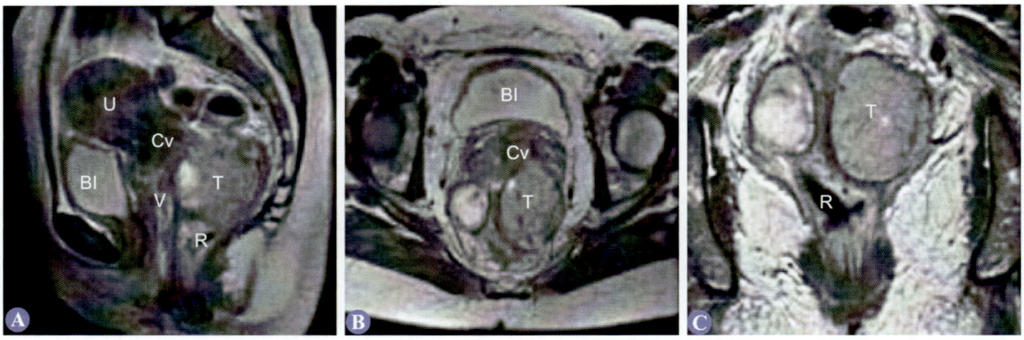

图5-12 原发性直肠鳞癌（T：肿瘤；R：直肠；BI：膀胱；U：子宫；Cv：宫颈；V：阴道）

本病例病变较大，MRI矢状位（图5-11E）可见直肠下段近肛提肌处肠壁不均匀增厚，黏膜中断、缺失。MRI冠状位（图5-11D）可见肛提肌束呈向上拉伸状，考虑左侧系膜筋膜内类圆形肿块为自下向上生长，压迫局部肠腔。本病例原发灶位于直肠下段近肛提肌处，局部肠壁不均匀增厚，增强后呈不均匀强化，向外膨出形成局部不规则肿块，依据以上特点考虑直肠癌的诊断。

（北京大学肿瘤医院　孙应实　张晓燕）

病例11　卵巢实性占位

中年女性，下腹痛3个月

临床情况

患者女性，37岁，下腹痛3个月。患者于3个月前无明显诱因出现左下腹隐痛，无放射痛，每次持续约1小时，不伴恶心、呕吐、腹泻等不适。1个月来，饱食后易出现腹胀、腹痛，大便1~3次/天，量少，无黑便；小便正常；精神、睡眠一般，体重减轻3kg，未诉其他不适。既往史无特殊。平素月经规律，13^{+}岁，4~5/28~30天，末次月经2017年1月8日，经量中，色红，有血块，偶有痛经。适龄结婚，孕3产2，于2008、2014年足月顺产1男1女，2002年药物流产1次。专科查体：外阴，已婚型，发育正常。阴道通畅，少许白色分泌物。宫颈光滑，无接触性出血。宫口无开大，未见异常组织阻塞宫颈口，无举痛。宫体前位，正常大小，表面规则，活动度好，无压痛。左附件区可触及实性包块，大小约10cm × 10cm，表面规则，活动度可；右侧附件稍增厚，无压痛。实验室检查肿瘤指标异常：CA125 587U/ml，CA153 300U/ml，CA199 14U/ml，非小细胞肺癌抗原：14.2ng/ml，神经特异性烯醇化酶：26.4 ng/ml，血常规：血小板计数：456×10^9/L。

影像检查

盆腔MRI平扫+增强扫描（图5-13）。

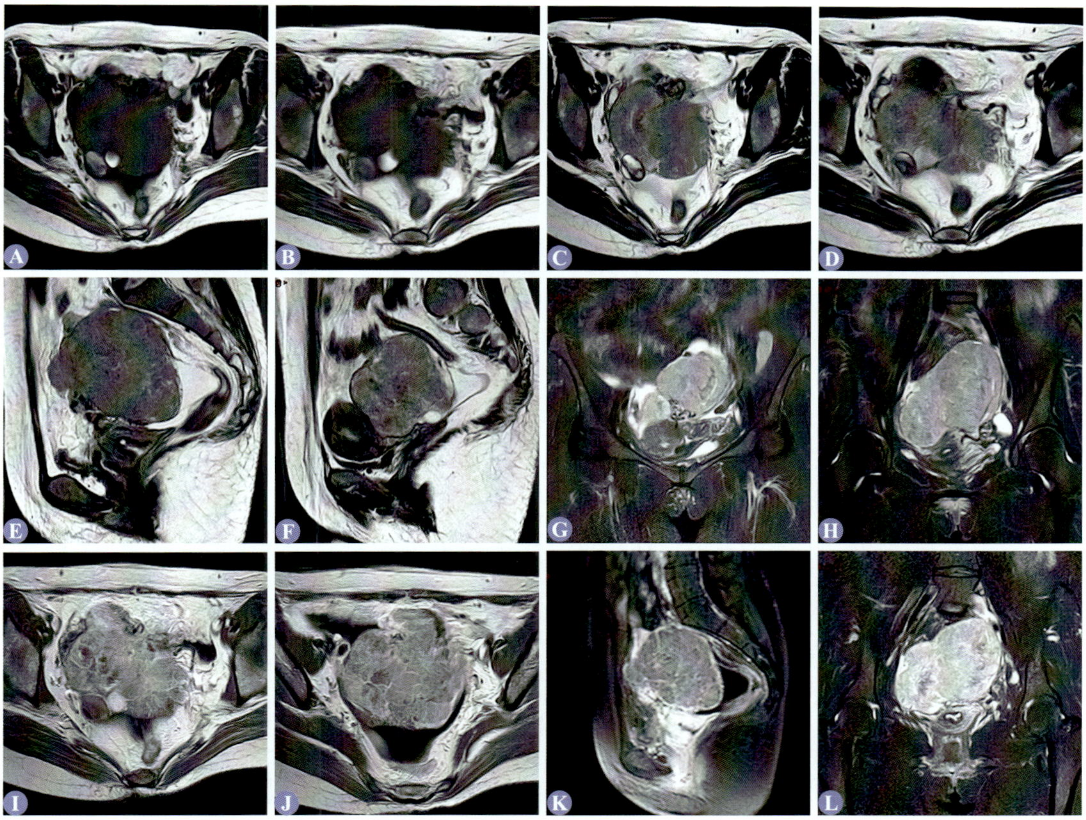

图5-13 左侧附件区见巨大团块状异常信号影，T_1WI呈等信号（A、B），T_2WI呈略高信号（D~F），脂肪抑制序列呈稍高信号（G、H），增强扫描呈中等不均匀强化（I~L），病灶边界较清，形态不规则，有分叶及假包膜，血供较丰富，内可见流空血管影。右侧附件受压右移，与肿块分界清楚；左侧附件移位至肿块右后方，并与之分界不清，内见出血信号（A、B）。子宫、直肠受压推移，肿块与子宫分界清晰，形态及信号未见异常

卵巢实性占位基本鉴别诊断

1. 透明细胞癌

- 临床特征：卵巢透明细胞癌起源于苗勒管卵巢上皮，占卵巢上皮肿瘤的

5%~10%，多发生于成年女性，发病年龄多为48~58岁，几乎所有患者诊断时年龄均为25岁以上。临床表现以腹部肿块最常见，单侧为主，伴有腹胀、腹痛，晚期出现腹腔积液，预后差，对化疗不敏感，容易复发、转移，部分可伴发子宫内膜异位症。

- 影像特征：多为单侧，双侧少见，边界较光滑，多以囊性成分为主，实性成分多为较大的乳头状/团块状突起影；小部分肿瘤可完全实性，多见不完整包膜形成。T_1WI 上可见囊性部分信号复杂多变，可表现为从低至高各个信号程度，部分子宫内膜异位相关的患者，由于子宫内膜异位致反复出血，可见肿瘤病灶内T_1高信号。囊壁结节及病灶实性部分均呈弥散受限改变。肿瘤血供较丰富，内可见流空血管影，动脉期明显强化，静脉期及平衡期仍持续强化，囊壁结节及病灶实性部分均呈中度或明显强化，囊壁强化程度也较明显。可并发子宫内膜异位症、腹水、网膜增厚、侵犯周围组织及远处转移。
- 本病例考虑为透明细胞癌的符合点及不符合点：
  符合点：病程进展较快（下腹痛3个月，体重1个月内下降3kg）；CA125、CA153、CA199明显升高；肿瘤生长快、巨大，形态不规则，有明显分叶和不完整的假包膜，右侧附件可见出血信号影，提示合并子宫内膜异位症；
  不符合点：多呈囊性，少数为实性，本例呈实性肿块，年龄偏小。

2. 子宫内膜样癌

- 临床特征：为卵巢上皮向子宫内膜化生的恶性肿瘤，15%~30%可与子宫内膜癌同时发生，约42%合并子宫内膜异位症。发病年龄多在50~60 岁，双侧均可发生，以单侧多见。临床表现多无特异性，主要表现为腹部和盆腔肿块，异常阴道出血（绝经后阴道出血，月经淋漓不断，不规则阴道出血）。
- 影像特征：肿瘤发现时往往比较大，大多数直径在10cm 左右。圆形或不规则分叶状，文献上对子宫内膜癌呈实性、囊实性的报道不一，囊实性与肿块的大小有关，大肿块均见不同程度囊变坏死，病灶较小时肿块囊变不明显，囊液的密度较高主要与肿瘤的出血有关，部分因囊液稠厚所致。多无钙化，增强后肿瘤实性成分呈中等程度强化。卵巢和子宫可同时发生子宫内膜样癌，表现为子宫体部内膜不规则增厚，T_1WI呈等信号，T_2WI呈稍高信号，增强后呈中等程度强化。
- 本病例考虑为子宫内膜样癌的符合点及不符合点：
  符合点：肿瘤较大，完全实性，无钙化灶；
  不符合点：年纪较轻，无阴道流血，子宫内膜不厚。

3. Brenner瘤

- 临床特征：卵巢Brenner瘤可发生于任何年龄，50岁以上占1/2左右，交界性和恶性者发病年龄较良性大10岁，来源于卵巢的移行细胞肿瘤，占卵巢肿瘤的2%~3%，多数良性，很少恶性。临床表现无特异性，患者多以腹痛腹胀就诊，部分患者因体检发现。实验室检查亦无特异性标志物，部分患者可有血清CA125 升高。多合并胸腹水。

- 影像特征：恶性Brenner 瘤都是以囊实性为主，呈分叶状，并多为实性成分内伴有多个小囊，实性成分信号不均且在T_2WI 上高于周围肌肉组织，主要由于其内多伴有出血、坏死，DWI 呈明显高信号，表现为恶性肿瘤内水分子扩散受限的特性，增强后实性成分动态曲线呈速升平台型。良性Brenner瘤则大部分呈实性，少数呈明显囊变，多为单囊，实性成分与肌肉相仿，多伴有不定形钙化，且钙化多位于实性成分边缘，增强为轻中度强化。
- 本病例考虑为Brenner瘤的符合点及不符合点：
  符合点：CA125 升高，实性成分T_2WI信号类似；
  不符合点：年龄大，未见囊性成分。

4. 颗粒细胞瘤

- 临床特征：50岁以上，具有月经量降低、下腹胀痛不适以及绝经后阴道流血等临床症状，是最常见的分泌雌激素的卵巢肿瘤，高雌激素可导致内膜增生、息肉、癌变。
- 影像特征：多为实性肿块，有包膜、边界清楚，一般无侵蚀性。实性肿块中可伴有囊性区域，囊内可见出血。MRI 表现为肿块呈圆形、卵圆形，表面光滑，其内多发大小不等的囊性变，囊内壁光滑、锐利，其内容物MR T_1WI 呈等低混杂信号，T_2WI 呈混杂高信号，囊与囊间有分隔，分隔厚薄不一，多为较厚分隔，呈“海绵孔样”改变。受雌激素影响，子宫增大，内膜增厚，内膜出血。
- 本病例考虑为颗粒细胞瘤的符合点及不符合点：
  符合点：实性肿块；
  不符合点：年纪较轻，无阴道出血等症状，子宫不大。

5. 无性细胞瘤

- 临床特征：通常见于年轻女性，大多数病例发生于10~30岁，占恶性卵巢肿瘤的1%~3.75%，占卵巢恶性生殖细胞肿瘤的50%，没有特异性肿瘤标志物，血清LDH、ALP、HCG可出现非特异性升高。
- 影像特征：90%为单侧性，10%为双侧性，大小不等，较小肿块直径仅达数厘米，大者可达50cm，包膜完整，部分可与周围组织粘连。可为呈类圆形或分叶状实性或囊实性肿块，实性成分呈等或稍长T_1 或稍长T_2 信号、内可混杂小斑片稍短T_1 信号，增强扫描实性成分呈渐进性轻-中度强化，内可见纤维血管分隔及环状强化的包膜。
- 本病例考虑为无性细胞瘤的符合点及不符合点：

符合点：年轻女性，巨大、分叶状实性肿块；

不符合点：肿块中无明显的纤维血管组织分隔。

6. **卵巢转移瘤**

- 临床特征：年龄偏大，多有消化道肿瘤（特别是胃癌）和乳腺癌等原发病史，多为双侧，多伴有消化道肿瘤指标增高。
- 影像特征：以实性肿块或囊实性肿块为主，多数肿块边界清楚，部分肿瘤内出现“瘤内囊”等，增强后实性成分明显强化，结合病史对诊断具有重大意义。
- 本病例考虑为无性细胞瘤的符合点及不符合点：

  符合点：双侧实性肿块，边界较清；

  不符合点：无消化道肿瘤病史。

卵巢实性占位六种主要疾病的鉴别诊断（表5-12）。

表5–12 卵巢实性占位六种主要疾病的鉴别诊断

鉴别点	透明细胞癌	子宫内膜样癌	Brenner瘤	颗粒细胞瘤	无性细胞瘤	卵巢转移瘤
临床症状及病史	40岁以后，无特殊症状，可合并子宫内膜异位症	可合并子宫内膜异位症	老年人好发，无特殊	分泌雌激素引起的阴道异常出血	年轻女性常见	年龄偏大，通常有消化道肿瘤病史
实验室检查	CA199等肿瘤标志物升高	无特殊	部分患者可有血清CA125升高	高雌激素血症	血清LDH、ALP、HCG可出现非特异性升高	消化道肿瘤指标高
良恶性	恶性	恶性	多为良性，少数恶性	恶性	恶性	恶性
肿块	囊性为主，可完全实性	实性肿块伴囊变	实性内见多发小囊	多实性	实性或囊实性	实性或囊实性
特征表现	富血供，明显强化	钙化少见，T_1WI常见出血灶	良性者多为实性，并可见钙化	“海绵孔样”改变，子宫增大	纤维血管组织分隔	边界较清，肿瘤病史

本例病理结果及经验总结

最终病理结果：透明细胞癌。

卵巢透明细胞癌属少见病，完全实性的更少见，本病例术前诊断困难。结合临床和实验室资料，先明确了定位：MRI示右侧附件受压右移，与肿块分界清楚；左侧附件移位至肿块右后方，并与之分界不清，内见出血信号（巧克力囊肿），子宫、直肠受压推移，肿块与子宫分界清晰，形态及信号未见异常，推出病变源于左侧卵巢。再对病灶进行定性，病程进展较快（下腹痛3个月，体重1个月内下降3kg）；肿瘤指标明显升高；肿瘤生长快、巨大，形态不规则，有明显分叶和不完整的假包膜，推断出恶性肿瘤。最后抓住“卵巢实性恶性肿瘤，且上皮来源可能性大” 这条思路，排除其他MRI表现类似的肿瘤，可考虑透明细胞癌的可能性较大，但卵巢透明细胞癌术前诊断困难，影像学缺乏特异性，确诊仍需病理学检查。

（广州市第一人民医院 江新青 吴红珍 莫 蕾）

病例12 卵巢囊实性占位

青年女性，月经不规则出血3个月

临床情况

患者女性，18岁，月经不规则出血3个月，中下腹胀痛伴腹泻、尿频1个月。查血β-HCG >225mg/L（正常值<5μg/L），CA125 86.9U/ml（正常值<35U/ml)，细胞角蛋白CA211 20.6ng/ml（正常值<4ng/ml），血、便、尿三大常规阴性。

影像检查

盆腔增强MRI（图5-14）。

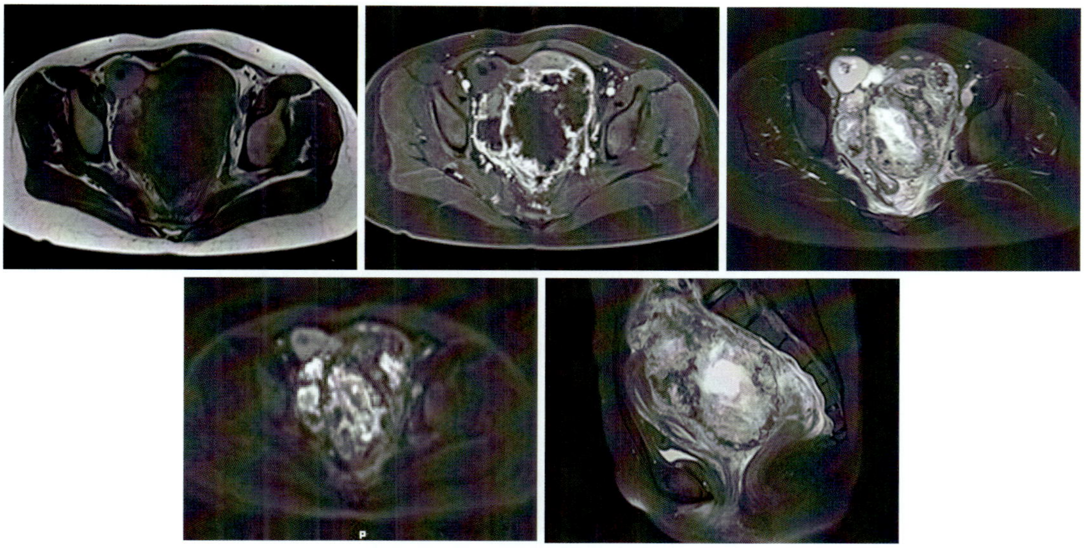

图5–14 盆腔内巨大不规则囊实性肿块，T_1WI呈等、低混杂信号，内散在斑片高信号影（提示病灶内出血），T_2WI呈高、低混杂信号（低信号影进一步提示病灶内出血），DWI部分区域弥散受限，增强后肿块中央大片坏死，边缘“败絮”样强化。T_2WI矢状位见子宫受压拉伸，向前移位，后壁受侵犯，肌层浸润

卵巢囊实性占位基本鉴别诊断

1. 卵巢上皮来源恶性肿瘤如囊腺癌

- 临床特征：早期无明确临床表现，肿瘤破裂出血则持续性腹部胀痛，月经不规则

或绝经后出血，消瘦，CA125升高。

- 影像特征：肿瘤边缘不规则，兼具明显的囊性和实性部分，实性部分明显强化和弥散受限，常可发生腹膜转移，表现为腹水及大网膜增厚，腹膜及肠系膜多发结节状肿块。
- 本病例考虑为卵巢囊腺癌的符合点及不符合点：

  符合点：卵巢囊实性肿瘤，信号混杂，局部侵犯子宫，呈恶性肿瘤征象；

  不符合点：患者年龄偏轻，肿瘤内坏死非常明显，HCG极度增高而CA125仅轻度增高，无腹水，无腹膜及大网膜转移增厚。

2. 卵巢上皮来源良性肿瘤如Brenner瘤合并浆/黏液性囊腺瘤

- 临床特征：多数发生在中老年妇女，一般无明显症状，少数有下腹痛或阴道流血。
- 影像特征：肿瘤多为实性或囊实性，囊性部分为单囊或多房囊，边界清晰，对周围结构一般无侵犯。实性成分信号与盆壁肌肉相仿。
- 本病例考虑为Brenner瘤合并浆/黏液性囊腺瘤的符合点及不符合点：

  符合点：表现为卵巢区囊实性肿块；

  不符合点：囊性部分为单囊或多房囊（黏液/浆液性囊腺瘤表现），实性部分呈良性肿瘤持续性边界清晰强化模式，肿瘤指标HCG极度升高也不符合。

3. 恶性生殖细胞肿瘤如绒毛膜细胞癌

- 临床特征：葡萄胎、产后或流产后不规则阴道流血，子宫大而软，血β-HCG明显升高。
- 影像特征：多为单侧发生，体积较大，直径8~30cm，大部分有包膜，实性或囊实性，出血坏死明显，实性部分极富血供，T_2WI可见多发纡曲流空血管影，增强后早期明显强化；易发生血行转移，如肺、肝、肾等。
- 本病例考虑为绒毛膜癌的符合点及不符合点：

  符合点：卵巢囊实性恶性肿瘤，β-HCG等肿瘤标志物升高；

  不符合点：绒毛膜癌往往继发于葡萄胎、产后或流产后，本例患者为未婚未育少女，原发性非妊娠性绒毛膜癌极其罕见。

4. 性索–间质来源肿瘤如卵泡膜纤维瘤或硬化性间质瘤

- 临床特征：瘤常单侧发病，11~30岁年轻女性多见，能分泌雌激素、雄激素，临床上常表现为性激素紊乱引起的月经异常，原发或继发不孕，绝经后出血，男性化等，肿瘤标志物不高，性激素增高。
- 影像特征：实性或囊实性肿块，类圆形或分叶状，边界清，实性部分渐进性强化。
- 本病例考虑为性索–间质肿瘤的符合点及不符合点：

  符合点：卵巢区囊实性肿块；

不符合点：本病例为恶性肿瘤表现，实性部分灶周“败絮”样强化，不符合性索-间质肿瘤渐进性强化特点，肿瘤指标也不符合。

卵巢囊实性占位四种主要疾病的鉴别诊断（表5-13）。

表5-13 卵巢囊实性占位四种主要疾病的鉴别诊断

鉴别点	卵巢上皮癌（原发性囊腺癌）	腺瘤合并囊腺瘤（Brenner瘤合并黏液性囊腺瘤）	性索-间质肿瘤（卵泡膜纤维瘤）	恶性生殖细胞肿瘤（绒毛膜细胞癌）
囊实性部分特点	不均匀囊实混杂肿块	实性部分实质均匀，囊性部分为单囊或多房囊	实性部分均匀，伴不规则黏液变、囊变区	中央大片出血坏死，边缘环形显著强化
实验室检查	CA125明显升高	无特殊	性激素如雌激素异常升高	绒毛膜癌HCG明显升高；卵黄囊瘤AFP明显升高
肿瘤内出血	不明显	不明显	不明显	明显出血
强化方式	不均匀强化	实性部分持续性均匀强化	实性部分渐进性强化	动脉早期灶周“败絮”样强化，中央大片无强化出血坏死区
转移部位及腹水	通常大网膜、腹膜及肠系膜转移，常见腹水	无转移，无腹水或少许腹水	无转移，无腹水或少许腹水	往往有远处血行转移如肺、肝、肾等，无腹水或少许腹水

本例病理结果及经验总结

最终病理结果：卵巢原发性非妊娠性绒毛膜细胞癌。

本例患者为18岁女性患者，月经不规则出血伴中下腹胀痛。查血β-HCG >225mg/L，盆腔MRI检查发现巨大不规则肿块。第一，定位肿块来源，T_2WI矢状位可见肿块将子宫向前推移，子宫拉伸，提示肿块非子宫来源，而很有可能为卵巢来源。第二，定性问题，肿瘤很大，信号不均匀，且局部侵犯子宫后壁，因此基本可以明确肿块为恶性肿瘤。第三，肿瘤进一步精准诊断，肿瘤虽然为囊实性改变，但出血坏死非常明显，且实性部分极富血供，无明显腹水及腹膜转移，患者年纪偏轻，因此，卵巢上皮来源癌不符合。那么，需要考虑恶性生殖细胞肿瘤如恶性畸胎瘤、卵黄囊瘤或绒毛膜细胞癌。畸胎瘤具有三胚层结构，往往可观察到脂肪或钙化等，易于鉴别。卵黄囊瘤指原始生殖细胞向胚外组织分化，瘤细胞类似胎盘的间充质细胞，血中AFP往往明显升高。绒毛膜癌指原始生殖细胞向覆盖在胎盘绒毛表面的细胞分化而形成，血中β-HCG往往明显升高。本例患者血β-HCG >225mg/L，则易于想到绒毛膜癌的诊断。绒癌通常继发于葡萄胎、流产或足月分娩以后，偶尔发生于未婚妇女的卵巢。

（浙江大学医学院附属第二医院 王六红 张敏鸣）

病例13　肾实性占位

中年男性，体检发现左肾下极占位性病变

临床情况

患者男性，56岁，体检发现左肾下极占位性病变，无腰痛、无血尿，无尿急、尿频，自发病饮食正常，体重无变化。尿红细胞阴性，尿白细胞阴性，实验室指标无特殊。

影像检查

双肾MRI平扫+增强扫描（图5-15）。

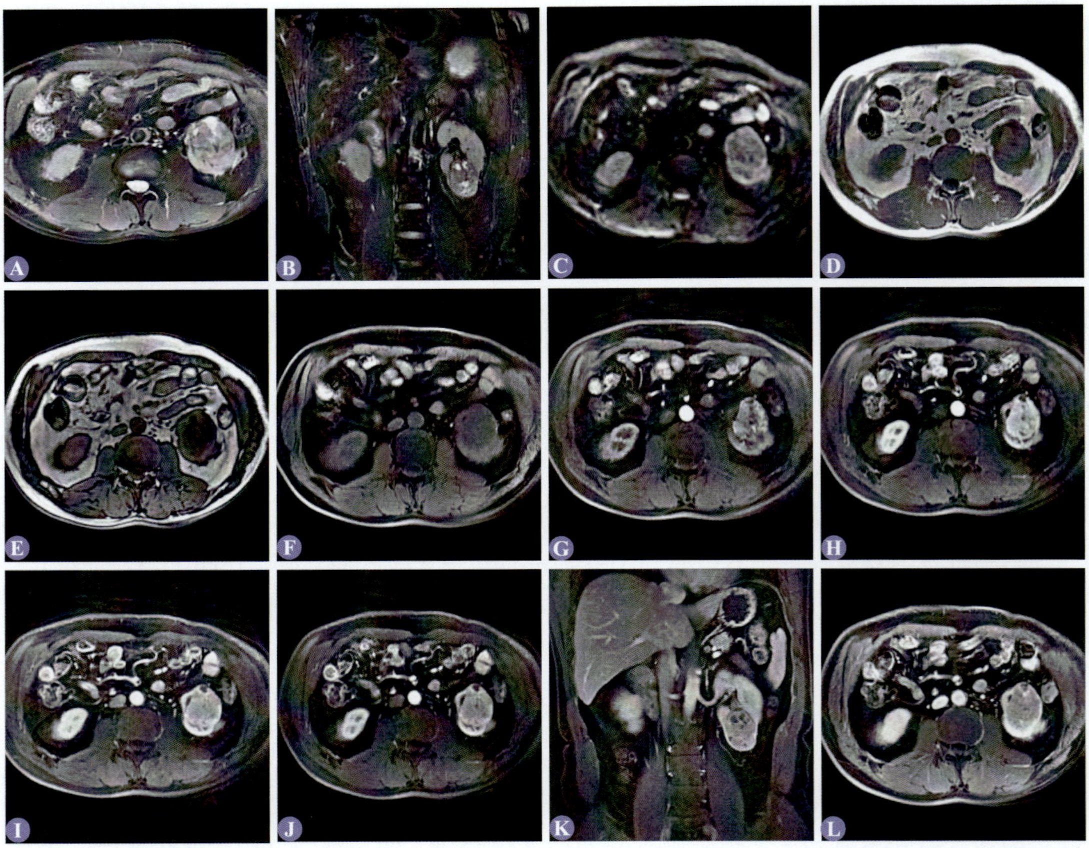

图5–15　A~F左肾下极见T_1WI稍高、T_2WI混杂稍低信号团块影，其内可见T_2WI高信号囊变、坏死区（图A、B），肿块边界清晰，病变边缘可见T_2WI低信号假包膜，DWI病变主体呈等、稍低信号（图C），T_1WI反相位病灶内见斑片状相较于同相位的信号减低区（图D~F）。图G~L增强扫描呈快进快出强化方式，皮髓质期强化高于肾实质，延迟期低于肾实质，且延迟期可见包膜明显强化，T_2WI高信号囊变区无强化

肾实性占位基本鉴别诊断

1. 透明细胞肾癌

- 临床特征：肾癌三联症（血尿、腰痛、腹部肿块）。
- 影像特征：病变呈T_1WI稍低、T_2WI稍低或稍高信号，易囊变、坏死（囊变区呈长T_1、长T_2信号），边缘清晰，常见假包膜，约60%含脂质，而表现为T_1WI反相位可见信号较同相位减低，DWI等、低信号，增强呈“快进快出”或“快进慢出”强化方式，皮质期强化高于肾皮质。
- 本病例考虑为透明细胞肾癌的符合点及不符合点：
  符合点：边缘清晰，有假包膜，有囊变、坏死区，T_1WI反相位病灶信号减低，DWI为等低信号，富血供，“快进快出”强化，皮质期强化程度高于肾皮质；
  不符合点：临床无肾癌三联症，T_1信号较高，T_2信号较低。

2. 肾嫌色细胞癌

- 临床特征：很少出现肾癌三联症，多因体检发现，部分患者可出现血尿或肿瘤压迫症状。
- 影像特征：肿瘤实性部分信号均匀，T_1WI多为低信号，T_2WI呈等、低信号，边缘清晰，常有假包膜，少见出血、囊变、坏死，肿瘤中央可见星芒状瘢痕，DWI呈稍高信号，增强扫描呈轻、中度渐进性强化，瘢痕可延迟强化。
- 本病例考虑为肾嫌色细胞癌的符合点及不符合点：
  符合点：实性占位，边缘清晰，T_2WI信号较低；
  不符合点：病变可见囊变、坏死，DWI稍低信号，富血供，皮质期明显强化，无明确瘢痕。

3. 乳头状肾细胞癌

- 临床特征：肾癌三联症。
- 影像特征：实性部分T_2WI均匀低信号，边缘清晰，可有囊变及假包膜，Ⅱ型易出血，约56%可见到T_1WI反相位信号较同相位减低（细胞内含脂质），DWI为高信号，增强呈持续轻中度强化，皮质期强化程度低于肾皮质。
- 本病例乳头状肾细胞癌的符合点及不符合点：
  符合点：边缘清晰，有囊变及假包膜，含脂质；
  不符合点：T_2WI呈混杂信号，DWI等低信号，富血供，皮质期强化高于肾皮质。

4. 肾血管平滑肌脂肪瘤

- 临床特征：女性多见；一般无临床症状，肿瘤破裂、出血时可出现急腹症。
- 影像特征：含脂肪的肾血管平滑肌脂肪瘤呈T_1WI（非脂肪抑制序列）高信号，T_2WI（脂肪抑制序列）呈均匀或不均匀低信号，DWI为等、低信号，T_1WI反相位脂肪区域边缘可见“勾边”表现。不含脂肪的肾血管平滑肌脂肪瘤呈T_1WI稍低、T_2WI稍低信号，DWI为高信号，增强扫描因成分不同强化方式各异。与肾交界面呈楔形，无明确假包膜。

- 本病例考虑为肾血管平滑肌脂肪瘤的符合点及不符合点：
  符合点：临床症状、实验室检查；
  不符合点：有假包膜，反相位病灶信号减低，不含脂肪。

5. 肾嗜酸细胞腺瘤

- 临床特征：无临床症状，少数可出现肉眼血尿、腰痛、腰部肿块等症状。
- 影像特征：边缘清晰，可见假包膜，平扫T_1WI为等或稍低信号，T_2WI呈高、低混杂信号（囊变、出血、坏死），DWI为稍高信号，中央瘢痕在T_1WI为低信号，T_2WI为低信号或高信号；增强扫描以富血供表现为主，也可以表现为乏血供，延迟扫描可因瘢痕的延迟强化而出现“强化反转”。
- 本病例考虑为肾嗜酸细胞腺瘤的符合点及不符合点：
  符合点：无临床症状，有包膜，富血供，有囊变；
  不符合点：“快进快出”的强化方式，无明确瘢痕。

肾实性占位五种主要疾病的鉴别诊断（表5-14）。

表5-14 肾实性占位五种主要疾病的鉴别诊断

鉴别点	透明细胞肾癌	肾嫌色细胞癌	乳头状肾细胞癌	肾血管平滑肌脂肪瘤	肾嗜酸细胞腺瘤
T_2WI	不均匀等、高混杂信号，易囊变、出血、坏死	相对均匀等、低信号，坏死、出血、囊变少见	Ⅰ型较均匀低信号；Ⅱ型不均匀低信号，易囊变	均匀或不均匀低信号；<4cm少囊变、坏死；>4cm可囊变、坏死	混杂高信号，可含高信号或低信号瘢痕
DWI	等、低信号	高信号	高信号	含脂型：等、低信号 乏脂型：高信号	高信号
增强	富血供，快进快出	轻、中度强化，延迟期略降低或变化不明显	轻、中度强化，实质、延迟期持续强化	成分不同，强化方式各异	富血供，明显、持续强化
强化特点	皮质期强化高于肾	增强各期均低于肾	明显低于肾	无特征	皮质期等或高于肾，延迟可见瘢痕强化

本例病理结果及经验总结

最终病理结果：透明细胞肾癌。

本例为肾实性占位，边缘清晰，有明显假包膜，虽无临床症状，但仍考虑肿瘤性病变，因肾癌只有6%~10%出现三联症，且多为肿瘤晚期表现；本例T_1WI呈稍高信号，T_2WI稍低为主的混杂信号，不符合典型透明细胞肾癌信号特点，结合病理标本所见（切面部分棕红色），考虑为出血所致。本例增强扫描为富血供，且为“快进快出”强化方式时更多见于透明细胞肾癌，加之DWI为等、低信号，进一步支持透明细胞癌诊断，还是应该首先考虑透明细胞肾癌。需注意含脂质不是透明细胞肾癌独有特征，乳头状肾细胞癌也可出现。病变反相位信号无“勾边”现象不符合含脂型AML，DWI等低信号又不符合乏脂型AML。

透明细胞肾癌易囊变、坏死而表现为T_1WI低、T_2WI高信号，可以因出血而表现为T_1WI高信号、T_2WI低信号，因含脂质表现为反相位信号减低。本病例因出血导致T_1WI、T_2WI信号不典型，但皮质期明显强化，“快进快出”、DWI等低信号均支持是透明细胞癌诊断。

（解放军总医院 王海屹 许 伟）

病例14 肾多囊性占位

中年女性，左侧腰痛1个月

临床情况

患者女性，51岁，左侧腰痛数年。腰痛加重1个月，无尿频、尿急、尿痛 。入院后B超检查提示左肾囊性病变，右肾多发囊肿。

影像检查

肾MRI平扫+增强（图5-16）。

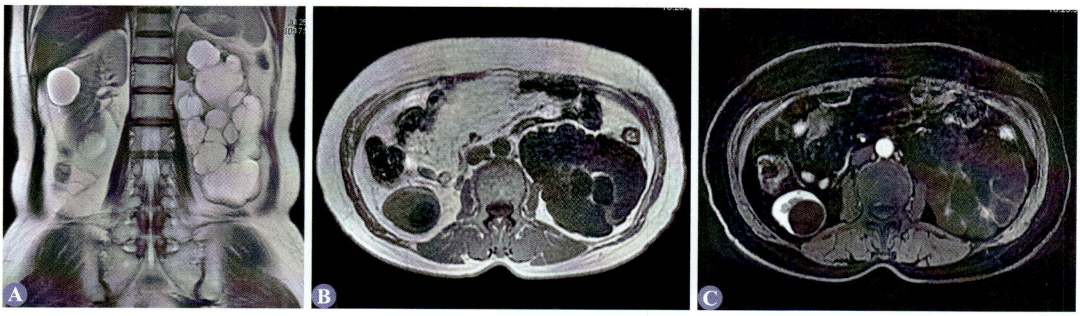

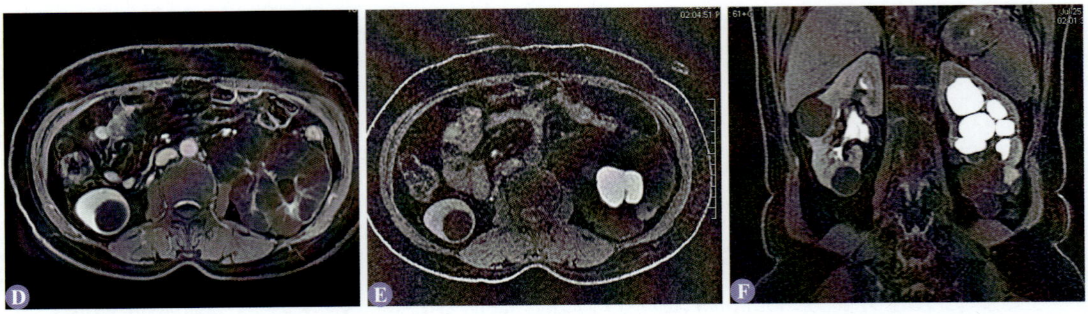

图5-16 冠状面T_2WI及轴位T_1WI示左肾下部可见多房囊性占位，边界清晰，增强扫描部分分隔可见强化。排泄期冠状面示病变凸向肾窦并伴左肾积水。右肾中部及下部实质内可见多发圆形囊性占位，边界清晰，信号均匀

肾多囊性占位基本鉴别诊断

1. 多房囊性肾瘤

- 临床特征：常见于4岁以下男孩或40~60岁女性。
- 影像特征：肾囊性占位，呈多房性改变，病变聚集于肾一侧，病变内可见多个分隔影，增强扫描分隔可见部分强化。
- 本病例考虑为多房囊性肾瘤的符合点及不符合点：

  符合点：本病例患者为51岁女性，为多房囊性肾瘤的好发人群。且病变集中于左肾下部，病变内可见多个分隔影，增强扫描部分分隔可见强化；

  不符合点：左肾多房囊性病变并部分分隔强化。影像学上有时和多房性囊性细胞癌鉴别困难，需要手术治疗。

2. 多房性囊性肾细胞癌

- 临床特征：多房性囊性肾细胞癌是肾细胞癌的一个亚型，临床上较为少见。主要发生于中老年人，男女发病率为3∶1，左右肾发病率大致相当，多发生于肾的两极，临床表现无明显症状、体征，部分患者可表现为腰背部疼痛或不适、血尿等。临床多采用保留肾单位切除术，术后预后较好。
- 影像特征：病变大小不一，直径可为 1~14cm，病灶均由多个囊腔和分隔构成，分隔无明显膨胀性实性结节是其特征。增强扫描囊壁、分隔也呈进行性延迟强化。排泄期强化最明显。囊内可充满新鲜和陈旧的血液。
- 本病例考虑为多房性囊性肾细胞癌的符合点及不符合点：

  符合点：本病例表现为左肾下部多囊性病变，可见分隔，无实性结节，可见强化的分隔；

  不符合点：左肾病变影像表现为多房囊性病变并部分分隔强化，囊内信号均匀，未见新鲜或陈旧出血。有时影像学上本病和多房性囊性细胞瘤鉴别困难，需手术治疗。

3. 多囊肾

- 临床特征：多囊肾分为2种类型，常染色体隐性遗传型（婴儿型)多囊肾，发病于婴儿期，临床较罕见；常染色体显性遗传型（成年型)多囊肾，常于青中年时期被发现，也可在任何年龄发病，为多囊肾的常见类型，主要影响肾，也可累及肝、胰腺，囊肿随年龄增多增大，正常肾组织逐渐减少，发展为肾衰竭，需要透析或肾移植。
- 影像特征：肾体积增大，肾（多为双侧）多发大小不等囊状信号影，无分隔，常合并多囊肝，除合并感染及出血，信号均匀，无强化。
- 本病例考虑为多囊肾的符合点及不符合点：

  符合点：左肾轮廓增大变形，且病变表现为多囊性病变，肾窦受压；

  不符合点：本病例为单肾发病，且只见于左肾下部。成人型多囊肾病变常为双侧，肾体积增大，肾实质内可见弥漫性多发大小不等的囊肿，囊肿常伴有继发感染和出血，囊腔间有压迫萎缩的肾实质。

4. 多囊性肾发育不良

- 临床特征：多囊性肾发育不良是一种较罕见的非遗传性疾病。男性多见，多为单侧发病，左侧多见，多为儿童或胎儿，成人多囊性肾发育不良的研究鲜有报道。本病系胚胎发育期肾和输尿管芽融合不良导致的一种畸形。该病因胎儿早期肾盂、漏斗部或输尿管闭锁或严重狭窄导致同侧后肾退化，肾实质丧失，残存扩张的集合管被原始发育不良的组织分隔，形成大小不等的囊泡，囊间互不相通。
- 影像特征：患侧肾区未见正常肾盂结构，呈数量不等、大小不一、形态不规则的囊性信号影。T_1WI 呈低信号，T_2WI 呈高信号，囊肿直径 0.3~4.0cm。囊分隔显示清晰，T_1WI 及 T_2WI 均呈等信号。MRU示患肾多发大小不等的囊性高信号影，各囊肿孤立存在，互不相通。典型表现为中心区域软组织，外周不相通的囊肿，同侧输尿管、肾集合系统以及肾血管萎缩。
- 本病例考虑为多囊性肾发育不良的符合点及不符合点：

  符合点：左肾病变表现为不规则形囊性病变，其内分隔显示清晰，T_1WI 呈低信号，T_2WI 呈高信号。

  不符合点：多囊性肾发育不良系胚胎发育期肾和输尿管芽融合不良导致的一种畸形，发病年龄小。影像学上表现为病侧肾实质退化丧失，伴有病变侧输尿管、肾集合系统及肾血管萎缩，而本病例不但可见明显扩张的肾盂结构，且肾上部可见信号正常的肾实质，与该病不符。

肾多囊性占位四种主要疾病的鉴别（表5-15）。

表5-15 肾多囊性占位四种主要疾病的鉴别诊断

鉴别点	多房囊性肾瘤	多房性囊性肾细胞癌	多囊肾	多囊性肾发育不良
发病年龄及性别	男性儿童或成年女性	成年人多见	女性多见	新生儿
部位	单肾发病	单肾发病	双肾发病	单肾、双肾
形态特点	多房囊性	多房囊性，无实性结节	多发弥漫性大小不等囊状	不规则囊状
影像学表现	多囊性占位，内含分隔，部分分隔强化	多囊性占位，内含分隔，分隔上无实性结节，分隔呈进行性延迟强化	双肾体积增大，呈多发、大小不等囊性密度/信号，无分隔，可合并多囊肝，无强化	无正常肾盂结构，呈数量不等、大小不一，形态不规则囊性密度/信号，有分隔

本例病理结果及经验总结

最终病理结果：多房性囊性肾瘤。

本例患者为中年女性，左腰痛数年，近期加重，MRI检查发现左肾不规则增大，肾下部实质内可见多房囊性病变，病变内并可见多发纤细分隔影，增强扫描部分分隔可见强化，病变较大，压迫输尿管上段，致左侧肾盂肾盏扩张、积水。患者临床病史较长，但无特异性，结合病史及影像学表现考虑为肾良性病变，多房囊性肾瘤可能性大。但由于本病与多房囊性肾细胞癌影像学表现有部分重叠，故需要手术病理来进一步证实。

（天津医科大学第二医院　徐国萍　张雪宁）

病例15　腹膜后含脂占位

老年男性，中上腹疼痛1年

临床情况

患者男性，66岁，中上腹疼痛1年。伴有慢性支气管炎、哮喘、高血压。

影像检查

上腹部MRI增强检查（图5-17）。

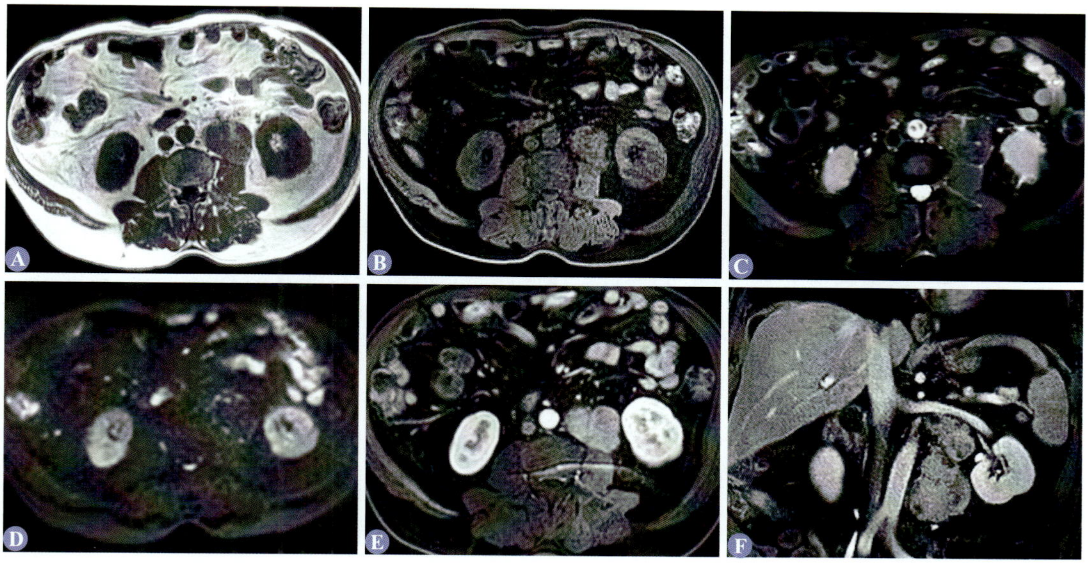

图5-17 A.MR T_1WI；B.T_1WI-FS；C.T_2WI-FS；D.DWI；E.增强横断位T_1WI-FS；F.增强冠状位T_1WI-FS。左肾内侧主动脉旁肿块影，大小约59mm×50mm，T_1WI呈等高混杂信号，脂肪抑制序列后部分信号减低，T_2WI脂肪抑制序列相呈高低混杂信号，DWI呈低信号，强化程度呈缓慢上升，左肾静脉被包绕

腹膜后含脂占位基本鉴别诊断

1. 脂肪肉瘤

- 临床特征：腹膜后最常见的原发性肉瘤，好发于男性，年龄50~70岁；临床症状出现较晚，肿瘤只有很大时才主要表现为腹部肿块及其压迫症状。
- 影像特征：含有脂肪和软组织成分的巨大混杂密度肿块，边界尚清，可侵犯邻近结构；根据不同的组织学类型含量不同，低级别以分化好的脂肪为主，伴多发分隔，而高级别以软组织为主，混杂脂肪成分；增强后软组织成分强化。
- 本病例考虑为脂肪肉瘤的符合点及不符合点：

  符合点：老年男性，含脂肪成分软组织肿块，包绕左肾静脉，与肾上腺或肾没有关系；

  不符合点：肿块不大，少量脂肪成分位于边缘，DWI信号较低，缓慢强化。

2. 肾血管平滑肌脂肪瘤

- 临床特征：肾最常见，少数位于肾外，结节性硬化患者临床表现无特征良性，非结节性硬化者可出现腹痛或腰痛、血尿等，肿瘤出血时会出现腹部不适。
- 影像特征：结节性硬化患者，病变常多发和双侧。影像表现与肿瘤大小、部位以及肿瘤成熟脂肪组织、平滑肌和血管各成分所占比例、是否出血等有关。
- 本病例考虑为肾血管平滑肌脂肪瘤的符合点及不符合点：

  符合点：含有脂肪和软组织成分的混合性肿块，位于左肾内侧，不排除肾外血管平滑肌脂肪瘤；

不符合点：无结节性硬化病史，左肾皮质完整。

3. 肾上腺外髓样脂肪瘤

- 临床特征：少见，多偶然发现，通常无症状，中年女性多见。偶尔因占位效应，肿瘤坏死或出血而出现症状。
- 影像特征：肿块质地不均，含有不同范围的脂肪区和软组织区，有假包膜伴多发分隔，增强后软组织有明显强化。出血时会显示血液密度或信号。
- 本病例考虑为髓样脂肪瘤的符合点及不符合点：
  符合点：位于腹膜后，含有脂肪成分和软组织成分，肾上腺外髓样脂肪瘤可以位于腹膜后；
  不符合点：包绕肾静脉，脂肪含量少。

4. 畸胎瘤

- 临床特征：常见于儿童和年轻患者，女性多见，为性腺外第二好发部位。多无症状，但肿瘤较大时会出现占位效应。
- 影像特征：成分复杂，含有脂肪、软组织、钙化等。脂–液平面为畸胎瘤的特征性表现。
- 本病例考虑为畸胎瘤的符合点及不符合点：
  符合点：含有脂肪和软组织成分，成分多样，MRI对钙化显示不佳；
  不符合点：年龄较大，无确切钙化，无脂–液平面。

5. 脂肪瘤

- 临床特征：常偶然发现，一般没有症状，肿块较大时会有腹胀或产生压迫症状。
- 影像特征：均质脂肪肿块，有包膜，边界清楚，无软组织成分，但会含有血管、细分隔及肌纤维；病变坏死囊变时会显示软组织密度。
- 本病例考虑为脂肪瘤的符合点及不符合点：
  符合点：含有脂肪成分，如坏死囊变会有软组织密度；
  不符合点：肿块含有大量软组织成分，增强后中等程度强化。

腹膜后含脂占位五种主要疾病的鉴别诊断（表5-16）。

表5–16 腹膜后含脂占位五种主要疾病的鉴别诊断

鉴别点	脂肪肉瘤	肾血管平滑肌脂肪瘤	肾上腺外髓样脂肪瘤	畸胎瘤	脂肪瘤
临床症状及病史	腹膜后最常见，老年男性	TS无特殊，无TS可腰痛、血尿	无特殊	儿童和年轻女性多见	无特殊
周围结构	肿块较大，可侵犯邻近结构	突入肾周间隙	肾受压移位	肿块较大出现占位效应	周围结构被推移

（续表）

鉴别点	脂肪肉瘤	肾血管平滑肌脂肪瘤	肾上腺外髓样脂肪瘤	畸胎瘤	脂肪瘤
强化方式	软组织成分强化，脂肪部分不强化	软组织成分强化，脂肪部分不强化	软组织成分强化，脂肪部分不强化	软组织成分强化	无明显强化
特征表现	巨大软组织和脂肪成分的混杂性肿块	肾起源含脂和软组织肿块	肾上腺起源含脂和软组织肿块	含有脂肪、软组织、钙化多种混杂成分	均质脂肪肿块，可见坏死囊变区

本例病理结果及经验总结

最终病理结果：腹膜后髓样脂肪瘤。

本例患者为中老年男性患者，中上腹疼痛1年就诊。MRI检查发现，腹膜后肿块位于左肾内侧及主动脉旁，病变内含有脂肪成分和软组织成分，DWI信号不高，且强化程度缓慢上升，左肾静脉有包饶；根据DWI信号且持续缓慢强化，考虑腹膜后良性含脂病变可能大。因含有脂肪成分，首先会对腹膜后最常见含脂肿块为脂肪肉瘤进行鉴别，脂肪肉瘤一般表现为巨大的含脂的混杂性肿块，对周围结构可有侵犯，但该例影像表现为良性表现。良性病变方面，血管平滑肌脂肪瘤多起源于肾，一般肿块与肾关系密切，尽管存在肾外可能，但较罕见；畸胎瘤发生年龄比较轻，且成分更为复杂，本例无确切钙化灶，所以可以排除；脂肪瘤则多为均质脂肪肿块，实性成分较少，基本也不会考虑。最后，肾上腺髓样脂肪瘤起源于肾上腺髓质，含脂肪成分和骨髓成分，尽管本例显示与肾上腺关系不大，但其中一型为肾上腺髓样脂肪瘤，腹膜后亦为好发部位，结合流行病学可以考虑为腹膜后髓样脂肪瘤可能。

（上海交通大学附属上海市第一人民医院 王夕富 王 悍 滨州医学院 王 滨）

病例16 肾上腺实性占位

老年女性，纳差伴胸背部不适2个月

临床情况

患者女性，86岁，纳差伴胸背部不适2个月。患者2个月前无明显诱因下出现纳差，每日进食少量流质，大便减少，大便颜色及性状正常。伴胸背部酸痛不适，为持续性胀痛，静息时加重，夜间影响睡眠。近10日来，纳差加重，伴大便次数减少，既往史无特殊。

影像检查

腹部CT平扫+增强+二维重建（图5-18）。

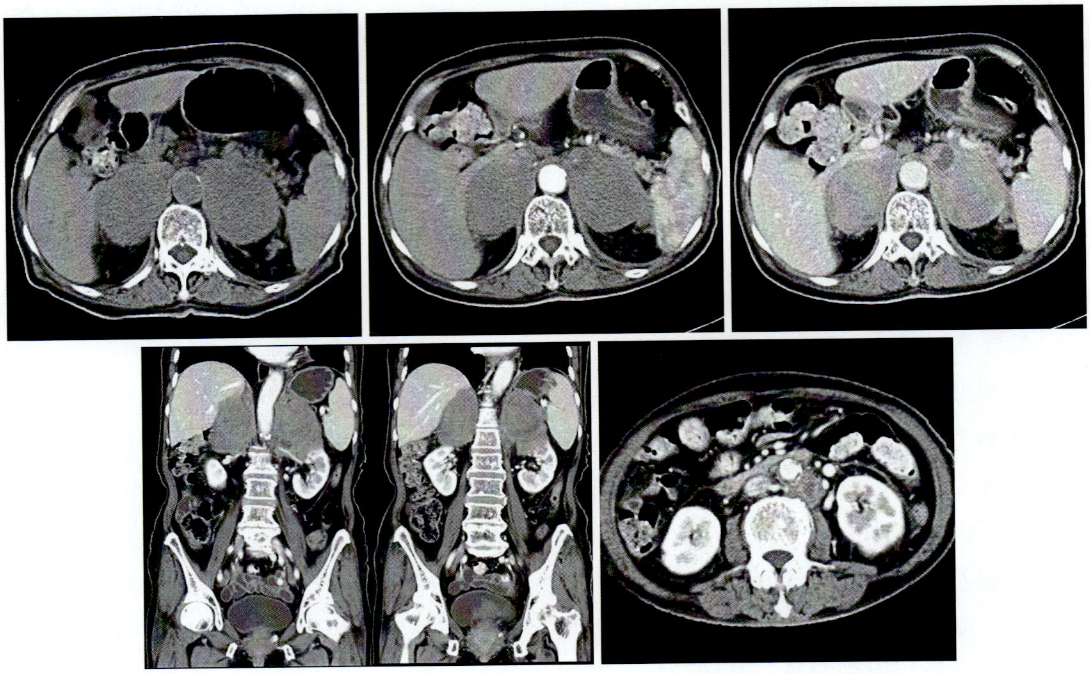

图5–18 双侧肾上腺软组织灶，形态欠规整，呈渐进性、欠均匀中度强化。左肾实质及左肾门受侵犯，左肾动静脉被包绕，肾周筋膜增厚

肾上腺实性占位的基本鉴别诊断

1. 肾上腺腺瘤

- 临床特征：非功能性腺瘤患者无明显临床表现；分泌糖皮质激素或醛固酮的功能性腺瘤可出现相应激素增多导致的临床症状，前者可出现向心性肥胖、满月脸、皮肤紫纹、痤疮、毛发多等；后者可出现高血压、低血钾、肌无力和夜尿增多等。
- 影像特征：边界光整清晰，密度均匀，单个尺寸多＜3cm；病灶多含脂质，平扫CT值多＜10HU，增强后无强化或出现快速强化，延迟期廓清，MRI梯度回波同反相位检查，表现为反相位肿块信号明显降低。
- 本病例考虑为腺瘤的符合点及不符合点：
  符合点：强化密度欠均匀，临床症状无明显特殊；
  不符合点：病灶体积较大，侵犯肾及肾血管，伴有腹膜后淋巴结肿大。

2. 肾上腺转移瘤

- 临床特征：最常见于肺癌转移，此外也可为乳腺癌、甲状腺癌、肾癌、胰腺癌、结肠癌等。临床症状和体征主要为原发瘤表现。
- 影像特征：单侧或双侧肾上腺肿块，密度均一，大的肿瘤内有坏死性低密度区，增强均匀或不均匀强化；瘤内不含脂质。

- 本病例考虑为转移瘤的符合点及不符合点：

  符合点：双侧占位，密度不均，肿块体积较大，腹膜后淋巴结肿大，病灶不含脂质；

  不符合点：无原发瘤病史。

3. 肾上腺原发性淋巴瘤

- 临床特征：发热、出汗或盗汗、体重减轻、皮肤痛痒等全身症状，可出现疲乏、疼痛、肾上腺功能不全。
- 影像特征：体积较大，轮廓光整，肿块多密度均匀或呈混杂密度，增强扫描轻-中度强化，MRI呈等或稍长T_1、长T_2信号，可有弥散受限。
- 本病例考虑为淋巴瘤的符合点及不符合点：

  符合点：纳差伴胸背部酸痛不适；双侧占位，增强轻-中度不均匀强化，腹膜后淋巴结肿大；

  不符合点：肿块密度稍欠均匀。

4. 肾上腺嗜铬细胞瘤

- 临床特征：阵发性高血压、头痛、心悸、多汗和皮肤苍白，发作数分钟后症状缓解。24小时尿中儿茶酚胺代谢产物香草基扁桃酸（VMA）明显升高。
- 影像特征：一侧肾上腺较大圆形或类圆形肿块，偶为双侧，直径通常为3~5cm，较小肿瘤密度均一，较大者密度不均，少数肿瘤中心或边缘可见点状或弧形钙化，增强实性部分明显持续强化，瘤内不含脂质。
- 本病例考虑为嗜铬细胞瘤的符合点及不符合点：

  符合点：密度不均匀，瘤体较大；

  不符合点：无高血压等临床体征，无明显出血及钙化，强化不明显。

肾上腺实性占位四种主要疾病的鉴别诊断（表5-17）。

表5-17 肾上腺实性占位四种主要疾病的鉴别诊断

鉴别点	腺瘤	转移瘤	原发性淋巴瘤	嗜铬细胞瘤
临床症状及病史	无功能性腺瘤多无临床症状；功能性可出现内分泌功能异常	原发肿瘤症状及病史	全身症状无特异性	阵发性高血压
实验室检查	无特殊或糖皮质激素/醛固酮升高	肿瘤指标升高	无特殊	VMA升高
病变成分	富含脂质	不含脂质	不含脂质	不含脂质
强化方式	无强化或快速强化、延迟廓清	不均匀强化	均匀或不均匀轻-中度强化	均匀或不均匀，明显持续强化
淋巴结肿大	无	有	有	无

本例病理结果及经验总结

最终病理结果：肾上腺原发性弥漫大B细胞淋巴瘤。

本例患者为老年女性，近期出现纳差伴胸背部不适，无明显特殊临床症状或体征。CT检查发现双侧肾上腺较大软组织肿块，呈渐进性、欠均匀强化，左侧占位内可见小片状无明显强化低密度坏死区。且左肾实质及左肾门的血管受侵犯，提示病灶为恶性病变。该病例亦可见腹膜后多发肿大淋巴结，进一步帮助确定病灶性质为恶性。累及双侧肾上腺的最常见的恶性病变为转移瘤，但患者无明确原发肿瘤病史。本病例虽病灶内出现斑片状坏死区，但总体坏死范围较小，且无明显出血钙化等征象，增强后中度强化，瘤体边界较清，须考虑淋巴瘤诊断。肾上腺原发性淋巴瘤大部分同时累及双侧肾上腺，继发性淋巴结多为非霍奇金累及肾上腺。本病例除双侧肾上腺占位及腹膜后淋巴结肿大外，未见其他脏器淋巴瘤累及，故考虑原发于肾上腺的淋巴瘤。

（东南大学附属中大医院　居胜红　王　玉）

病例17　肾实性占位

老年男性，左肾占位1个月

临床情况

患者男性，60岁，发现左肾占位1个月。患者1个月前体检发现左侧肾占位，伴肉眼血尿，无腰痛，无发热，无寒颤、无腹痛，无恶心、呕吐。患者自患病来，胃纳、睡眠可，大便通畅，体重较前无明显减轻。查体：双肾区未见红肿隆起，双肾未及，右肾区叩痛（-），左肾区叩痛（-）。双输尿管行径处未及压痛，耻骨上膀胱区叩痛阴性。外生殖器未见明显异常。

影像检查

肾CT增强检查（图5-19）。

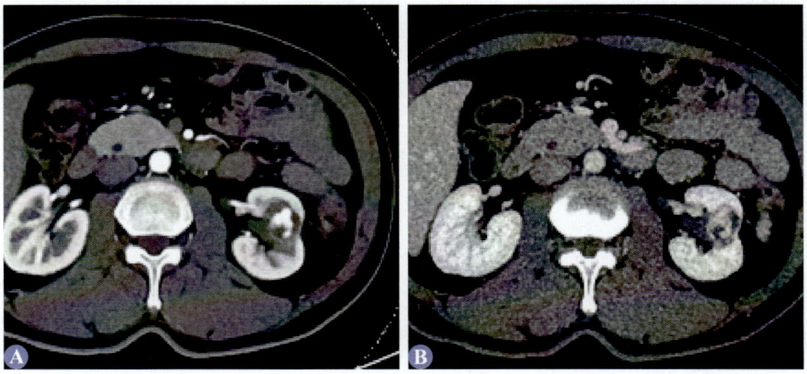

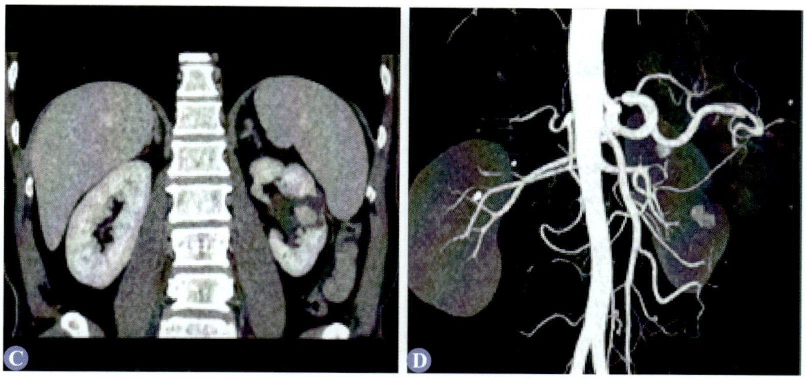

图5-19 A.CT增强皮质期；B.CT增强髓质期；C. MPR 冠状位；D. CTA。左肾体部占位，增强皮质期病变中心明显结节状强化，周围强化不明显，邻近皮质菲薄、凹陷；髓质期病变结节强化程度减低，周围程度仍较低，无明显肿瘤血管显示

肾实性占位基本鉴别诊断

1. 肾血管平滑肌脂肪瘤

- 临床特征：绝大多数患者没有明显症状，常因其他原因检查时偶然发现。
- 影像特征：病变多数位于皮质，含有数量不等的脂肪，CT值＜–20 HU，钙化罕见，肿瘤实质部分强化明显，脂肪含量较少或完全呈实质肿块时不容易诊断。
- 本病例考虑为肾血管平滑肌脂肪瘤的符合点及不符合点：

  符合点：实质肿块，增强后病变强化明显，与含脂肪成分较少的血管平滑肌脂肪瘤难以鉴别；

  不符合点：有肉眼血尿，肿块无脂肪成分。

2. 肾嗜酸细胞腺瘤

- 临床特征：约3/4的患者无症状。肿块较大时，可能会出现腹部肿块，偶尔会出现高血压，血尿或疼痛。
- 影像特征：病变肾外生长，密度均匀，边界清楚，大小不等，增强后病变均匀强化，但仍低于正常肾实质。约1/3病例可见中心星状疤痕，为其特征性表现。
- 本病例考虑为肾嗜酸细胞腺瘤的符合点及不符合点：

  符合点：有肉眼血尿，实性占位，增强后病变强化；

  不符合点：病变强化呈快进快出表现，密度不均匀，也未见中心星状疤痕。

3. 肾细胞癌

- 临床特征：成年人最常见的原发性恶性肿瘤，约占肾肿瘤的90%；好发年龄50~70岁，平均年龄64岁，男性多见。常见腰部疼痛、腹部肿块、肉眼血尿等症状。
- 影像特征：肾透明细胞癌最常见，典型表现为类圆形，起源于肾皮质，常突出肾轮廓外；富血供，常见出血、坏死、囊变或钙化；常侵犯肾静脉系统，少数延伸至下腔，甚至右心房。乳头状癌常密度均匀，乏血供，甚至类似囊肿，大者出现坏死、出血或钙化。嫌色细胞癌则边界清楚，密度均匀，强化程度较低，可见中央疤痕。

- 本病例考虑为肾细胞癌的符合点及不符合点：

  符合点：老年男性，肉眼血尿，左肾实性肿块，强化明显不均，并呈快进快出表现；

  不符合点：病灶无外生性生长，邻近皮质较薄并凹陷，病灶中心强化，周围轻度强化。

4. 肾淋巴瘤

- 临床特征：罕见，但肾为结外淋巴瘤的常见部位。原发肾淋巴瘤在临床上类似于肾细胞癌表现。
- 影像特征：多发肿块常见，伴腹膜后淋巴结增大，轻度强化。孤立性肿块，密度均匀，无囊变，无肾静脉血栓，无占位效应。
- 本病例考虑为淋巴瘤的符合点及不符合点：

  符合点：临床有腰痛，血尿，单发肿块，未突出肾轮廓外，部分强化不明显；

  不符合点：肿块密度不均匀，有明显强化区。

5. 肾梗死

- 临床特征：临床上常见急性腰痛、血尿和蛋白尿。
- 影像特征：急性期肾显示血供减少的楔形区域，肾轻度肿胀，肾周条索影，可伴有肾盂肾炎。CTA会显示闭塞血管。
- 本病例考虑为肾梗死的符合点及不符合点：

  符合：血尿，肾低密度区，病变强化不明显；

  不符合：病变不成楔形，中心明显强化，邻近肾皮质萎缩。无肾盂肾炎表现，无血供中断，肾周清楚。

6. 肾感染

- 临床特征：腰痛，发热及尿路感染症状，实验室检查支持炎症。
- 影像特征：肾低密度区，无特异性，边界不清，强化不明显。肾脓肿则显示较厚不规则的脓肿壁，肾周有渗出。
- 本病例考虑为肾感染的符合点及不符合点：

  符合：尿路感染症状，实验室检查支持，肾边界不清低密度区，局部弱强化，肾周渗出表现；

  不符合：病变边界清楚，局部强化明显，肾周脂肪层清楚。

肾实性占位六种主要疾病的鉴别诊断（表5-18）。

表5-18 肾实性占位六种主要疾病的鉴别诊断

鉴别点	血管平滑肌脂肪瘤	嗜酸细胞腺瘤	肾细胞癌	肾淋巴瘤	肾梗死	肾感染
临床症状及病史	无特殊	无特殊	腰痛、腹部肿块	无特殊	急性腰痛	腰痛、发热，尿路感染
实验室检查	无特殊	血尿	血尿	血尿	血尿、蛋白尿	白细胞升高
病变部位	肾皮质	肾皮质	肾皮质	肾髓质	肾实质	肾实质
肾周结构	多正常	多正常	可见肾静脉血栓，肾周侵犯	可见肿大淋巴结	闭塞血管，肾周条索影	肾周渗出
强化方式	实质强化明显，脂肪部分不强化	轻度均匀强化，仍低于正常肾实质	①富血供，快进快出，常出血、坏死、囊变；②乏血供，大者密度不均；③乏血供，密度均匀，见中央疤痕	密度均匀，轻度强化	梗死区血供减少	低密度区，强化不明显；脓肿壁强化
特征表现	含数量不等的脂肪	中心星状疤痕	富血供，快进快出	多发，伴腹膜后淋巴结肿大	楔形缺血区，血管闭塞	边界不清轻度强化区；脓肿壁显示

本例病理结果及经验总结

最终病理结果：左肾透明细胞癌。

本例患者为老年男性患者，体检发现左肾占位，有血尿，无腰痛、无发热。增强CT显示该肿块中心强化明显，呈快进快出表现，周围病变区自始呈弱强化表现，整个病灶边界清楚，邻近皮质较薄，并略有萎缩凹陷，肾周清楚。因此，肾淋巴瘤、肾梗死、肾感染病变如结合临床和实验室检查可以首先排除。肾血管平滑肌脂肪瘤通常情况下因其脂肪存在容易检查，而在脂肪含量较少或不含脂肪时候诊断就比较有难度，不过其钙化罕见，如显示钙化时首先考虑肾细胞癌。关于肾嗜酸细胞腺瘤，肾透明细胞癌容易与之鉴别，但肾乳头状癌较小和肾嫌色细胞癌与之鉴别则较难。结合本病例，肾内肿块明显不均匀强化，即使病变无突出肾轮廓外，部分区域始终强化不明显，亦无坏死、囊变和钙化，但只要强化区呈现典型快进快出强化区表现，也应首先考虑透明细胞肾癌的可能。

（上海交通大学附属上海市第一人民医院 王夕富 王 悍 滨州医学院 王 滨）

第六章
介入系统

病例1　蛛网膜下腔出血

老年女性，突发剧烈头痛伴恶心呕吐4小时

临床情况

患者女性，63岁，突发剧烈头痛伴恶心呕吐4小时。入院测血压为183/89mmHg，查体：神志清，精神差，颈项强直，有抵抗，“Kernig征”“Brudzinski征”阳性。查血生化指标未见异常。既往高血压病史10年，血压值最高达220/108mmHg，自服硝苯地平缓释片控制血压，血压控制效果不佳。

影像学检查

头颈联合CT血管造影（CTA）（图6-1、图6-2）。

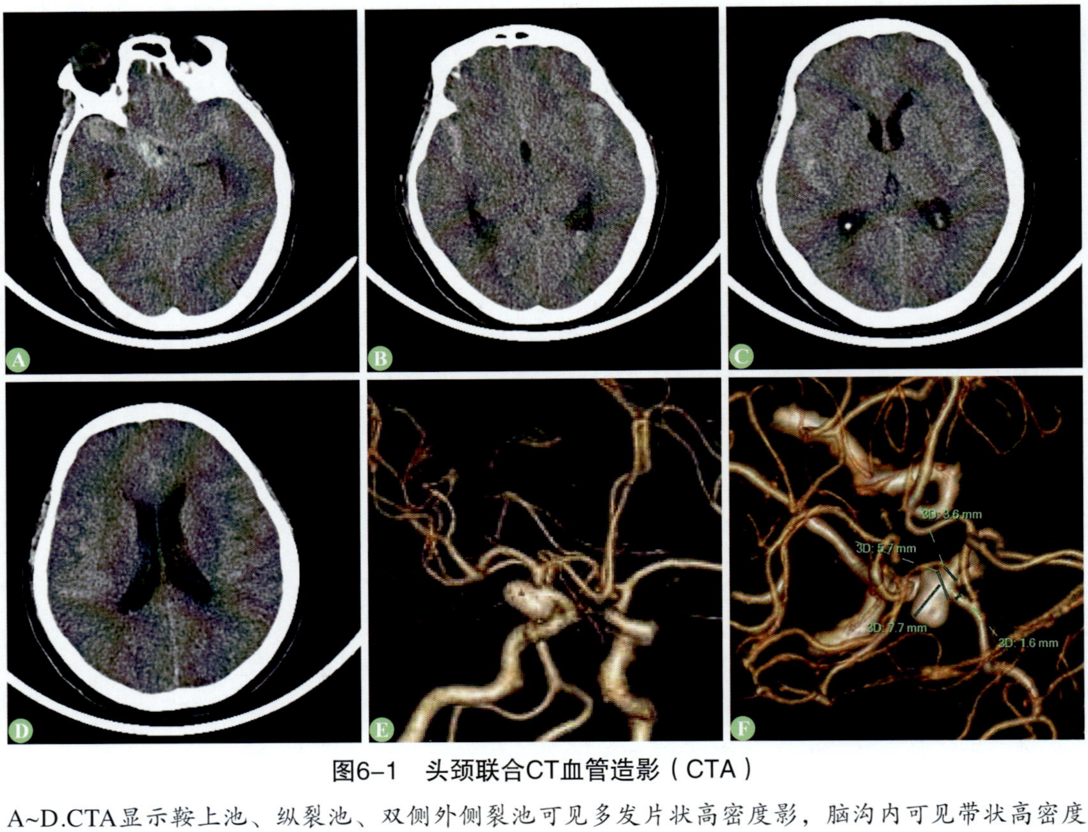

图6-1　头颈联合CT血管造影（CTA）

A~D.CTA显示鞍上池、纵裂池、双侧外侧裂池可见多发片状高密度影，脑沟内可见带状高密度影，双侧侧脑室后角可见高密度影；E、F.右侧颈内动脉可见后交通动脉瘤形成

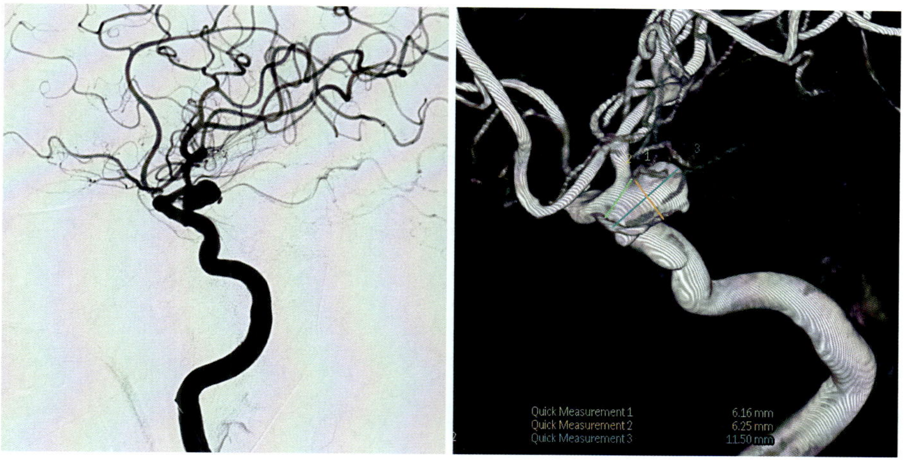

图6-2　全脑血管造影证实为右侧颈内动脉后交通动脉瘤

蛛网膜下腔出血基本鉴别诊断

1. 蛛网膜下腔出血

蛛网膜下腔出血是指各种原因引起的脑血管突然破裂，血液流至蛛网膜下腔导致。常见原因为颅内动脉瘤或血管畸形，约占蛛网膜下腔出血的70%。临床表现特点主要为剧烈头痛、“脑膜刺激征”阳性和血性脑脊液。头颅CT平扫可见脑沟和脑池内密度增高，出血量较大时可铸型。大脑前动脉破裂，血液多积聚于视交叉池、侧裂池前部；大脑中动脉破裂，血液多积聚于外侧裂池；椎基底动脉破裂，血液多积聚于脚间池和环池；若CT平扫阴性，在颅内压不高时可行腰穿检查，穿出血性脑脊液可诊断。头颈联合CTA、磁共振血管成像（MRA）有助于明确蛛网膜下腔出血原因，全脑血管造影为脑血管病变诊断金标准，对CTA/MRA诊断不明确者，应行全脑血管造影明确病因。对于该例患者结合临床症状及影像学检查[CTA、数字减影血管造影技术（DSA）]可明确诊断为颅内动脉瘤破裂致蛛网膜下腔出血。

2. 脑出血

可分为外伤性和非外伤性。非外伤性绝大多数是高血压小动脉硬化的血管破裂引起。主要临床表现为头痛、头昏、恶心、呕吐，并逐渐出现一侧肢体无力、意识障碍等。出血部位常见于基底节区、大脑半球、脑干及小脑等。CT是脑出血主要检查手段，CT平扫多表现为脑内圆形、类圆形或不规则形高密度灶，周围可出现水肿，血肿较大者可有占位效应。高血压性脑出血也可进入蛛网膜下腔、脑室。本例患者虽有头痛、呕吐的临床症状，且有高血压病史，但影像学检查不支持高血压性脑出血。

3. 颅内感染

各种类型的脑膜炎如结核性、真菌性、细菌性和病毒性脑膜炎等，虽然有头痛、呕吐和脑膜刺激征，但常先有发热，腰椎穿刺脑脊液化验提示感染而非出血可鉴别。但蛛网膜下腔出血发病1~2周后，脑脊液变黄，白细胞增加，应注意与结核性脑膜炎鉴别，但后者颅脑CT正常。

本例最终诊断及经验总结

本例为63岁老年女性，突发剧烈头痛，伴恶心呕吐，查体：脑膜刺激征阳性，四肢肌力、肌张力正常，行头颅CT平扫可见鞍上池、纵裂池、双侧外侧裂池可见多发片状高密度影，脑沟内可见带状高密度影，双侧侧脑室后角可见高密度影，CTA显示右侧颈内动脉后交通段有囊状动脉瘤。作为颅内动脉瘤诊断金标准，DSA亦证实为右侧后交通动脉瘤，DSA还可准确显示动脉瘤具体形态、大小、瘤颈、载瘤动脉直径及与后交通动脉关系，并且可判断是否为胚胎性大脑后动脉等，对手术治疗方案的确定有重要意义。综上，本例最终诊断为颅内动脉瘤破裂并蛛网膜下腔出血。

（郑州大学第一附属医院　管　生　　上海交通大学附属第六人民医院　程英升）

病例2　肠系膜上动脉闭塞

老年男性，突发腹痛1周

临床情况

患者男性，57岁，突发腹痛1周。入院实验室检查：WBC 5.45×10^9/L，Hb 120g/L，PLT 246×10^9/L，CRP 1.97mg/L，ALT 94 U/L，AST 51/ U/L，TBil 16.8 μmol/L，DBil 6.6 μmol/L，CK-MB 11.4 U/L，Cr 61 μmol/L。发病以来精神、睡眠较差，进食后腹部疼痛加重。查体：腹部压痛明显，脐周为主，无反跳痛，听诊肠鸣音减弱。

影像检查

发病后1天主动脉CTA检查（图6-3）。

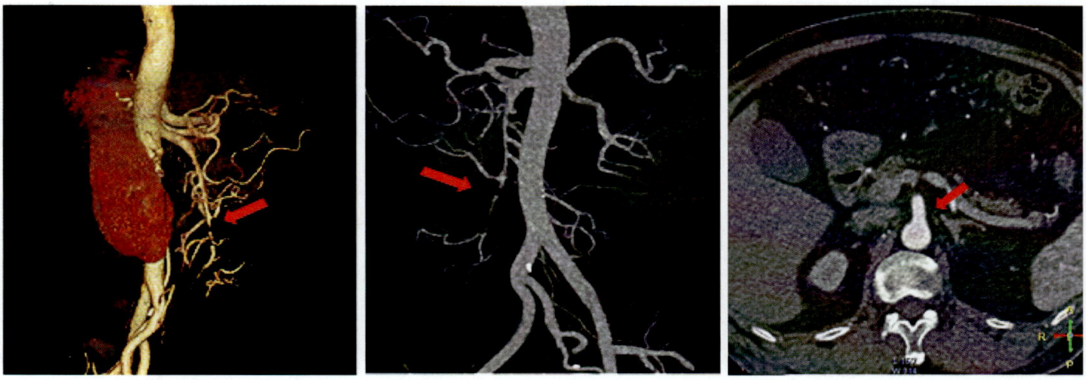

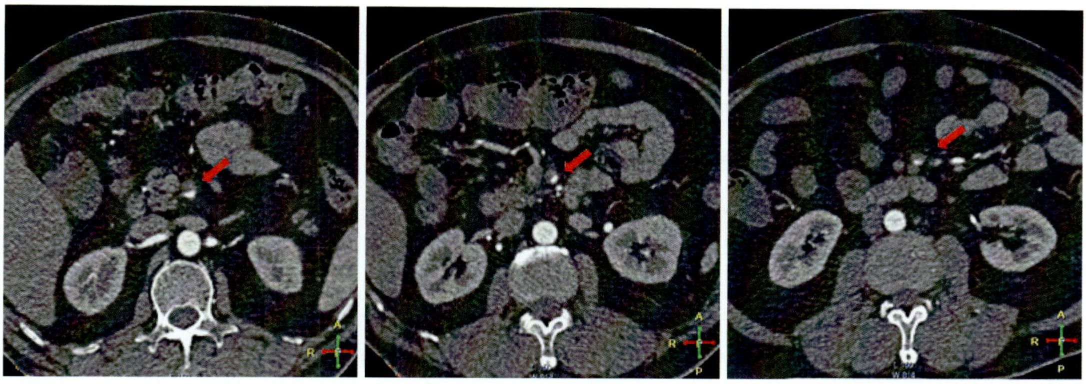

图6–3　主动脉CTA检查显示肠系膜上动脉起始段血管形态良好，其中远段管腔内见连续性类圆形低密度充盈缺损（箭头），其管腔显影纤细，远端局部血流中断

肠系膜上动脉闭塞基本鉴别诊断

1. 肠系膜上动脉狭窄

- 临床特征：慢性病程，腹部疼痛，进食后腹痛加重。
- 影像特征：多表现为肠系膜上动脉起始部管腔狭窄，管壁伴或不伴钙化，狭窄病变多为局限性，很少累及肠系膜上动脉全程。
- 本病例考虑为肠系膜上动脉狭窄的符合点及不符合点：
  符合点：腹部疼痛，进食后腹痛加重，肠系膜上动脉管腔内偏心性充盈缺损；
  不符合点：急性起病，病史较短，病变位于肠系膜上动脉中远段，全程管腔纤细。

2. 肠系膜上动脉栓塞

- 临床特征：急性起病，突发腹痛，严重者可致肠管缺血坏死，腹部压痛、反跳痛明显，多有房颤病史或既往栓塞病史。
- 影像特征：CTA显示系膜上动脉截断征象或双轨征，栓塞以远血管闭塞，充满低密度血栓。当采用最大密度投影、容积重建等后处理方式重建时可以很直观地看到血管中的栓子。间接征象可见肠壁环形增厚，密度减低，肠腔扩张，其内伴或不伴气–液平面。
- 本病例考虑为肠系膜上动脉栓塞的符合点及不符合点：
  符合点：急性起病，突发腹痛；
  不符合点：无房颤病史及既往栓塞病史，CTA显示肠系膜上动脉中远段连续性偏心性充盈缺损，未见典型动脉截断征。

3. 孤立性肠系膜上动脉夹层

- 临床特征：急性起病，突发腹部疼痛。
- 影像特征：典型的肠系膜上动脉夹层可见肠系膜上动脉破口、真假腔存在，真假腔之间可见内膜片影像，不典型类型可表现为假腔完全血栓化或壁间血肿，影像多表现为新月形偏心状充盈缺损，病变范围较广，累及肠系膜上动脉全程或大部分。部分慢性夹层病例可导致肠系膜动脉瘤样扩张改变。

- 本病例考虑为孤立性肠系膜上动脉夹层的符合点及不符合点：

  符合点：急性起病，腹部腹痛，肠系膜动脉中远段全程病变；

  不符合点：未见肠系膜上动脉内明确真假腔及内膜片存在。

肠系膜上动脉闭塞三种主要疾病的鉴别诊断（表6-1）。

表6-1　肠系膜上动脉闭塞三种主要疾病的鉴别诊断

鉴别点	肠系膜上动脉狭窄	肠系膜上动脉栓塞	孤立性肠系膜上动脉夹层
临床症状及病史	慢性病程，进食后腹痛	房颤病史，突发腹痛	急性起病，突发腹痛
病变部位	多位于肠系膜动脉起始部	可位于肠系膜上动脉任意部位	多位于肠系膜上动脉近端弯曲处
累及范围	病变多为局限性	可表现为局限性，也可表现为全程病变	可表现为局限性，也可表现为全程病变
特征性表现	无	“截断征”；“双轨征”	双腔改变
间接征象	无	肠壁环形增厚，密度减低，肠腔扩张，其内伴或不伴气-液平面	缺血严重者可导致肠壁增厚，肠腔扩张

本例病理结果及经验总结

发病后1周复查CTA（图6-4）。

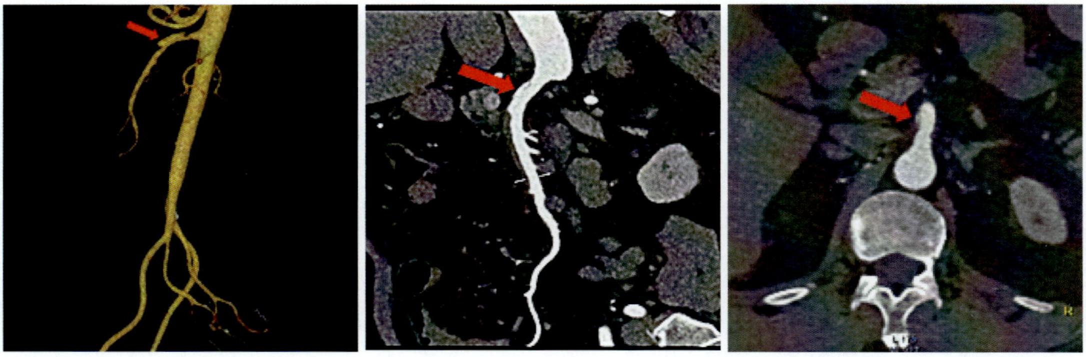

图6-4　发病1周后复查CTA显示肠系膜上动脉病变进展，出现较为典型的真假腔及内膜片（箭头）

最终诊断结果：肠系膜上动脉夹层。

本例患者为中老年男性患者，突发腹部疼痛，进食后加重，入院后查CTA提示肠系膜动脉病变，根据患者急性发病特点，优先考虑肠系膜上动脉栓塞及肠系膜上动脉夹层，从患者起病后第一次影像学检查结果来看，没有典型的夹层的真假腔及内膜片征象，但患者没有房颤病史，也没有肠系膜上动脉栓塞的典型动脉截断征及双轨征等。综合考虑，更为倾向于肠系膜上动脉夹层的不典型表现，发病1周后再次复查CTA检查，可见明确的真假腔表现，确诊肠系膜上动脉夹层。

（河南省人民医院　翟水亭　逯党辉）

病例3　气管狭窄

老年女性，食管鳞癌根治性切除术后

临床情况

患者女性，65岁，食管鳞癌根治性切除术后4个月，吞咽困难1个月，出现呼吸困难加重1天，查体：明显“三凹征”，可闻及气管哮鸣音，双肺闻及湿啰音，动脉血氧分析：pH7.21，二氧化碳分压87mmHg，氧分压56mmHg，血氧饱和度70%， CEA 0.71ng/ml，CA199 11.56U/ml，CA125 10.52U/ml。

影像检查

胸部平扫CT+MPR（图6-5~图6-7）。

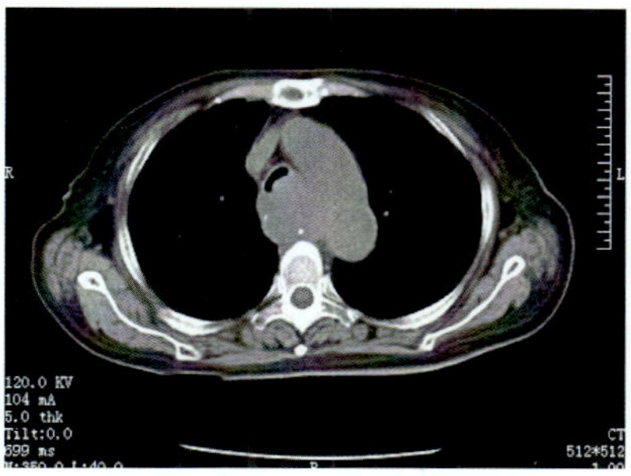

图6-5　胸部CT平扫显示

重建（MPR）食管胃吻合口管壁明显增厚，与周围气管壁分界压迫邻近气管，气管管径明显减小

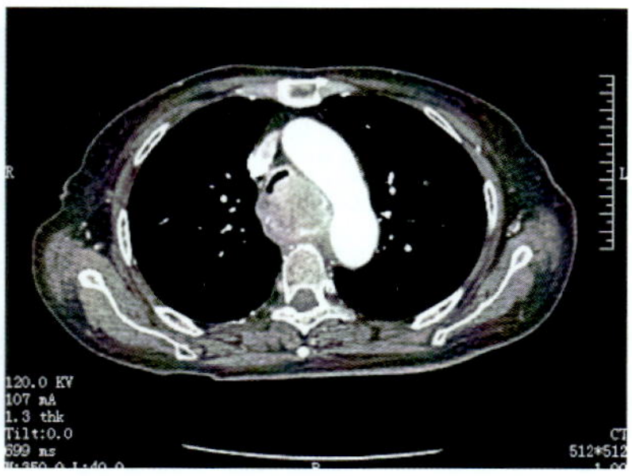

图6-6　胸部CT增强扫描

强化期见食管胃吻合口管壁中度强化

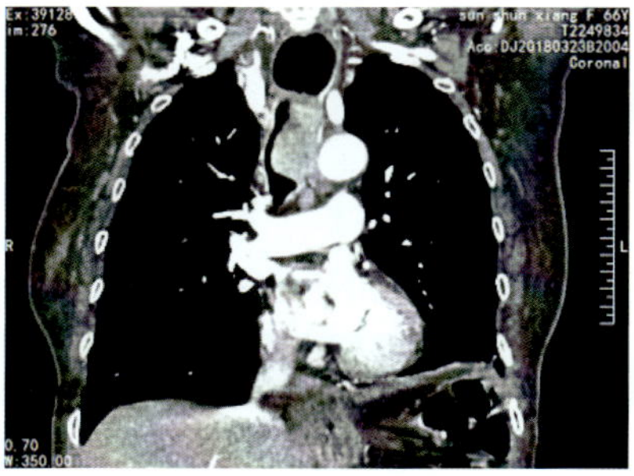

图6-7　多平面重建（MPR）

显示食管胃吻 合口管壁增厚，不清，气管管径受压变窄

气管狭窄的基本鉴别诊断

1. 气管良性狭窄：包括瘢痕性狭窄、软骨性狭窄、良性肿瘤内生或压迫性狭窄等

- 临床特征：有外伤、气管插管或气管切开、结核、吸入性气管灼伤等病史，或先天性气管软化症、多发性软骨炎、气管淀粉样变性、邻近组织压迫如巨大甲状腺所致气管狭窄。支气管、细支气管狭窄可引起胸闷、喘息、排痰困难、呼吸困难等症状，严重者可见“三凹征”，甚至可至窒息，还可见咯血、阻塞性肺炎、肺不张等。
- 影像特征：可见气管局限性、节段性或复合性狭窄，局部气管壁增厚，部分肺叶或肺段可见肺组织密度增高，体积缩小，边缘锐利，增强有强化，邻近肺代偿性气肿，纵隔或血管移位等肺不张表现及（或）局限于某一肺叶或肺段的、边缘模糊的片状或半片状阴影等阻塞性肺炎表现。
- 本病例考虑为良性气管狭窄的符合点及不符合点：

  符合点：肿瘤标志物指标不高；

  不符合点：无结核、气管插管、外伤、先天性气管软化症、多发性软骨炎、气管淀粉样变性等病史，有食管鳞癌病史，食管胃吻合口壁增厚，并强化。

2. 气管恶性狭窄：包括内生性、浸润性及外压性狭窄等

- 临床特征：有肺癌、食管癌、甲状腺癌、纵隔肿瘤、恶性肿瘤纵隔淋巴结转移等恶性肿瘤病史，肿瘤的浸润、气管腔内生长、外压使气管狭窄，出现刺激性咳嗽、血痰、胸痛、发热、呼吸困难等症状，严重者可见“三凹征”，甚至可至窒息。周围食管、上腔静脉、神经受压时可出现吞咽困难、颜面部水肿、颈静脉怒张、声嘶等表现。重者可表现为肿瘤恶病质。
- 影像特征：气管恶性狭窄可见气管周围脏器或组织实性或囊实性占位，实质期强化，气管局部受压，伴或不伴气管壁增厚、实质期强化，或气管壁增厚，管壁僵硬狭窄，伴或不伴壁内内生性结节或肿块，实质期可见气管壁及肿块强化。
- 本病例考虑为恶性气管狭窄的符合点及不符合点：

  符合点：食管鳞癌切除术后，食管胃吻合口壁增厚，并强化，邻近气管受压，管径变窄；

  不符合点：肿瘤标志物未见明显异常。

良恶性气管狭窄的鉴别（表6-2）。

表6–2　良性气管狭窄和恶性气管狭窄的鉴别要点

鉴别点	良性气管狭窄	恶性气管狭窄
临床症状及病史	外伤、气管插管或切开、结核、气管淀粉样变性等病史	恶性肿瘤病史
实验室检查	无特殊	肿瘤标志物升高

（续表）

鉴别点	良性气管狭窄	恶性气管狭窄
周围组织及强化方式	无明显异常或存在无明显强化肿块	无明显异常或存在强化肿块
气管壁特点	无明显强化	可有明显强化

本例诊断结果及经验总结

最终诊断结果：气管恶性狭窄。

本例患者为老年女性，食管鳞癌根治切除术后4个月，近期出现吞咽困难，并呼吸困难加重1天，查体见明显“三凹征”等典型气道阻塞症状，动脉血氧分析呈二型呼吸衰竭，虽肿瘤标志物为阴性，但食管胃吻合口管壁明显增厚，并强化，故考虑食管胃吻合口处肿瘤复发压迫邻近气管。

（郑州大学第一附属医院　吴　刚）

病例4　肺门占位

老年男性，左肺门占位3天

患者男性，61岁，因“咳嗽、咳痰10天，发现左肺门占位3天”入院。在当地医院支气管镜未发现癌细胞。2015年12月19日在我院胸部增强CT显示左上肺门见不规则软组织影，强化不均，与远端带状不张肺组织分界不清，左肺上叶支气管闭塞（图6-5）。检查：白细胞7.2×10^{9}/L，红细胞4.27×10^{12}/L，血小板307×10^{9}/L，癌胚抗原（CEA）1.6ng/ml，肿瘤标志物NSE 15.07ng/ml，肿瘤标志物CYFRA211 2.2ng/ml。2015年12月21日行CT引导下肺肿物穿刺活检术（图6-6），病理结果：（左肺）低分化鳞癌（图6-7）。分别于2015年12月28日和2016年1月20日在局部麻醉下行支气管动脉灌注化疗加栓塞术2个疗程，术中用药：吉西他滨1.4g、顺铂90mg动脉灌注化疗，直径为300~500μm栓塞微粒球动脉栓塞（图6-8）。并行第8天静脉化疗：吉西他滨1.4g。于2016年1月25日行CT引导下肺肿瘤碘125粒子植入术（图6-9）。分别于2016年2月15日和2016年3月10日在局部麻醉下行支气管动脉灌注化疗2个疗程，术中用药：吉西他滨1.4g、顺铂90mg（图6-10）。并行第八天静脉化疗：吉西他滨1.4g。之后定期随访，CT提示左肺门肿块缩小，2018年8月22日我院CT示：左上肺门见不规则软组织影，密度不均，内见多发金属粒子影，左肺上叶支气管通畅（图6-11）。

肺门占位的基本鉴别诊断

1. 肺部炎症

- 临床特征：起病较急，有寒战、发热等感染症状，有咳嗽、咳痰等呼吸道症状。
- 血清学特征：白细胞、中性粒细胞百分比升高。
- 影像学特征：X线片上表现为边界模糊的片状或斑点状阴影，密度不均匀，且不局限于一个肺段或肺叶。CT表现为片状、斑片状影、浸润上有阴影或者间质性改变，伴有胸腔积液等。
- 本例考虑肺部炎症的符合点和不符合点：

  符合点：有咳嗽、咳痰呼吸道症状，CT提示肺门肿块；

  不符合点：无寒战、高热症状，白细胞、中性粒细胞百分比无升高。

2.肺结核

- 临床特征：多见于年轻患者，发展缓慢，有发热、盗汗、咳嗽、咳痰、痰中带血等症状。
- 血清学特征：结核杆菌实验阳性。
- 影像学特征：CT主要见于肺的上叶尖后段、下叶背段和后基底段，同时伴有钙化的病变，伴有支气管播散灶，胸腔积液、胸膜增厚与粘连。
- 本例考虑肺结合的符合点和不符合点：

  符合点：有咳嗽、咳痰症状，CT示左肺门肿块；

  不符合点：无发热、盗汗症状，CT示左肺门肿块无钙化。

胸部增强CT（图6-8）。

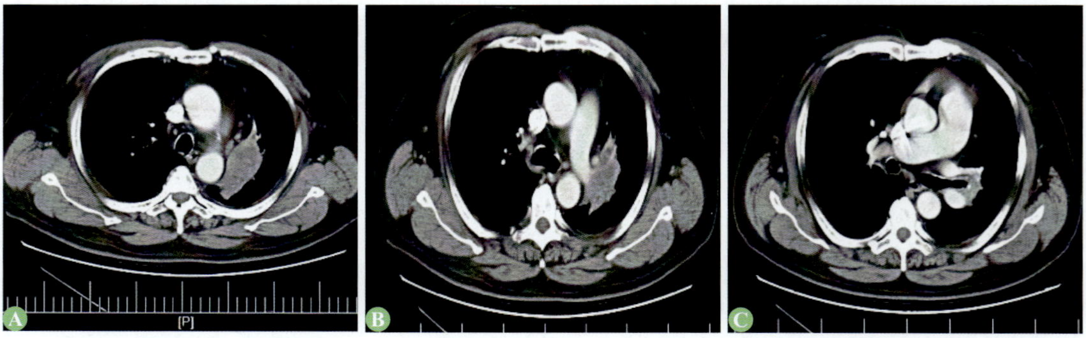

图6-8 胸部增强CT示左上肺门见不规则软组织影，强化不均，与远端带状不张肺组织分界不清，左肺上叶支气管闭塞

CT引导下肺肿物穿刺活检术（图6-9）。

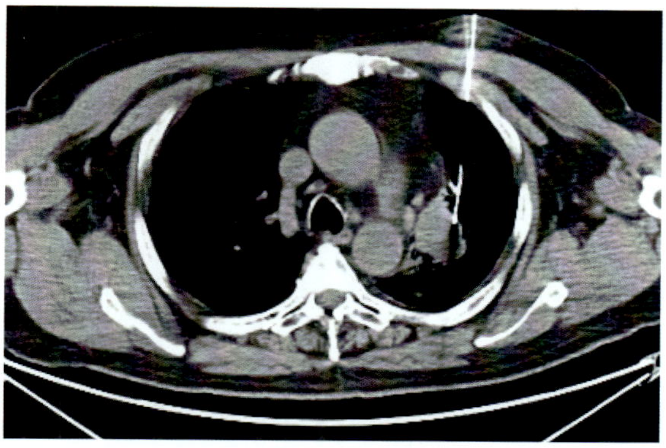

图6-9　CT示穿刺针针尖达肿瘤内部，行活检术

穿刺活检后病理（图6-10）。

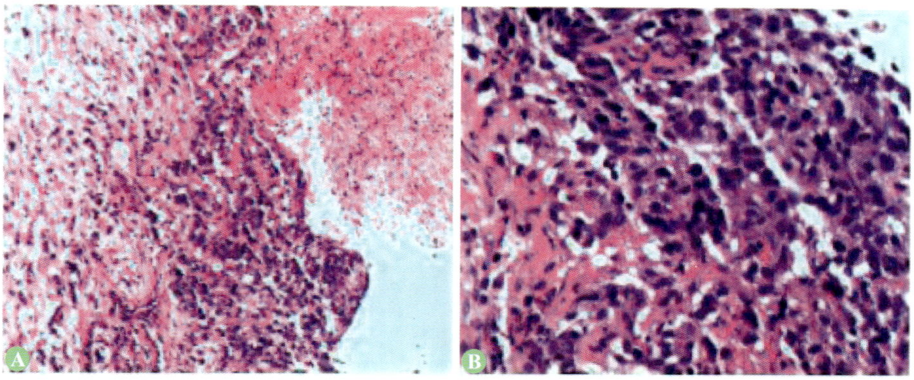

图6-10　病理：（左肺）低分化鳞癌（HE，×100）

支气管动脉造影加灌注化疗加栓塞术（图6-11）。

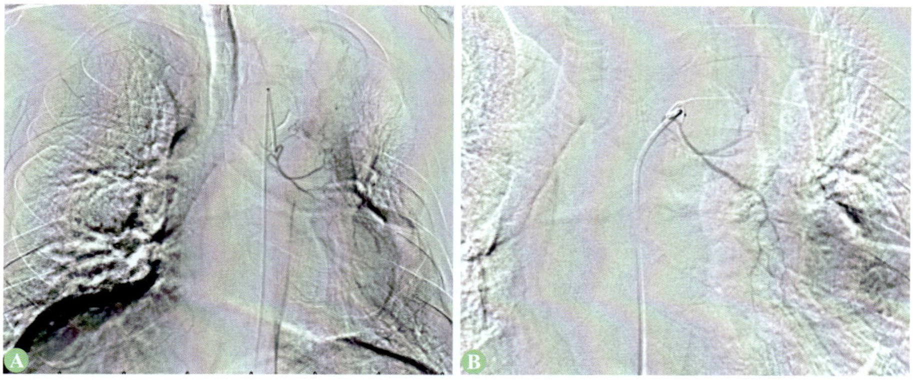

图6-11　支气管动脉造影示左肺门可见肿瘤染色灶，供血动脉为左侧支气管动脉分支，微导管超选择至左侧支气管动脉分支后行支气管动脉灌注化疗加栓塞术

CT引导下左肺肿瘤碘125粒子植入术（图6-12）。

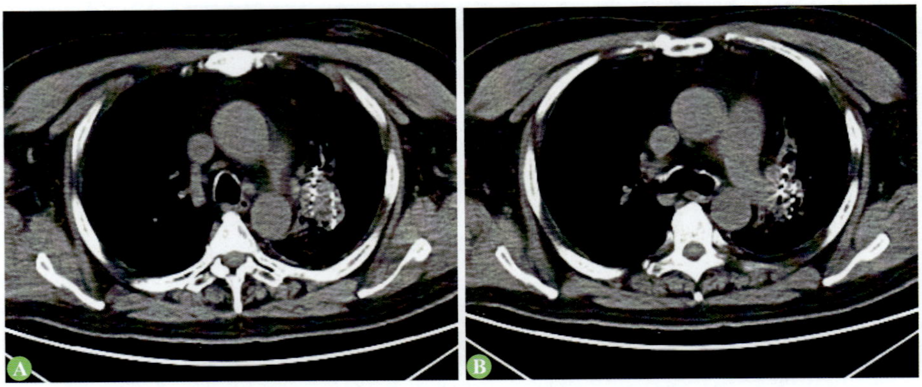

图6-12　CT引导下左肺肿瘤碘125粒子植入

支气管动脉造影加灌注化疗术（图6-13）。

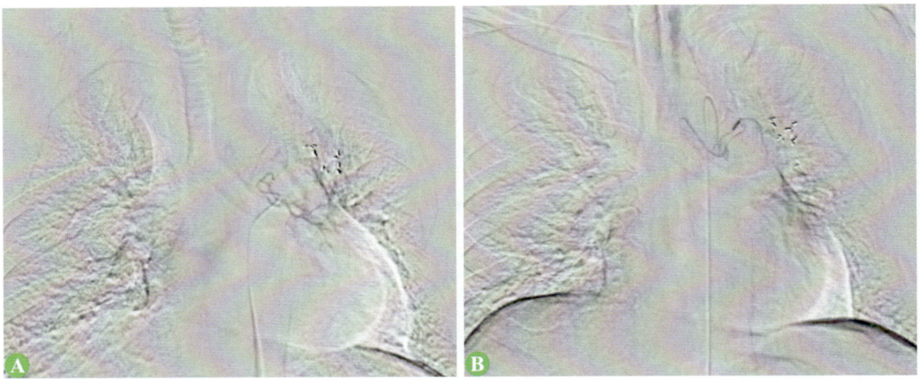

图6-13　支气管动脉造影示左肺门肿瘤淡染，供血动脉为左侧支气管动脉分支，行支气管动脉灌注化疗

胸部增强CT（图6-14）。

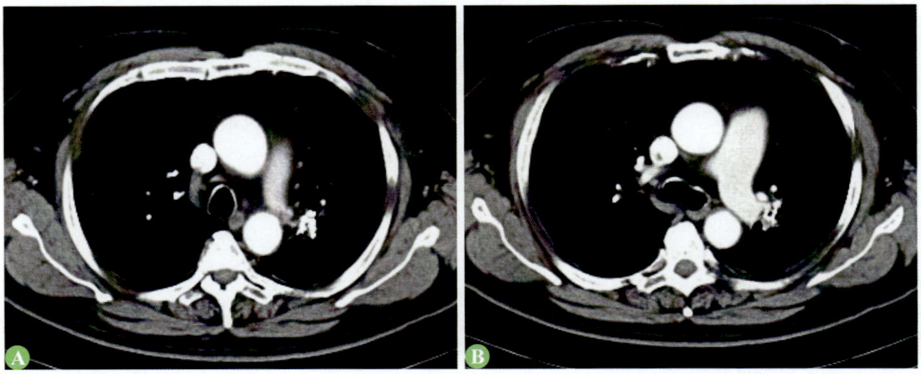

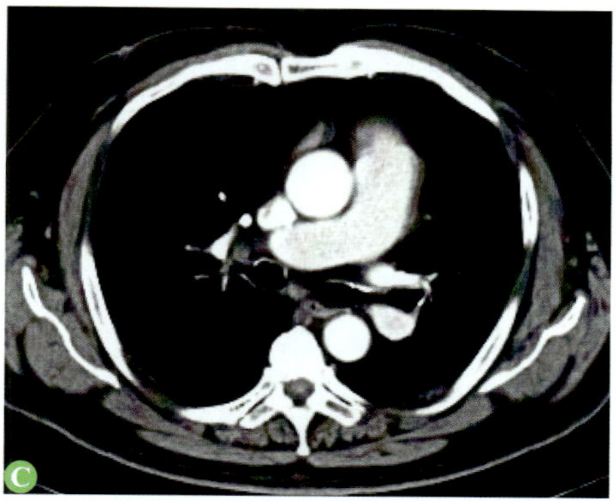

图6-14　胸部增强CT显示左上肺门见不规则软组织影，密度不均，内见多发金属粒子影，左肺上叶支气管通畅

本例病理结果及经验总结

本例患者为中老年男性，近期出现咳嗽、咳痰，白细胞、癌胚抗原（CEA）、肿瘤标志物NSE及肿瘤标志物CYFRA211均无明显升高，CT示左上肺门见不规则软组织影，强化不均，与远端带状不张肺组织分界不清，左肺上叶支气管闭塞，虽然无分叶及毛刺征，但左肺上叶气管壁增厚、管腔闭塞，倾向恶性，穿刺活检也证实为左肺低分化鳞癌。因病灶与左肺动脉及左上肺支气管分界不清，手术切除难度较大，外科放弃手术切除；患者系低分化鳞癌，无相对应的、疗效确切的靶向治疗药物；因此，应首先选择化放疗结合。本例患者先行动脉灌注化疗，采用“GP”方案，第一天经动脉灌注吉西他滨和顺铂，化疗药物先作用于肺部肿瘤，避免了首过效应，增加了肿瘤局部的药物浓度，同时减少了胃肠道及外周相关并发症；第八天结合静脉化疗，避免了动脉长期留置导管引发的血栓形成、导管断裂等相关并发症。然后进行局部粒子植入术，利用碘125粒子产生的β射线近距离杀伤肿瘤，即内照射放疗，达到了同期放疗的目的。因此，动脉灌注化疗结合粒子植入内照射治疗可作为传统化放疗的有效补充。另外，肺癌的滋养动脉大部分为支气管动脉，该患者介入术中行支气管动脉栓塞，堵塞了肿瘤的供血动脉、切断了肿瘤的营养血管，加快了肿瘤坏死，增强了疗效，更适应于肺癌伴咯血的患者。

（河南省人民医院　姚全军）

病例5 子宫占位

中年女性，痛经伴肛门坠胀感4年

临床情况

患者女性，33岁，痛经伴月经量增多4年，进行性加重，伴肛门坠胀感，疼痛较剧时难以忍受。查血：HB52g/L，CA125 593U/ml。自发病以来精神、睡眠较差，大小便基本正常，体重无明显变化。

影像检查

术前子宫MRI（图6-15）。

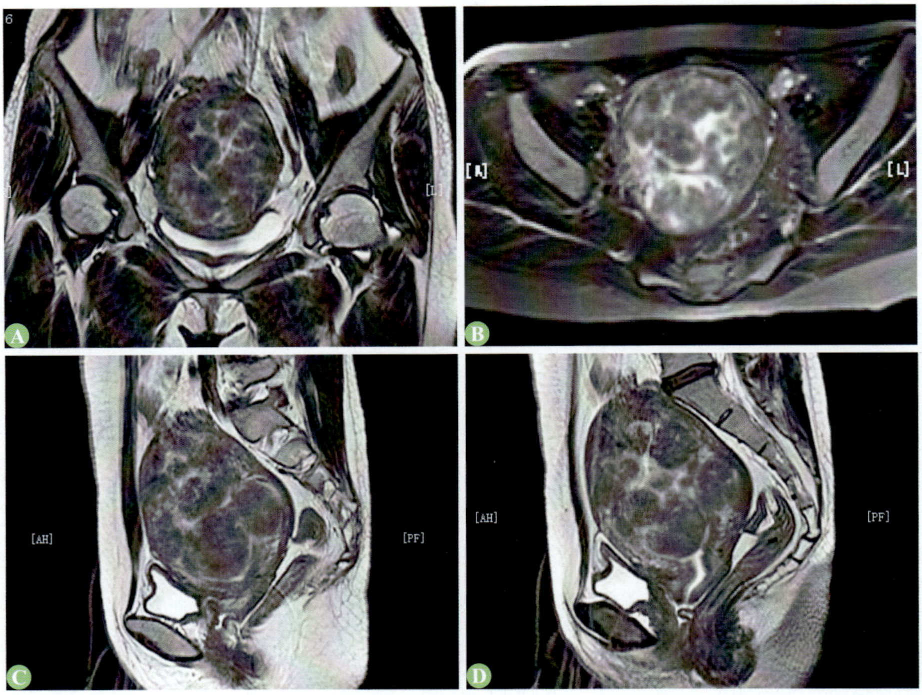

图6–15 术前子宫MRI显示子宫体积增大，外形尚可，内膜增厚结构模糊，肌层局部可见类圆形隆起，T_1WI为等信号，T_2WI为稍低信号，聚集成团，期内信号不均，可见片状长T_2信号影，增强扫描呈明显强化，延迟期呈低信号影

子宫实性占位基本鉴别诊断

1. 子宫腺肌症

- 临床特征：月经过多，进行性痛经，痛经严重，持续性下腹痛、腰痛、肛门坠胀感，伴恶心、呕吐，部分患者因月经量多有贫血症状，CA125升高。
- 影像特征：①子宫增大，外缘尚光滑；②T_2WI显示子宫的正常解剖形态扭曲或消失；③子宫壁明显增厚，正常盆腔MRI矢状T_2WI可清楚显示子宫内膜带状结构，在子宫内膜周边可见的低信号强度带，称为结合带（junctional zone，JZ）。正常人群结合带宽度有很大差异，在2~8mm，结合带厚度若＞12mm，诊断特异性比较高，若结合带厚度在8~12mm，如存在其他征象如结合带局部增宽，结合带边界不清，T_1或T_2加权像上出现局灶性高信号时，亦可诊断腺肌病；其他征象如结合带局部增宽，结合带边界不清，T_1或T_2加权像上出现局灶性高信号时，亦可诊断子宫腺肌症；④T_2WI低信号区域中可出现局灶性高信号，即为异位陈旧性出血灶或未出血的内膜岛，可以与子宫肌瘤病灶的边界以及病灶内信号相鉴别。

- 本病例考虑为子宫腺肌症的符合点及不符合点：

  符合点：月经量增大、痛经，影像学子宫增大，结合带厚度＞12mm，且T_2加权像上病灶内有高信号，CA125升高；

  不符合点：无恶心、呕吐。

2. 子宫肌瘤

- 临床特征：月经过多、经期长且间隔短，部分呈贫血貌。
- 影像特征：表现为圆形边界清楚的子宫肌层占位。T_2WI信号低于肌层，多有强化，无强化的肌瘤表明已发生自发性的梗死。
- 本病例考虑为子宫肌瘤的符合点及不符合点：

  符合点：月经量增多、贫血，影像学可见多发圆形边界清楚的子宫肌层占位；

  不符合点：有痛经症状。

3. 子宫内膜癌

- 临床特征：阴道不规则出血、腹痛、腹部包块、阴道排液等症状，CA125为特异性标志物，可升高，部分患者伴有消瘦、腹腔积液等症状。
- 影像特征：T_2WI肿瘤呈中等信号，破坏子宫内膜与子宫肌界面，并侵入低信号的联合带内甚至子宫肌外层，增强扫描后肿瘤强化程度不同于附近子宫肌层，可见周围淋巴结肿大或受侵。
- 本病例考虑为子宫内膜癌的符合点及不符合点：

  符合点：CA125升高，子宫弥漫性改变；

  不符合点：无不规则出血、消瘦等症状，MRI影像学不支持。

诊断

根据病史以及典型影像学表示，可以诊断子宫腺肌症合并子宫肌瘤。

治疗

子宫动脉栓塞术（uterine arterial embolization，UAE）是在医学设备引导下（DSA），经导管插入子宫动脉内进行栓塞，达到治疗子宫腺肌症或子宫肌瘤的一项微创治疗技术。

（1）适应证：有典型临床症状，超声和MRI明确诊断；拒绝外科手术或因身体原因不能耐受外科手术；药物治疗无效或无法耐受药物治疗；外科术后复发患者。

（2）禁忌证：急性炎症期；对比剂过敏；严重心肺功能不全以及不能很好控制的高血糖、高血压患者；妊娠或可疑妊娠；子宫内膜诊刮可疑癌或确诊癌；病灶短期迅速增大，可疑肉瘤；严重凝血功能障碍等。

（3）治疗过程：局部麻醉下操作，在DSA引导下动脉插管成功，造影证实，超选择至子宫动脉，注入栓塞颗粒（明胶海绵、聚乙烯醇颗粒或栓塞微球），血流减慢或滞留后停止，5分钟后再次造影复查，子宫动脉消失后确认成功栓塞。

术中DSA造影图片（图6-16）。

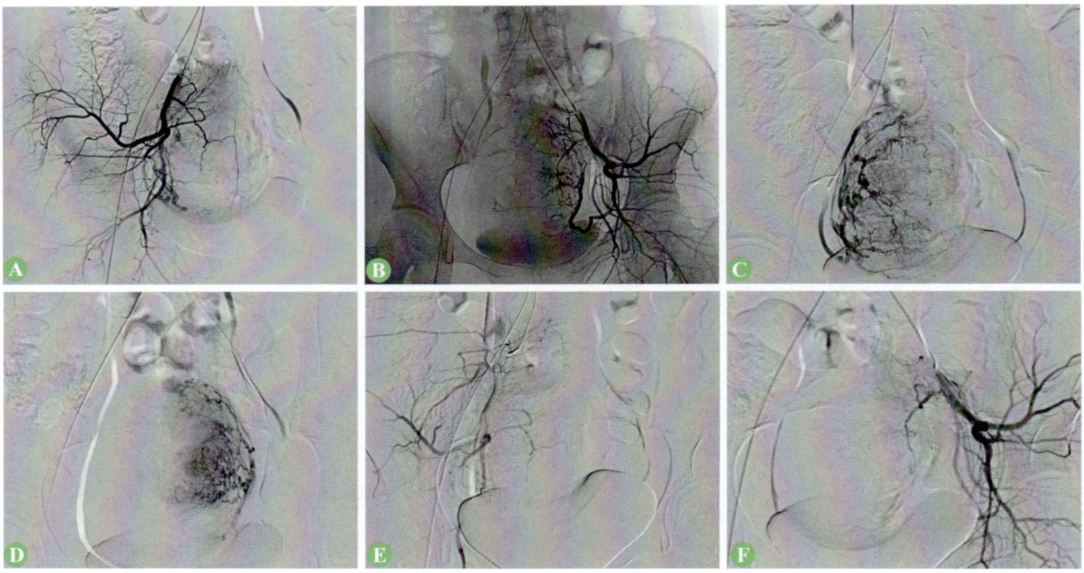

图6–16 两侧髂内动脉造影显示子宫动脉增粗、纡曲，分支明显增多（图A、B），超选择两侧子宫动脉造影可见子宫区域造影剂浓染、染色不均匀，子宫形态规则，体积增大，整个子宫供血丰富（图C、D），栓塞后两侧子宫动脉不再显影，两侧髂内动脉其血管分支走行正常（图E、F）

（4）并发症

栓塞后综合征：表现为疼痛、发热、恶心、呕吐等。其中疼痛较重，有时术中即出现，持续1~3天，逐渐缓解；发热，一般不超过38.5℃，部分伴有感染者可有高热。

该例患者术后反应：主要是为腹痛，术后当天NRS评分7分，给予“地佐辛5mg 肌肉注射”稍好转，无恶心、呕吐症状。

感染：坏死物质无法顺利排出，子宫与外界相通，很容易导致感染，可出现阴道排出恶臭坏死物，伴由发热、腹痛，需要全身抗生素应用，同时宫腔镜下行坏死物质清除。

术后1周复查CT见图6-17。

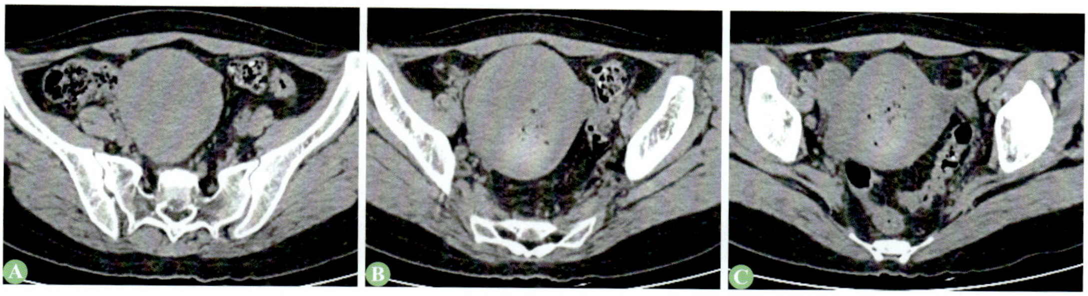

图6–17　术后1周复查CT显示病灶呈低密度，伴有气泡产生

术后10天突然出现剧烈下腹部疼痛，难以忍受，急诊入院，经阴道排出褐色恶臭分泌物，行细菌培养阴性，MRI检查见图6-18。

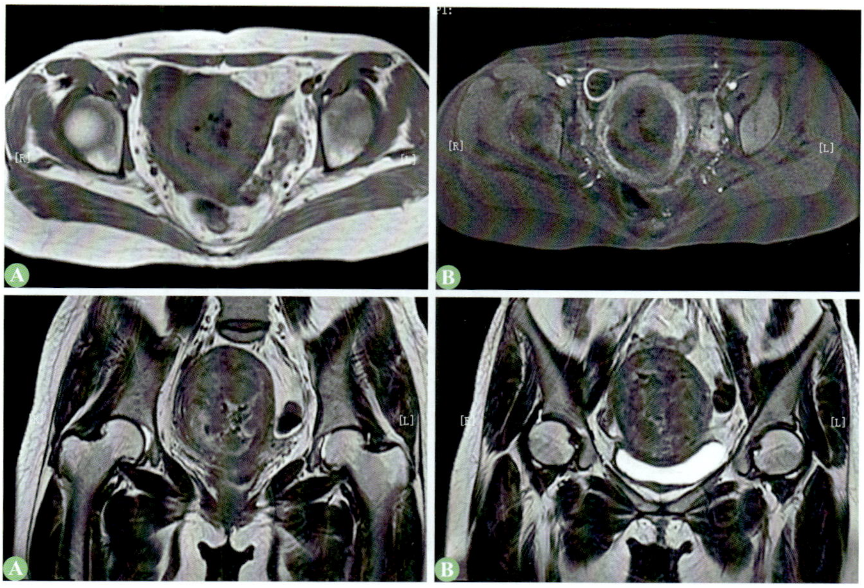

图6–18　MRI检查显示子宫动脉栓塞术后子宫肌层及内膜大部分坏死，部分可见气泡形成

给予宫腔镜检查+诊刮术，刮出大量坏死组织（大体标本），联合抗生素应用，宫腔诊刮物未培养出细菌，病理（HE染色，中倍）提示（图6-19）：宫腔内容物良性病变，考虑子宫腺肌症伴平滑肌瘤、玻璃样变性、坏死、钙化。术后腹痛、发热逐渐好转。

闭经：子宫性闭经和卵巢性闭经，因栓塞导致子宫内膜受损，表现为月经量减少，严重可能出现无子宫内膜，而患者激素水平正常；卵巢性闭经，提示卵巢功能受损（卵巢供血动脉异位栓塞等原因），患者有更年期症状，同时激素水平异常。

该例患者出现月经量减少，复查彩色多普勒超声提示子宫内膜及子宫基层变薄。

异位栓塞：盆腔器官缺血、坏死等。

该例患者未出现。

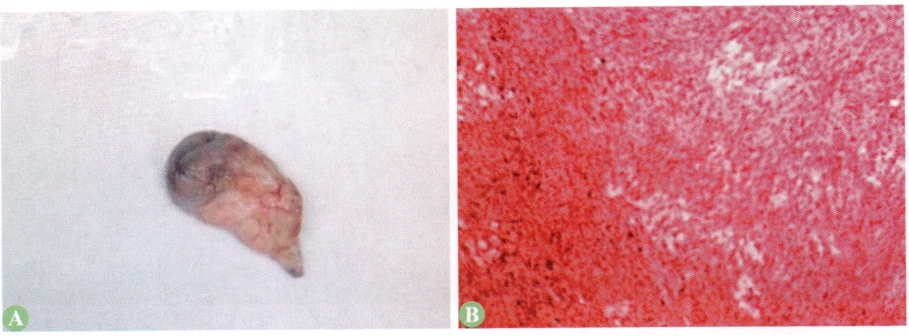

图6-19 A.大体标本；B.宫腔内容物良性病变，考虑子宫腺肌症伴平滑肌瘤、玻璃样变性、坏死、钙化病理（HE，×中倍）

（5）治疗效果

术后13天（2016-8-3）MRI复查可见子宫缩小，大部分腺肌症组织及肌瘤坏死，临床症状明显缓解，CA125下降（593U/ml→196U/ml）。

术后两年彩色多普勒超声提示子宫大小由术前的177mm×85mm×102mm缩小至50mm×42mm×44mm，CA125下降至正常（14.37U/ml），MRI（2018-9-12）复查显示子宫继续缩小，宫体形态逐渐恢复，周围血供明显减少（图6-20）。

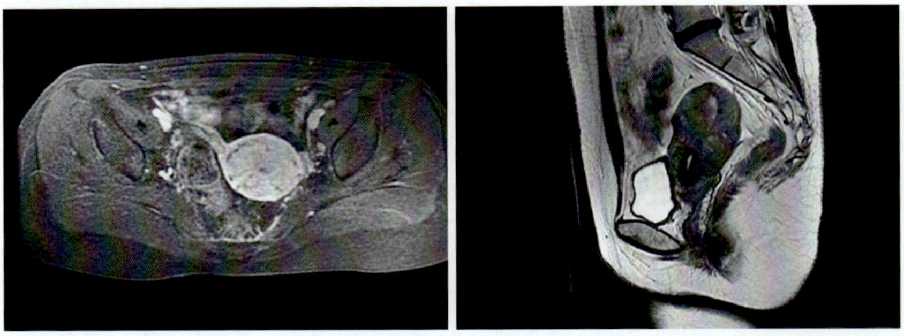

图6-20 MRI复查显示子宫继续缩小，宫体形态逐渐恢复，周围血供明显减少

本例病理结果及经验总结

最终病理结果：子宫腺肌症合并子宫肌瘤。

本例患者为中青年女性患者，近四年反复痛经，进行性加重，严重影响生活质量甚至无法正常工作，并引发焦虑症状。术前MRI、彩色多普勒超声及术后病理均提示子宫腺肌症合并多发肌瘤，患者比较年轻，保留子宫愿望强烈，拒绝外科手术，遂行“双侧子宫动脉栓塞术”，术后反应除了常规栓塞综合征的表现外，由于坏死组织太多，不能自行排出体外而诱发宫腔感染，刮宫后症状明显缓解，生活质量大大提高。如此复杂病例再次证明了UAE技术是一项非常安全、有效的微创治疗手段，且是能保留子宫，为生育期患者或保留子宫愿望强烈患者提供了一种新的方法。

（河南省人民医院综合介入科　曹广劭　刘瑞青）

病例6　肝右叶占位

中年男性，发现肝右叶占位1个月

临床情况

患者男性，39岁，因"发现肝右叶占位1个月"于2013年4月27日就诊于河南省肿瘤医院微创介入科。入院后上腹部CT提示：肝右叶多发占位伴门静脉右支及主干充盈缺损（图6-21）。入院后实验室检查：HBV-DNA1 $\times 10^5$拷贝/ml，白细胞5.3 $\times 10^9$/L，红细胞4.2 $\times 10^{12}$/L，血红蛋白134.0g/L；血小板87 $\times 10^9$/L，AFP＞1210ng/ml，肿瘤标志物CA199 37.27U/ml，凝血酶原时间13.6秒，部分凝血酶原时间35.4秒，总胆红素19.5μmol/L，直接胆红素9.3μmol/L，谷丙转氨酶42U/L，谷草转氨酶54U/L；白蛋白38.6g/L。

影像检查

肝部CT平扫+强化（图6-21）。

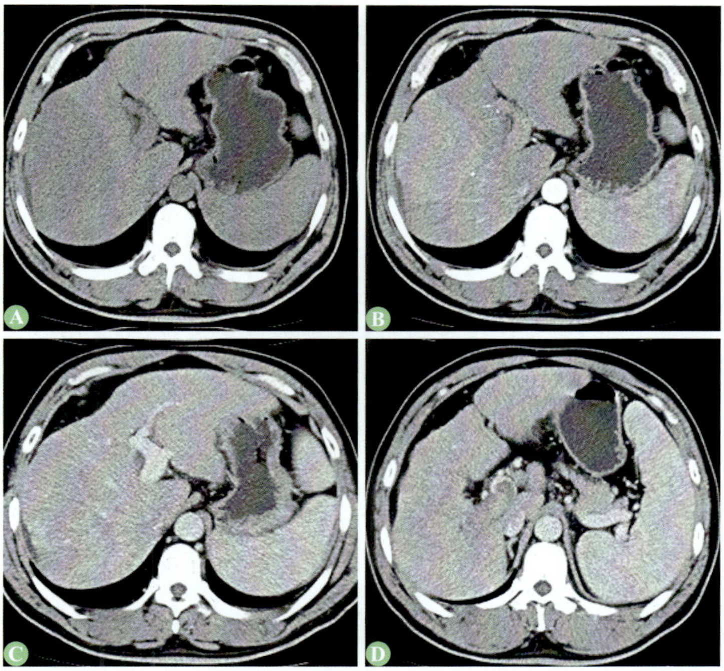

图6-21　A~C.CT平扫显示肝右叶见大片状低密度影，动脉期肝右叶低密度影明显不均匀强化，门脉期强化程度减低，呈"快进快出"表现；D.门静脉期、门静脉右支及主干见充盈缺损

诊断：肝细胞癌[巴塞罗那临床肝癌评分系统（BCLC）C期，Chlid-Pugh B级，美国东部肿瘤合作组（ECOG）2分]伴门静脉右支癌栓形成。

鉴别诊断

肝常见肿瘤鉴别诊断见表6-3。

表6-3　肝常见肿瘤鉴别诊断

鉴别点	肝海绵状血管瘤	原发性肝癌	肝转移癌
临床症状及病史	慢性病程，常多发，女性多见	常有慢性肝炎和肝硬化病史，好发于中青年男性	有原发瘤史，病变多发
AFP	不高	常增高	多不高
影像表现	早期边缘增强，延迟扫描强化向中央扩展直至与肝组织密度完全呈等密度	增强扫描病变密度迅速增高，延迟后迅速减低，造影剂呈“快进快出”表现	增强扫描多数病灶有不同程度的不均匀强化，典型表现呈“牛眼征”

依据：CT表现为肝癌典型影像学表现，AFP水平明显升高，结合患者乙肝病史，诊断明确。

治疗方案：患者门静脉受侵，已属BCLC C期，考虑患者已失去手术机会，为患者行经导管动脉化疗栓塞术（TACE）+碘125粒子植入术（图6-22）。

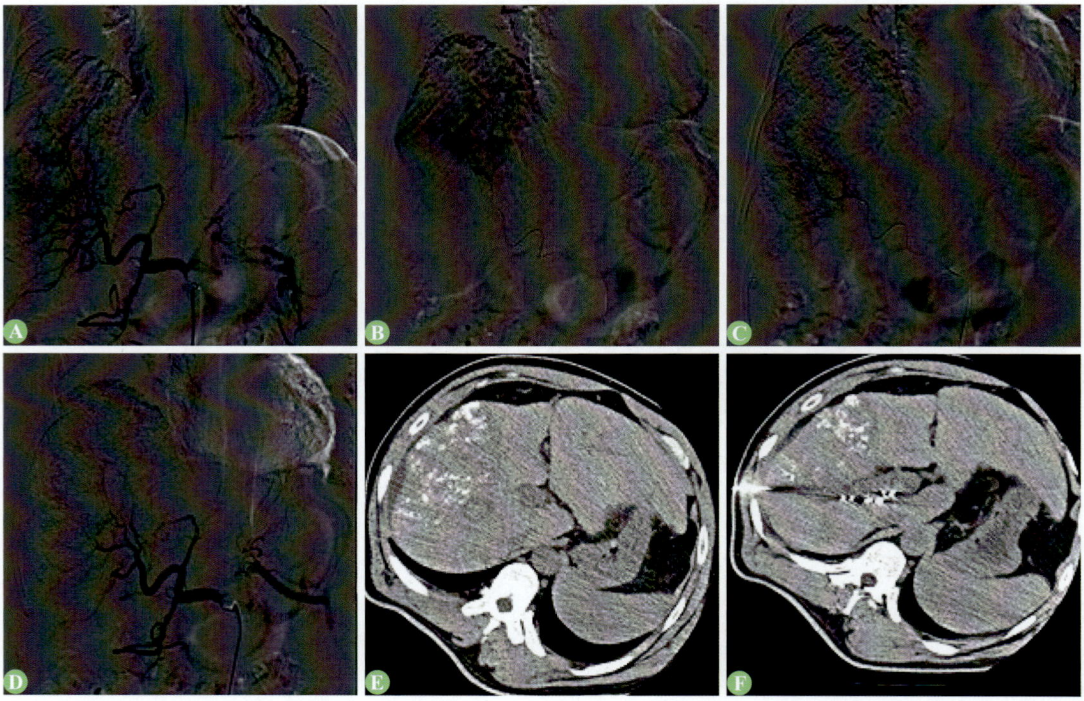

图6-22　A~D.肝总动脉行DSA显示肝右叶见不规则肿瘤染色灶，供血动脉为肝右动脉分支。使用微导管超选择插管行TACE，栓塞后复查肝动脉造影显示瘤体内碘油沉积好，肿瘤染色消失。术中用药：5-氟尿嘧啶1g、奥沙利铂100mg、超液化碘油7ml。E.栓塞后上腹CT平扫见肝右叶碘油沉积影。F.使用粒子植入专用针穿刺，沿癌栓走行植入碘125粒子

术后予以保肝治疗，好转后出院。1个月后复查，CT提示肝内病变及癌栓仍有活性。其后为患者行3次TACE和1次碘125粒子植入术。2013年11月10日再次复查，CT提示肝内病变较前缩小，碘油沉积较前增多。患者病情较前改善，为患者行微波消融治疗，因患者肿瘤较大，采用分次消融治疗，2013年11月14日首次为患者行微波消融治疗，治疗后患者出现发热等症状，2013年11月29日CT扫描提示肝脓肿形成，在CT引导下行脓肿外引流术，患者症状控制后，再次为患者行微波消融治疗（图6-23）。

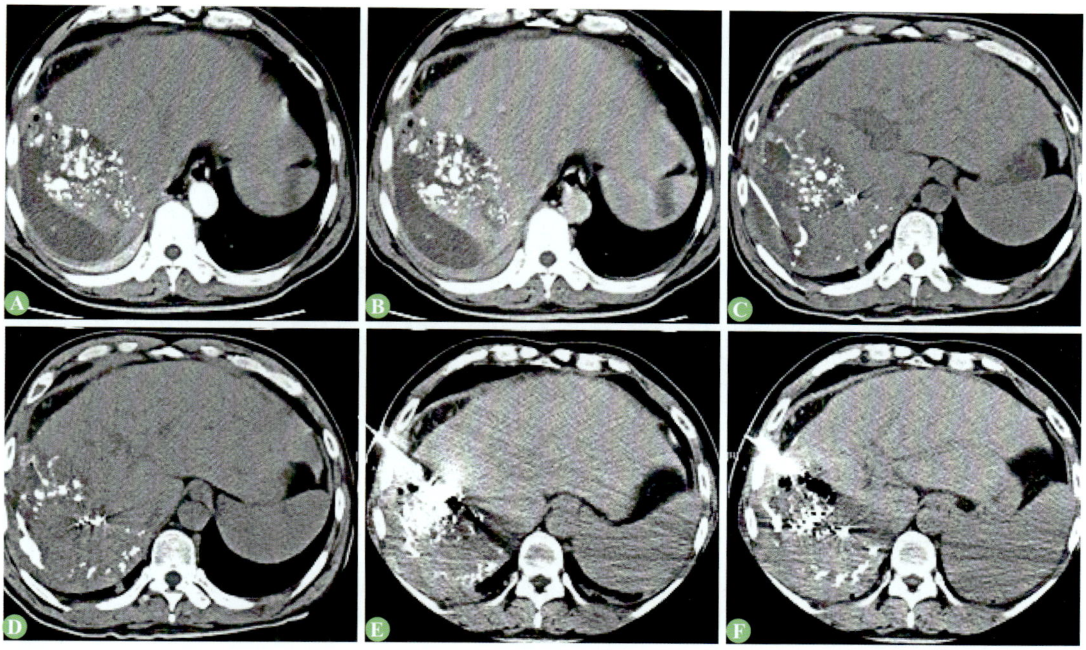

图6–23　A、B.肝右叶脓肿形成；C、D.经皮穿刺肝脓肿外引流，使用8.5F外引流管，可见引流管头端盘成猪尾样于脓腔内；E、F.经皮肝肿瘤微波消融，可见部分肿瘤坏死气化

患者好转后，带引流管出院。出院后定期复查，2014年2月19日MRI提示患者肝内病灶部分仍有活性，于2014年2月21日再次行微波消融治疗。2014年4月2日来院复查，予以拔出外引流管，肝内病变稳定。2014年6月23日复查MRI提示原肝右叶肿瘤考虑无活性（图6-24）；肝右叶S6段新发子灶，考虑病灶较小，且靠近胆囊，遂为患者行CT引导下肝肿瘤粒子置入术（图6-25）。

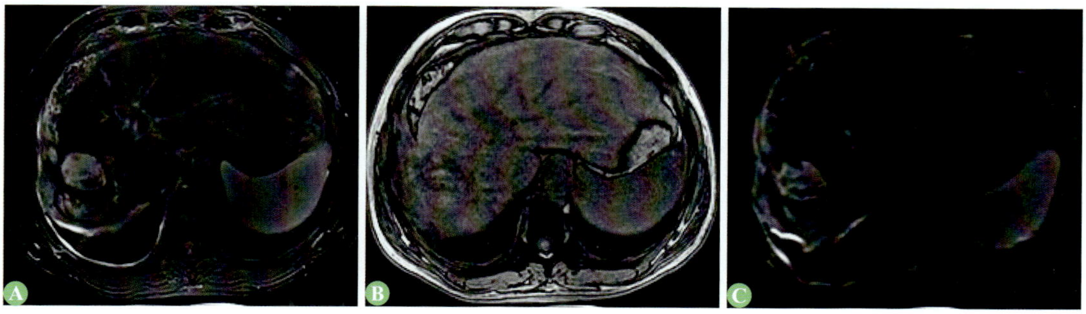

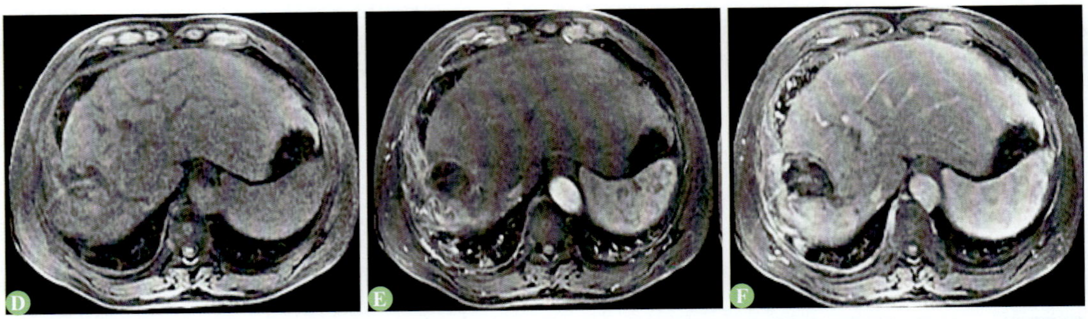

图6-24 A.原肝右叶肿瘤MR T_2WI高信号；B.MR T_1WI低信号； C.DWI稍高信号；D~F.未见明显强化

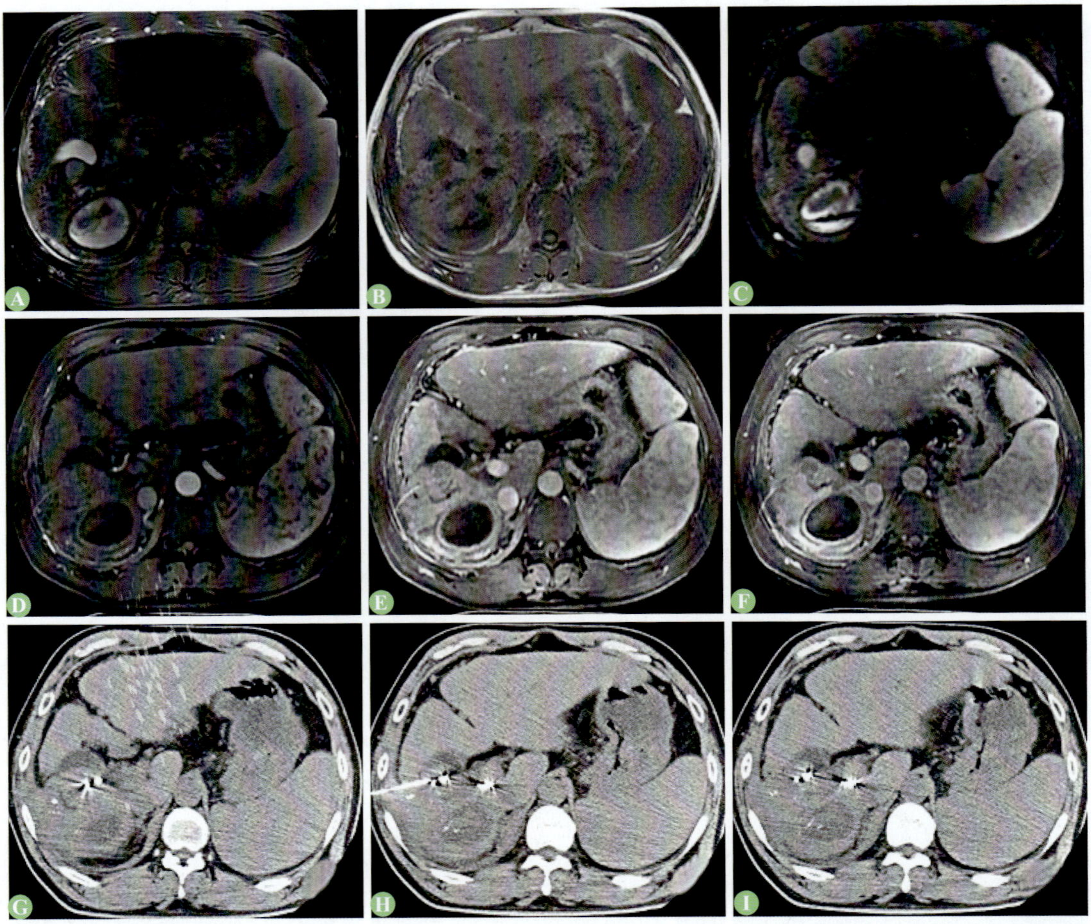

图6-25 A~F.肝S6段小结节，T_2WI高信号、T_1WI低信号、DWI高信号，动脉期不均匀强化，门脉期、延迟期强化减低；G~I.肝右叶S6段结节粒子植入

患者出院后多次复查，肝内病变稳定，且无远处转移。2017年3月21日复查MRI，肝内病变较前进展，于2017年4月14日行TACE治疗，2017年4月20日行射频消融治疗。2017年6月14日复查MRI，肝内病变较前进展，门静脉左支形成。2017年6月22日行CT引导下肝肿瘤粒子植入术。2017年7月27日复查MRI提示肝内病变无明显活性，门静脉左支癌栓较前进展。2017年9月7日复查CT提示肝右叶脓肿形成，2017年9月8日再次行CT引导下肝脓肿外引流术。2017年10月11日复查MRI，提示原肝右叶病变无活性，门静脉左支癌栓较前减小，门静脉左支旁子灶。未行特殊治疗。2017年11月30日复查MRI提示肝内原肝右叶病变无活性，门静脉左支癌栓较前增大，门静脉左支旁子灶较前增大（图6-26A~G）。于2017年12月4日行CT引导下门脉癌栓粒子植入术（图6-26H~I）。2017年12月8日患者因消化道出血经抢救无效死亡。

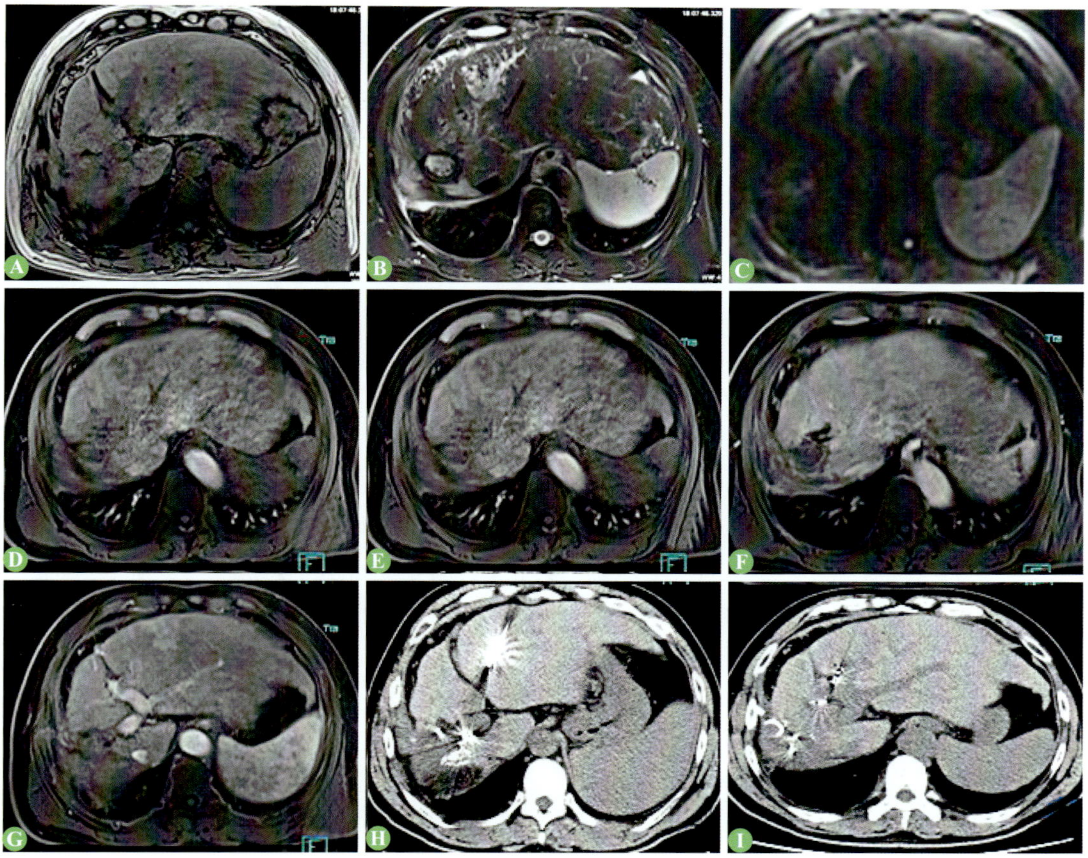

图6-26　A~F.2017年11月30日CT显示肝右叶肿瘤T_1WI低信号、T_2WI高信号、DWI低信号，未见明显强化；G.2017年11月30日CT显示门静脉左支充盈缺损；H、I.门静脉左支癌栓碘125粒子植入，所示肝右叶粒子为2017年6月22日植入

本例病理结果及经验总结

对于伴有单支门静脉癌栓的BCLC C期患者，TACE联合碘125粒子门脉癌栓植入，既可以控制肝内病灶，又可以控制癌栓的进展。同时，待病变稳定后，通过消融治疗可以根治肝内肿瘤，本病例中原肝右叶肿瘤经过TACE联合消融治疗后3年未复发。对于肝内再生子灶可以行TACE联合消融治疗根治；对于危险部位，可行肿瘤碘125粒子植入术。伴门静脉癌栓的BCLC C期的患者自然生存期很短，通过联合多种局部治疗，可延长此类患者生存期。

（河南省肿瘤医院　肖金成）

第七章

骨骼与肌肉系统

病例1　双侧骶髂关节病变

年轻男性，间断腰痛2年，加重1周

临床情况

患者男性，21岁，因"间断腰痛2年，加重1周"入院，腰痛晨起明显加重，活动后减轻，伴僵硬感，弯腰、提重物、旋转活动后受限，无发热及其他关节疼痛。入院检查人类白细胞抗原（HLA）-B27阳性，血清类风湿因子阴性。腰部脊柱及两侧肌肉压痛，"4字"试验阳性。中性粒细胞78.8%，血小板计数356×10^9/L，凝血酶原时间15.6秒。自发病以来精神食欲可，大小便正常，近期体力、体重无明显变化。

影像检查

腰椎X线、CT、MRI检查（图7-1~图7-3）。

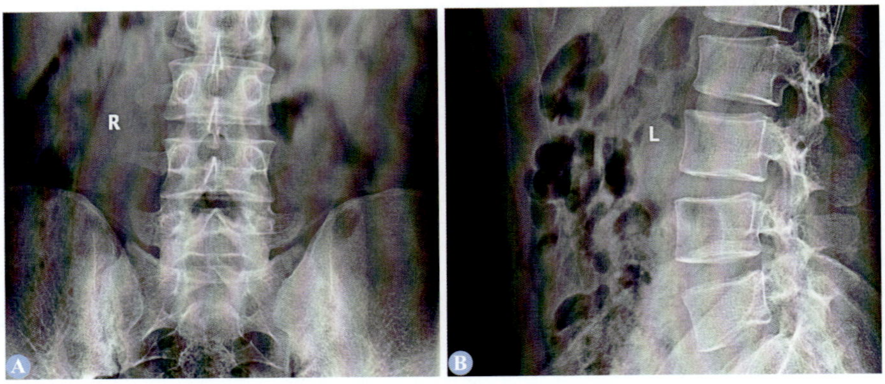

图7-1　A、B.腰椎关节正侧位X线片。检查显示腰椎曲度变直，序列尚可，小关节面模糊，未见明显骨质破坏，椎间隙尚可。骶髂关节面模糊，关节面不规则，呈对称性"锯齿"状骨质侵蚀及硬化，关节间隙狭窄上下宽窄不一

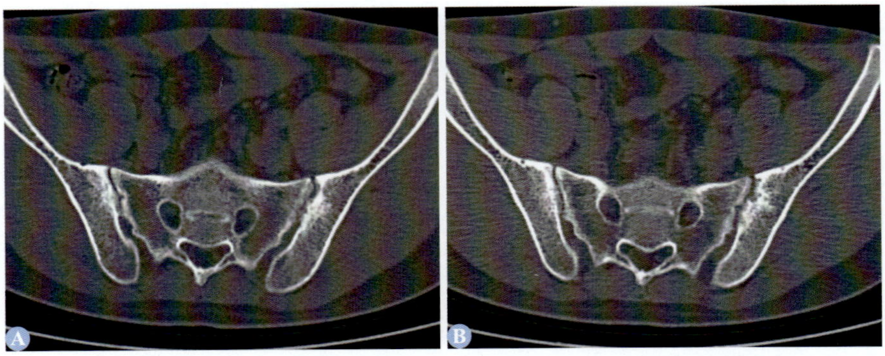

图7-2　A、B.骶髂关节CT图像。检查显示腰椎椎小关节面骨质增生硬化，关节间隙狭窄。双侧骶髂关节面凹凸不平，关节间隙狭窄，关节面骨质可见虫蚀样破坏，软骨下局限性骨质硬化和囊性侵蚀性骨质破坏，以双侧髂骨面明显。骨盆组成骨骨质疏松

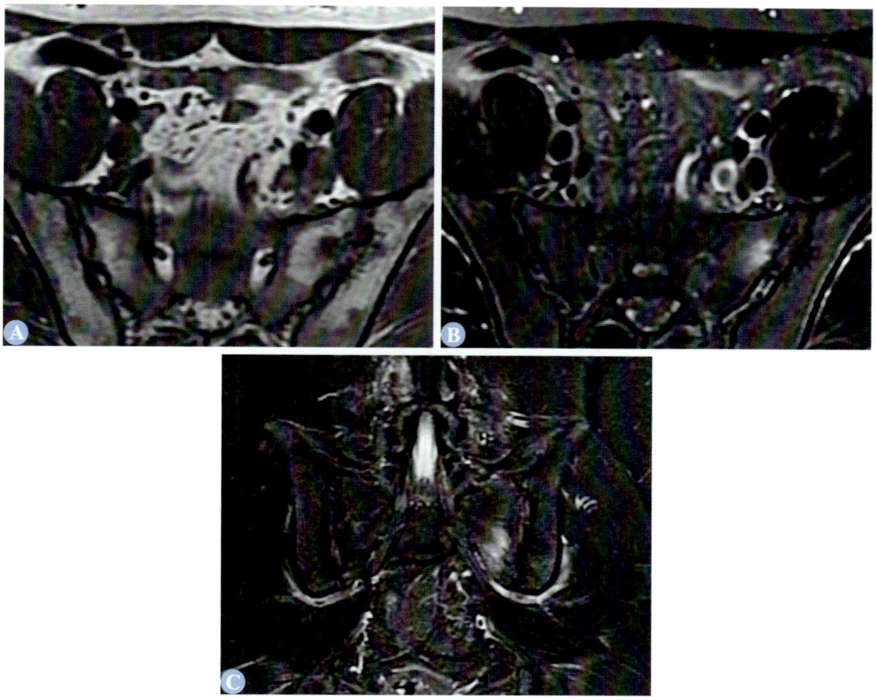

图7–3 A. 横断面MR T_1WI；B. 脂肪抑制MR T_2WI；C.冠状面短时间反转恢复序列（STIR）。检查显示双侧骶髂关节间隙变窄，骶髂关节面模糊、毛糙，骨质侵蚀，间隙变窄，关节面骨髓内水肿，以骶骨左侧为著。双侧骶髂关节旁骨髓内脂肪沉积、骨质硬化

骶髂关节病变的鉴别诊断

1. 强直性脊柱炎

- 临床特征：青年男性多见，腰背部或骶髂部疼痛和僵硬，病变有自下向上发展的特征，多累及双侧，HLA-B27多为阳性，“4字”试验阳性，多有家族史。
- 影像特征：骶髂关节骨质硬化、骨质破坏，关节间隙变窄，晚期呈竹节状脊柱。
- 本病例考虑为强直性脊柱炎的符合点和不符合点：

  符合点：青年男性，腰背部疼痛，HLA-B27为阳性，“4字”试验阳性，骶髂关节骨质硬化、骨质破坏，关节间隙变窄；

  不符合点：未见竹节状脊柱，无家族史。

2. 类风湿性关节炎

- 临床特征：中年女性多见，类风湿因子阳性，对称性侵犯手足小关节，有类风湿皮下结节，晚期可见多关节畸形。
- 影像特征：手足小关节多发对称性梭形软组织肿胀，关节间隙变窄，骨质疏松，晚期可见骶髂关节骨质破坏，腰背部疼痛。
- 本病例考虑为类风湿性关节炎的符合点和不符合点：

符合点：骶髂关节骨质破坏，腰背部疼痛；

不符合点：青年男性，类风湿因子阴性。未见手足小关节阳性表现。无类风湿结节及小关节畸形。

3. 骨性关节炎

- 临床特征：老年人多见，累及脊椎者可有慢性腰背痛。
- 影像特征：关节间隙变窄，软骨下骨质硬化，骨赘生成，软骨下囊变。关节以增生硬化为主。
- 本病例考虑为骨性关节炎的符合点和不符合点：

  符合点：腰背痛，关节间隙变窄，软骨下骨质硬化，软骨下囊变；

  不符合点：青年男性，无骨赘生成，以骨质破坏为主。

4. 骶髂关节结核

- 临床特征：多有肺结核病史，腰背部疼痛，红细胞沉降率增快。
- 影像特征：一侧受累，骶髂关节间隙模糊不清，骨质破坏，关节间隙变窄。关节面下骨质硬化不明显，骨质破坏严重时可见片状死骨。
- 本病例考虑为骶髂关节结核的符合点和不符合点：

  符合点：腰背部疼痛，骶髂关节间隙模糊不清，骨质破坏，关节间隙变窄；

  不符合点：无肺结核病史，双侧受累，红细胞沉降率正常，骨质硬化明显，无片状死骨。

5. 致密性髂骨炎

- 临床特征：多见于育龄女性，下腰部疼痛，“4字”试验阳性。血细胞沉降率正常，且无细菌性炎症表现。
- 影像特征：病变以骨质硬化为主，无骨质破坏。髂骨的硬化带边缘整齐，常呈三角形，与正常骨质分界清楚，骶骨面正常，关节间隙正常。
- 本病例考虑为致密性髂骨炎的符合点和不符合点：

  符合点：腰部疼痛，“4字”试验阳性，血细胞沉降率正常，骨质硬化；

  不符合点：青年男性，病变侵犯骶骨，关节间隙变窄，骨质破坏。

  骶髂关节病变五种主要疾病的鉴别见表7-1。

表7–1　骶髂关节病变五种主要疾病的鉴别诊断

鉴别点	强直性脊柱炎	类风湿性关节炎	骨性关节炎	骶髂关节结核	致密性髂骨炎
临床症状及病史	臀部、腰背疼痛	手足小关节畸形	下腰痛	肺结核病史	“4字征”阳性

（续表）

鉴别点	强直性脊柱炎	类风湿性关节炎	骨性关节炎	骶髂关节结核	致密性髂骨炎
实验室检查	HLA-B27（+）；RF（-）	HLA-B27（-）；RF（+）	HLA-B27（-）；RF（-）	HLA-B27（-）；RF（-）TSPOT（+）	HLA-B27（-）；RF（-）
好发部位	骶髂关节	手足小关节	髋关节、膝关节	髋关节、膝关节	骶髂关节髂骨面
好发人群	青年男性	中年女性	老年人	儿童、青年	育龄女性
骨质破坏	以髂侧为主，鼠咬破坏	囊状骨质破坏，边缘性侵蚀	少见	关节非承重面虫蚀样骨质破坏	无
骨质硬化	硬化边缘不清	少见	可见骨赘形成	少见	髂骨面三角形骨质硬化，边缘清晰
关节间隙	早期增宽，晚期变窄	变窄	变窄	晚期变窄	正常

本例临床结果及经验总结

最终临床结果：强直性脊柱炎。

本例患者为青年男性，因2年前无明显诱因出现腰背部疼痛加重一周就诊，入院查HLA-B27阳性，类风湿因子（RF）阴性，“4字”试验阳性，影像学检查发现双侧骶髂关节对称性骨质破坏、增生、关节间隙变窄、骨质水肿、脂肪沉积。因病变尚未到晚期，故未出现竹节椎样改变，同时未见椎小关节明显骨质破坏。综上，仍考虑强直性脊柱炎可能性大。

（华中科技大学同济医学院附属同济医院 李小明）

病例2 腕关节病变

年轻女性，多关节红肿变形3年，右侧股骨头坏死1个月

临床情况

患者女性，31岁，因“多关节红肿变形3年，发现右侧股骨头坏死1个月”入院，左手掌指关节的示指及中指处关节肿胀变形，活动受限；双踝关节肿胀，红斑，局部皮肤有皮损及瘢痕，髋关节无明显叩击痛。人类白细胞抗原B27、抗角蛋白抗体、抗环瓜

氨酸肽抗体均为阴性；ESR 81mm/h，类风湿因子71U/L；免疫全套IgG 21.9g/L，正常范围。自发病以来精神食欲可，大小便正常，近期体力、体重无明显变化。

影像检查

手部X线、MRI检查（图7-4、图7-5）。

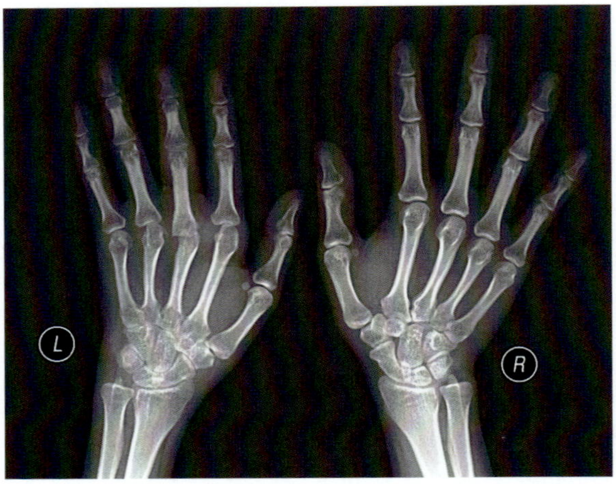

图7-4 双手正位X线片。左手骨质疏松，腕关节面模糊、狭窄。各指近节指间关节及左手第二至四掌指关节肿胀，关节间隙变窄，部分关节面下见小囊状骨质破坏，像尺侧偏移，呈半脱位状态

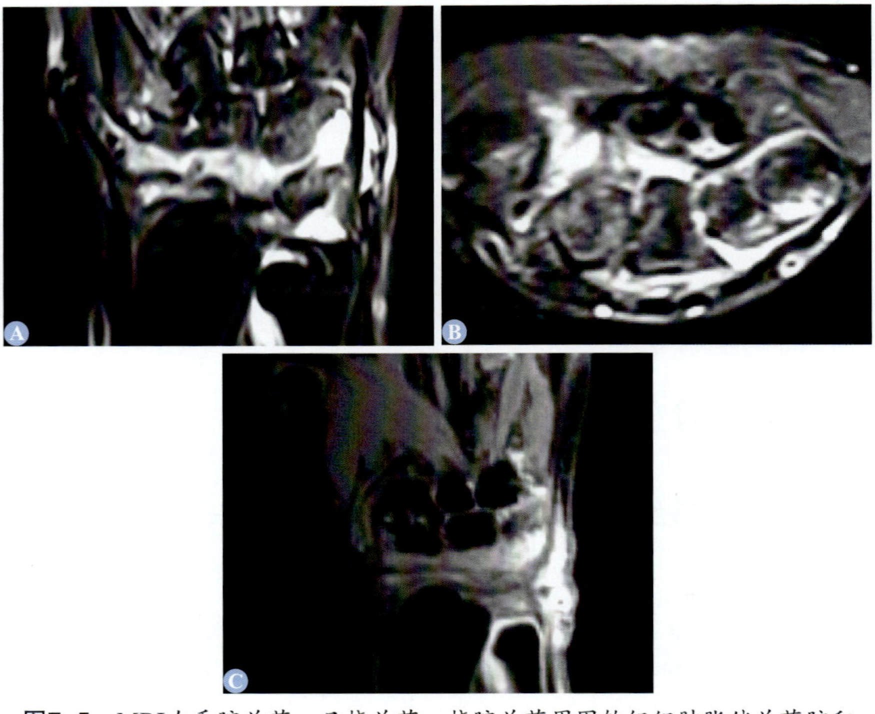

图7-5 MRI左手腕关节、尺桡关节、桡腕关节周围软组织肿胀伴关节腔积液，滑膜增厚，关节间隙变窄

类风湿性关节炎的鉴别诊断

1. 类风湿性关节炎

- 临床特征：中年女性多见，类风湿因子阳性，对称性侵犯手足小关节，有类风湿皮下结节，晚期可见多关节畸形。
- 影像特征：手足小关节多发对称性梭形软组织肿胀，关节间隙变窄，骨质疏松，晚期可见骶髂关节骨质破坏，腰背部疼痛。
- 本病例考虑为类风湿性关节炎的符合点和不符合点：
  符合点：中年女性，类风湿因子阳性。对称性侵犯手足小关节，关节周围软组织肿胀，滑膜增厚，多发关节积液，有类风湿皮下结节；
  不符合点：无。

2. 痛风

- 临床特征：中老年男性多见, 反复性强,具有间歇期，第一跖趾关节或跗关节为好发部位, 也可累及肘、腕、手关节等, 常有夜间突发性疼痛，急性发作时通常会导致血尿酸水平增高。
- 影像特征：关节周围软组织肿胀，滑膜增厚，关节积液，关节间隙变窄，可见痛风结节，关节软骨、骨性关节面和周围“虫噬状”骨质破坏。
- 本病例考虑为痛风的符合点和不符合点：
  符合点：关节周围软组织肿胀，滑膜增厚，左手桡腕关节间隙变窄，多发关节积液；
  不符合点：中年女性，类风湿因子阳性，无尿酸增高。对称性起病，无痛风结节，无明显发作间歇期。

3. 系统性红斑狼疮

- 临床特征：女性多见, 病程早期可出现双手或腕关节的关节炎表现，但患者常伴有发热、疲乏、口腔溃疡、皮疹、血细胞减少、蛋白尿或抗核抗体阳性等狼疮特异性、多系统表现，而关节炎较类风湿关节炎患者程度轻，不出现关节畸形。实验室检查可发现多种自身抗体阳性。
- 影像特征：软组织肿胀、关节周围有弥漫性骨质疏松，关节软骨或骨损害比较少见。多累及近端指间关节。
- 本病例考虑为类风湿性关节炎的符合点和不符合点：
  符合点：关节周围软组织肿胀，滑膜增厚，左手桡腕关节间隙变窄，多发关节积液；
  不符合点：类风湿因子阳性，抗角蛋白抗体、抗环瓜氨酸肽抗体均为阴性。无间歇期，患者无发热、疲乏、口腔溃疡、皮疹等关节外表现。

4. 银屑病关节炎

- 临床特征：患者有特征性银屑疹或指甲病变，或伴有银屑病家族史。多发于四肢远端小关节，多为单侧不对称性分布，血清类风湿因子等抗体为阴性。以关节肿胀、疼痛、活动受限为主要临床表现。
- 影像特征：软组织肿胀、骨质疏松、骨质吸收破坏及关节间隙变窄甚至融合等，关节表现呈不对称性,下肢关节受累较上肢多,严重者可见骨性强直 、压缩性骨折等。
- 本病例考虑为类风湿性关节炎的符合点和不符合点：

  符合点：关节肿胀、疼痛、活动受限，关节周围软组织肿胀，滑膜增厚，左手桡腕关节间隙变窄，多发关节积液；

  不符合点：无特征性银屑疹或指甲病变，无银屑病家族史。双侧对称性发病。

本例临床结果及经验总结

最终临床结果：类风湿性关节炎。

本例患者为中年女性，因多关节红肿变形3年，发现右侧股骨头坏死1个月就诊，入院查类风湿因子（RF）阳性，人类白细胞抗原B27、抗角蛋白抗体、抗环瓜氨酸肽抗体均为阴性，左手掌指关节的示指及中指处关节肿胀变性，活动受限，持续性疼痛；双踝关节肿胀，红斑，局部皮肤有皮损及瘢痕。影像学检查发现左手骨质疏松，腕关节面模糊、关节间隙狭窄。各指近节指间关节肿胀，滑膜增厚，关节间隙变窄，关节腔积液，部分关节面下见小囊状骨质破坏。综上，仍考虑类风湿性关节炎可能性大。

病例3　椎体骨质破坏

年轻男性，颈痛、乏力2周

临床情况

患者男性，25岁，颈痛、乏力半个月，红细胞沉降率增高。

影像检查

胸椎MRI平扫+增强扫描（图7-6）。

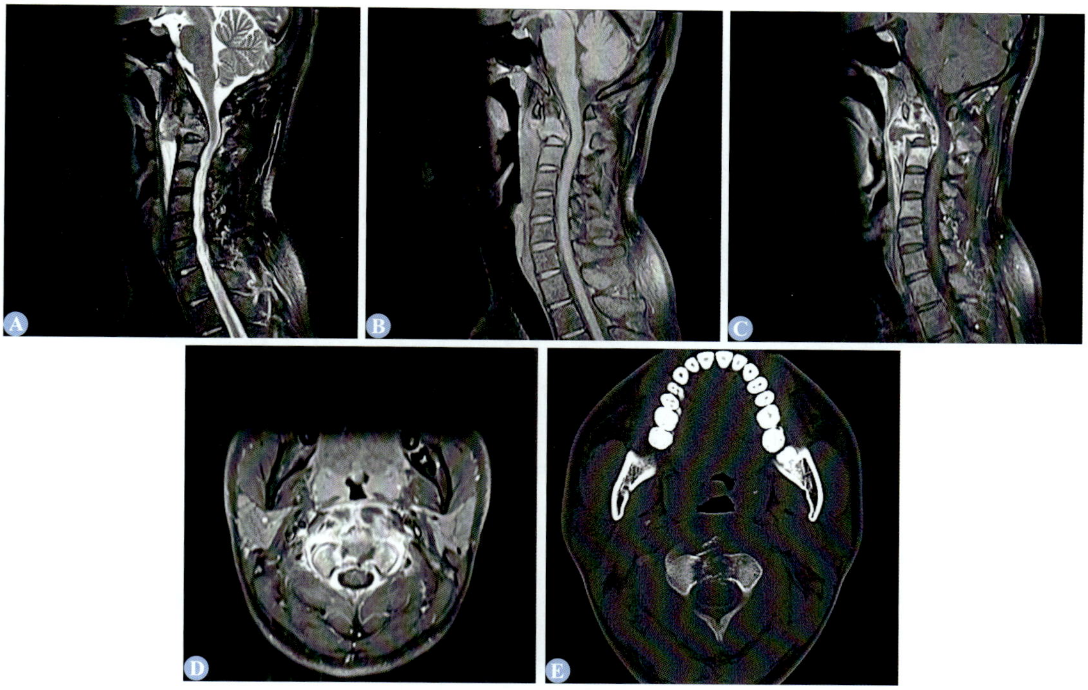

图7-6 A.失状位MR T_2WI-FS；B.失状位MR T_1WI-FS；C.失状位MR T_1WI-FS增强；D.轴位MR T_1WI-FS增强；E. CT骨窗。C_2椎体溶骨性骨质破坏，边界不清，增强呈明显不均匀强化；C_3椎体上缘表现为T_1WI等或稍低信号、T_2WI稍高信号，增强见显著强化。C_{1-5}椎体水平可见咽后壁脓肿。C_{2-3}椎间隙存在，椎间盘信号未见明显异常

椎体骨质破坏的基本鉴别诊断

1. 结核

- 临床特征：结核中毒症状，如低热、乏力、盗汗；贫血、红细胞沉降率红细胞沉降率升高等。
- 影像特征：典型脊柱结核主要表现为相邻的椎体骨质破坏，椎间盘受累破坏，椎间隙狭窄或消失，椎旁脓肿形成。脊柱结核早期多数患者X线及CT常无阳性发现。CT在钙化与死骨显示上有一定优势。椎体骨质破坏常表现为2个或以上椎体溶骨性破坏。病变椎体骨髓炎性水肿，T_2WI表现多为不均匀高信号，增强扫描强化显著。椎体骨质破坏明显时多伴有椎体的塌陷、成角畸形。脊柱结核多伴椎间盘破坏、椎间隙狭窄或消失，边界不清，增强扫描多呈不均匀强化。椎旁寒性脓肿是本病的特征性改变，多呈弧形，范围较广，跨越相邻2个或以上椎体。脓肿MRI多表现为T_1WI 等低信号，T_2WI不均匀高信号或高低混杂信号，增强可见环形或多房形强化，囊壁强化明显，囊内信号大多均匀无强化，边界较清楚。
- 本病例考虑为结核的符合点及不符合点：

  符合点：起病较慢，多椎体骨质受累，椎旁脓肿形成；

  不符合点：椎间盘未明显累及。

2. 化脓性脊柱炎

- 临床特征：起病较急，寒战、高热等症状明显，常见腰背部剧痛，并有局限性棘突叩击痛，白细胞计数升高。
- 影像特征：脊柱炎症多表现为T_1WI低信号、T_2WI稍高信号，稍低于结核的T_2WI高信号。病变累及的椎体数目一般较结核少，范围不超过病变椎体高度。椎旁病变可以是均匀强化的肉芽肿，也可是环形强化的脓肿，但范围都较局限。化脓性脊柱炎少有椎体严重塌陷畸形。
- 本病例考虑为化脓性脊柱炎的符合点及不符合点：

  符合点：累及多个椎体，有脓肿形成；

  不符合点：临床表现不符，化脓性脊柱炎病变范围较小。

3. 转移瘤

- 临床特征：恶性肿瘤病史。
- 影像特征：多个椎体骨质破坏，跳跃性分布，边界较清楚；椎间盘少受累及，椎间隙多正常；椎旁脓肿少见；多累及附件。
- 本病例考虑为转移瘤的符合点及不符合点：

  符合点：多个椎体受累及，椎间盘正常；

  不符合点：脊柱转移瘤椎旁的炎性反应及脓肿少见，脊柱曲度多无异常。

4. 孤立性浆细胞瘤

- 临床特征：无特异性，病椎局部疼痛，早期为隐痛，随后逐渐加重，可伴有脊髓、神经根受累的症状，严重者伴有病理性骨折。骨髓穿刺浆细胞＜10%。
- 影像特征：单发溶骨性骨质破坏，病灶呈膨胀性改变，骨皮质不完整，无骨膜反应。软组织肿块不均匀强化，常累及椎弓根及附件，椎间盘多正常。部分病例椎体横轴位出现线形残存骨嵴，似脑回样改变，故称为“微脑征”。
- 本病例考虑为孤立性浆细胞瘤的符合点及不符合点：

  符合点：椎体溶骨性骨质破坏，椎间隙正常，椎间盘未受累及；

  不符合点：孤立性浆细胞瘤多为单发椎体病变，无椎旁脓肿。

椎体骨质破坏四种主要疾病的鉴别诊断（表7-2）。

表7–2　椎体骨质破坏四种主要疾病的鉴别诊断

鉴别点	结核	化脓性脊柱炎	转移瘤	孤立性浆细胞瘤
临床症状及病史	结核中毒症状	起病较急，寒战、高热等	恶性肿瘤病史	无特殊
椎体病变	多个椎体骨质破坏	累及的数目及范围较结核少	多个椎体骨质破坏，跳跃性分布	单发膨胀性骨质破坏
脊柱曲度	常后突畸形	多正常	多正常	多正常

（续表）

鉴别点	结核	化脓性脊柱炎	转移瘤	孤立性浆细胞瘤
累及附件	少见	少见	多见	多见
椎间隙	变窄、消失	变窄、消失	多正常	多正常
椎旁脓肿	多见，跨多个椎体	可是肉芽肿或脓肿，范围较局限	少见	少见

本例病理结果及经验总结

最终病理结果：结核。

本例患者颈痛、乏力半个月，红细胞沉降率增高。CT检查发现椎体溶骨性骨质破坏，边界欠清。MRI检查见C_2椎体及周边见软组织影，增强呈明显不均匀强化，边界不清，其内可见无强化的区域，考虑为肉芽组织伴干酪样坏死形成；$C_{1\sim5}$椎体水平可见咽后壁脓肿形成，边界尚清楚，符合脊柱结核的影像学表现。C_3椎体上缘表现为T_1WI等或稍低信号、T_2WI稍高信号，增强见显著强化，边界不清，首先应认为存在骨髓炎性病变，结合C_2椎体的表现，考虑C_3椎体应处于结核早期改变。$C_{2\sim3}$椎间隙未见明显狭窄，增强未见明显强化，可能是因C_2椎体下缘的终板尚未被完全破坏，故其未受到累及。

（复旦大学附属华山医院　陈　爽）

病例4　肋骨占位

中年女性，右侧第七后肋骨骨质破坏并周围软组织肿块20天

临床情况

患者女性，52岁，体检发现右侧第七后肋骨骨质破坏并周围软组织肿块20天。患者无胸背疼痛，无发热、咳嗽、咳痰，无胸闷、气促等不适。血生化、血常规及肿瘤标志物等均无异常。自发病以来精神、食欲、睡眠良好，大小便正常，体重无明显减轻。

影像检查

胸部薄层CT平扫及增强（图7-7）。

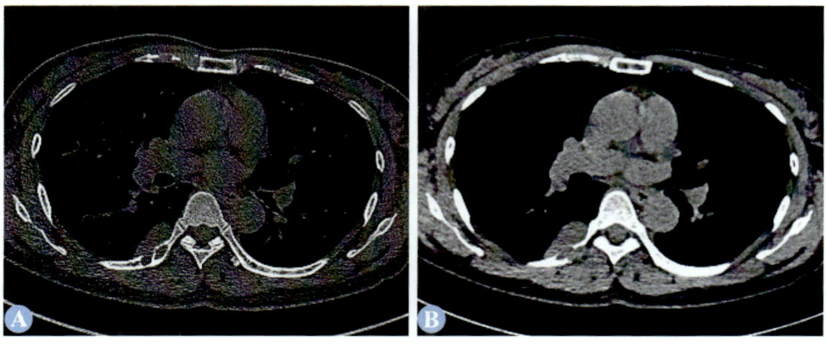

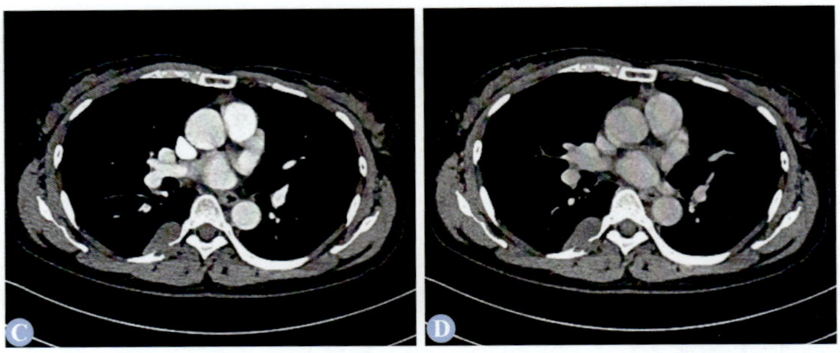

图7-7　A、B.CT平扫（骨窗及软组织窗）；C、D.CT增强。检查显示右侧第七后肋轻度膨胀性骨质破坏及骨性分隔，边缘硬化，周围软组织肿块，增强轻度延迟强化

MRI平扫及增强（图7-8）。

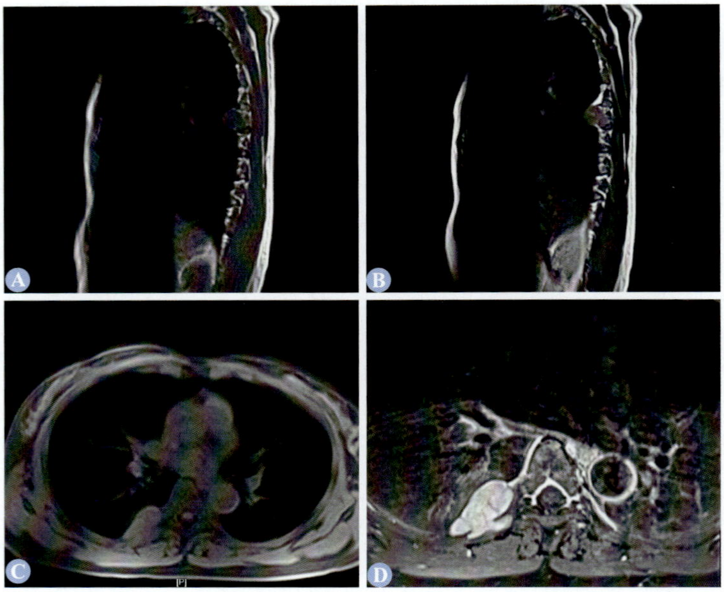

图7-8　A.矢状位MRT$_1$WI；B. 矢状位 MR T$_2$WI；C.轴位脂肪抑制序列MR T$_1$WI；D.轴位脂肪抑制序列增强MR T$_1$WI。检查显示骨质破坏及软组织肿块，呈分叶状，T$_1$WI及T$_2$WI呈稍低信号，增强轻中度强化

肋骨占位基本鉴别诊断

1. 骨巨细胞瘤

- 临床特征：好发年龄20~40岁，病情进展多缓慢，临床多无特征性表现，早期症状较轻，随着病情进展局部可扪及肿块。
- 影像特征：膨胀性改变，可见骨嵴，局部见骨质破坏，病灶内密度不均，但周围仍见环状的骨质结构残留，可伴有周围软组织肿块，MRI信号混杂，可有明显不均匀强化。

- 本病例考虑为骨巨细胞瘤的符合点及不符合点：

  符合点：临床症状轻，残存骨嵴，伴有软组织肿块；

  不符合点：膨胀较轻，骨内锥孔样生长，边缘明显硬化，软组织肿块信号及强化较均匀。

2. 动脉瘤样骨囊肿

- 临床特征：胸部疼痛，胀闷感，呼吸困难，部分伴病理性骨折。
- 影像特征：囊状膨胀性骨质破坏，骨皮质膨胀变薄，可见骨性间隔，部分可有骨质不连续表现，其内充满液体，密度均匀，无钙化，有时囊肿内可见液–液平面，增强多无明显强化。
- 本病例考虑为动脉瘤样骨囊肿的符合点及不符合点：

  符合点： 膨胀性骨质破坏，边缘硬化，可见骨性间隔；

  不符合点：膨胀较轻，骨质破坏内及周围软组织肿块，且软组织肿块延迟强化，未见液–液平面。

3. 转移瘤

- 临床特征：多有原发肿瘤的病史。
- 影像特征：溶骨性、成骨性及膨胀性骨质破坏并软组织肿块，增强不均匀明显强化。
- 本病例考虑为转移瘤的符合点及不符合点：

  符合点： 轻度膨胀性骨质破坏，周围软组织肿块，增强强化；

  不符合点：无原发肿瘤病史，骨质破坏边缘硬化，骨性间隔。

4. 骨内神经鞘瘤

- 临床特征：无特殊，可有局部疼痛、触痛、肿胀和病理性骨折，少数可恶变。
- 影像特征：轻度膨胀性骨质破坏，病变边缘呈扇贝状破坏，硬化缘明显，其内有骨性分隔，伴软组织肿块，呈钻孔样生长，增强延迟强化。
- 本病例考虑为骨神经鞘瘤的符合点及不符合点：

  符合点：轻度膨胀性骨质破坏，硬化缘明显，骨性分隔，肿块钻孔样生长；

  不符合点：临床症状轻，信号及密度均匀。

肋骨占位四种主要疾病的鉴别诊断表（表7-3）

表7-3 肋骨占位四种主要疾病的鉴别诊断

鉴别点	骨巨细胞瘤	动脉瘤样骨囊肿	转移瘤	骨内神经鞘瘤
临床症状及病史	无特殊	无特殊	原发肿瘤病史	无特殊
膨胀性特点	明显	明显	可有	不明显
骨嵴	有	有	无	有
强化方式	不均匀明显强化	边缘强化	不均匀强化	均匀或不均匀延迟强化
病变特征	偏心膨胀性骨质破坏，呈“皂泡征”	液-液平面	溶骨性、成骨性及膨胀性骨质破坏	钻孔样生长

本例病理结果及经验总结

最终病理结果：肋骨神经鞘瘤。

本例患者为中老年女性患者，体检发现，临床及实验室检查均无特殊，右侧第七后肋轻度膨胀性骨质破坏，边缘硬化，其内见骨性分隔，骨内及周围软组织肿块，软组织肿块和周围组织分界清楚，骨内的肿块密度及信号均匀，呈钻孔样生长。

骨内神经鞘瘤常发生于20~60岁，男女无明显差异，多认为是常染色体显性遗传性疾病。骨内神经鞘瘤生长缓慢，临床症状包括局部疼痛、触痛、肿胀和病理性骨折，少数可恶变。主要好发于下颌骨、长骨，也可在脊柱骨、颅骨等其他骨组织发病，而发生于肋骨较少见。影像主要表现为边界清晰的轻度膨胀性溶骨性骨质破坏，边缘硬化，可见骨性分隔、骨皮质变薄、扇贝样压迹及钻孔样生长，周围多伴有分叶状软组织肿块，肿瘤局部可出现坏死、出血、黏液样变及钙化。肿瘤实性成分的多寡取决于AntoniA区和AntoniB区所占的比例分布。本例肿瘤密度及信号相对均匀，增强均匀强化，可能与AntoniB区较少有关。肿瘤呈钻孔样生长是该病相对特征性征象，可能与神经在骨内走行有关。肿瘤如有此征象要考虑到此病的可能。

（中山大学附属第五医院　李绍林）

病例5　髂骨恶性肿物

青年女性，左臀部疼痛3个月

临床情况

患者女性，20岁，左臀部疼痛3个月，加重1个月，左小腿外侧麻木1个月。

影像检查

左臀部CT平扫、MRI平扫+增强扫查（图7-9）。

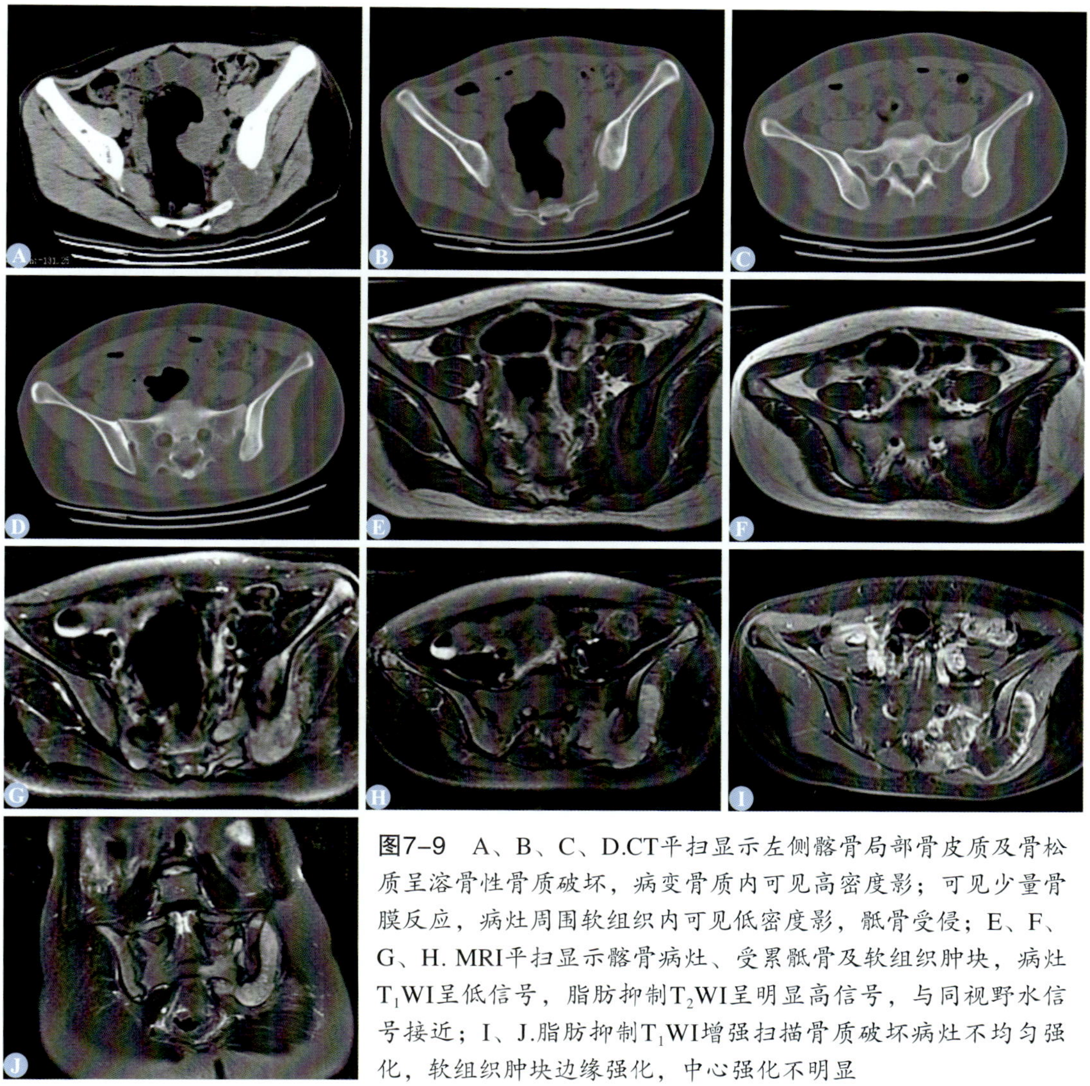

图7-9 A、B、C、D.CT平扫显示左侧髂骨局部骨皮质及骨松质呈溶骨性骨质破坏，病变骨质内可见高密度影；可见少量骨膜反应，病灶周围软组织内可见低密度影，骶骨受侵；E、F、G、H. MRI平扫显示髂骨病灶、受累骶骨及软组织肿块，病灶T_1WI呈低信号，脂肪抑制T_2WI呈明显高信号，与同视野水信号接近；I、J.脂肪抑制T_1WI增强扫描骨质破坏病灶不均匀强化，软组织肿块边缘强化，中心强化不明显

髂骨恶性肿物鉴别诊断

1. 软骨肉瘤

- 临床特征：软骨肉瘤是髂骨最常见的原发性恶性骨肿瘤。多见于男性，发病年龄多在30~60岁。主要症状是疼痛和肿胀，可触及包块或肿块，质地坚硬。
- 影像特征：常见膨胀性骨质破坏，少数病例可有溶骨性骨质破坏，表现为松质骨和皮质骨均破坏；可见骨膜反应及软组织肿块；T_2WI呈明显高信号，增强扫描软组织肿块周边强化，中央不强化。骨质破坏区域可见内斑点状、环-弧状或爆米花样钙化。
- 本病例考虑为软骨肉瘤的符合点及不符合点：

符合点：软骨肉瘤是髂骨最常见的恶性骨肿瘤，该病例骨质破坏明显，可见骨膜反应及软组织肿块；T_2WI呈明显高信号，增强扫描软组织肿块呈环状强化；
不符合点：本病例特点为青年患者，年龄较小，未见明显的点状、弧状钙化。

2. 骨肉瘤

- 临床特征：恶性程度高、进展快，多见于11~30岁男性，主要症状为疼痛、局部肿胀、功能障碍。
- 影像特征：可见边界不清的骨质破坏区，穿破骨皮质生长并伴软组织肿块形成，可见肿瘤骨、Codman三角和（或）日光照射样骨膜新生骨。
- 本病例考虑为骨肉瘤的符合点及不符合点：
  符合点：年龄较小，有明显的溶骨性骨质破坏，有明显的软组织肿块；
  不符合点：骨膜反应较轻，T_2WI信号强度高且增强扫描仅见边缘强化，软组织肿块未见肿瘤骨。

3. 骨转移瘤

- 临床特征：骨转移瘤多见于中老年，主要经血行转移，常多发，溶骨性骨质破坏多见，临床表现为持续性疼痛，夜间加重，可出现肿块及压迫症状。
- 影像特征：病灶多发常见，溶骨性转移瘤常呈虫蚀状、鼠咬状或大片溶骨性骨质破坏，软组织肿块较大，一般无骨膜反应及钙化。
- 本病例考虑为骨转移瘤的符合点及不符合点：
  符合点：可见溶骨性骨质破坏与软组织肿块，骨膜反应轻；
  不符合点：患者为青壮年，无明确原发肿瘤病史，且病灶内可见高密度影，软组织肿块增强扫描仅见边缘强化。

4. 尤文肉瘤/原始神经外胚层肿瘤（Ewing/ PNET）

- 临床特征：Ewing/PNET是一种恶性小圆细胞性肿瘤，来源于神经外胚叶，属于外周原始神经外胚层肿瘤家族，多见于青壮年（尤其是20~30岁），是小儿最常见的髂骨原发性恶性骨肿瘤。
- 影像特征：虫噬样骨质破坏，层状骨膜反应，无钙化，但常见反应性骨质增生硬化。
- 本病例考虑为Ewing/PNET的符合点及不符合点：
  符合点：青壮年，骨质破坏区可见高密度影，有明显的软组织肿块；
  不符合点：无明显骨膜反应，增强扫描软组织肿块呈边缘强化。

髂骨恶性肿物四种主要疾病的鉴别诊断（表7-4）。

表7-4　髂骨恶性肿物四种主要疾病的鉴别诊断

鉴别点	软骨肉瘤	骨肉瘤	Ewing/PNET	骨转移瘤
好发年龄	30~60岁	11~30岁	5~15岁	中老年
临床表现	疼痛和软组织肿胀，并可形成质地较坚硬的肿块	疼痛、局部肿胀、功能障碍	全身症状类似于骨感染，如发热、白细胞增多，局部症状以疼痛为主，早期可发生转移	单发或多发，溶骨型较为常见，表现为持续性疼痛，夜间加重，可出现肿块及压迫症状
钙化、肿瘤骨及骨质增生	斑点状、环-弧状或爆米花样钙化	有肿瘤骨形成	可见骨质增生、硬化	成骨型转移瘤可见高密度骨质增生
骨质	膨胀性骨质破坏常见，少数可见溶骨性骨质破坏	CT上溶骨型骨质破坏表现为边缘模糊的低密度区，硬化型则表现为团块状高密度影	病变区弥漫性骨质疏松，斑点状、虫蚀样骨质溶骨性破坏	溶骨型常表现为骨松质中多发或单发的斑片状骨质破坏，呈虫蚀状、鼠咬状；成骨型表现为骨松质内斑点状、片状高密度影
软组织肿块	大小不等、分叶状软组织肿块	圆形或半圆形，边界欠清，可见肿瘤骨	卵圆形或分叶状软组织肿块，体积较大，与骨破坏不成比例	可有
骨膜反应	偶见	多见，可形成Codman三角	多见，特征性的表现为葱皮样	一般无
MRI信号表现及强化特点	T_2WI明显高信号，软组织肿块边缘强化，中心不强化	T_1WI低信号，T_2WI不均匀高信号，增强扫描不均匀强化	T_1WI低信号，T_2WI不均匀高信号，增强扫描不均匀强化	T_1WI低信号，T_2WI不均匀高信号，增强扫描均匀强化

本例病理结果及经验总结

病理诊断：软骨肉瘤（图7-10）。

软骨肉瘤：起源于软骨或成软骨结缔组织，是髂骨最常见的原发性恶性骨肿瘤，好发于30~60岁男性，临床主要表现为疼痛和肿胀，并可形成质地较坚硬的肿块。典型影像学表现为：溶骨性骨质破坏，邻近骨皮质膨胀或变薄，可见软组织肿块，界限清楚，可见软骨钙化，表现为环-弧形、点状或爆米花样。肿瘤生长相对缓慢。病灶来源于软骨组织，T_2WI呈明显高信号。病灶一般为乏血供肿瘤，增强扫描软组织肿块呈环状强化。常须与骨肉瘤、转移瘤、Ewing/PNET相鉴别。

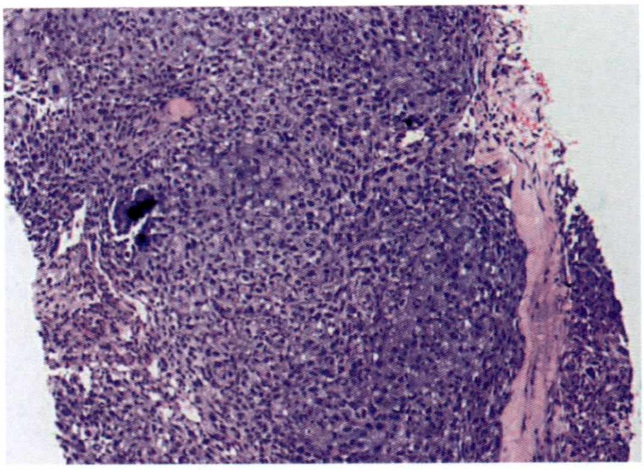

图7-10 （左髂骨肿瘤）送检组织考虑软骨肉瘤II~III级（HE，×200）

（山西医科大学第二医院　牛金亮）

病例6　长骨骨干皮质硬化性病变

患者女性，右小腿疼痛1个月

临床情况

患者女性，14岁，右小腿疼痛1个月。自述为准备体育考试，近2个月晚间跑步锻炼。

影像检查

胫腓骨CT平扫（图7-11）。

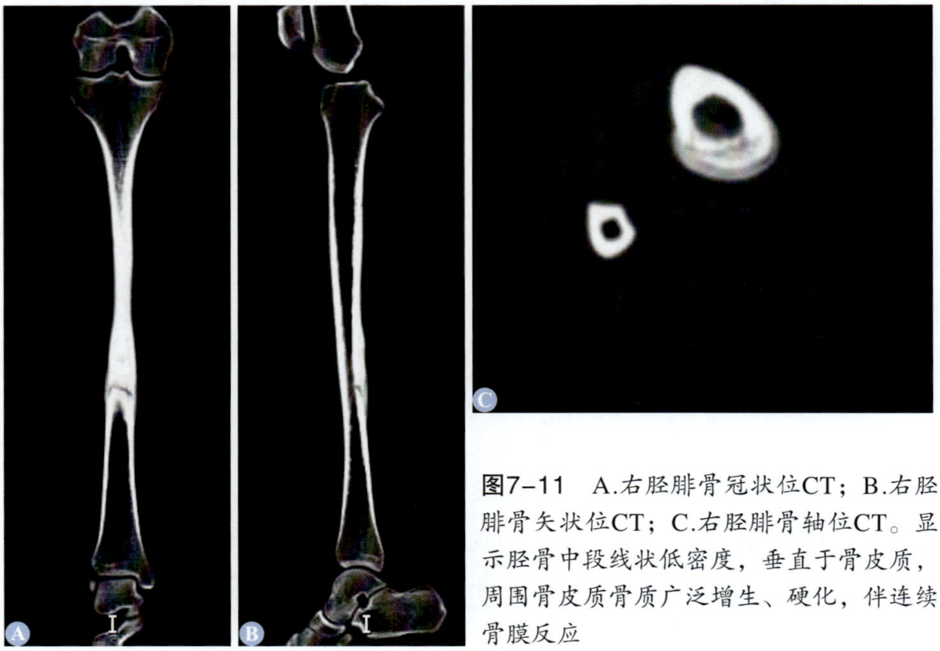

图7-11　A.右胫腓骨冠状位CT；B.右胫腓骨矢状位CT；C.右胫腓骨轴位CT。显示胫骨中段线状低密度，垂直于骨皮质，周围骨皮质骨质广泛增生、硬化，伴连续骨膜反应

长骨骨干皮质硬化性病变鉴别诊断

1. 疲劳骨折

- 临床特征：发生在骨骼应力集中的部位，是常见训练伤之一；症状为局部疼痛，活动后加重，休息后好转。局部可有轻度肿胀和压痛，应力试验阳性。
- 影像特征：早期的应力反应表现为骨皮质的硬化灶；发展为应力骨折时，薄层CT可显示广泛骨质硬化灶内的低密度线，多垂直于骨皮质，为骨折线；伴连续骨膜反应。
- 本病例考虑为疲劳骨折的符合点：

  符合点：青少年，受累部位慢性应力反应的病史；垂直于骨皮质的骨折线，周围骨皮质广泛修复性骨质硬化，伴连续骨膜反应。

2. 骨样骨瘤

- 临床特征：病灶部位的疼痛，夜间或休息时加重，水杨酸类药物或活动后可缓解。
- 影像特征：主要与皮质内骨样骨瘤相鉴别；皮质内骨样骨瘤表现为皮质内低密度瘤巢，内见不同程度钙化，瘤巢周围明显骨质硬化，伴成熟连续层状、葱皮状骨膜反应。
- 本病例考虑为骨样骨瘤的符合点及不符合点：

  符合点：发生于青少年，长骨骨干皮质硬化性病变；

  不符合点：无瘤巢，无夜间痛特点，无水杨酸类药物疼痛明显缓解的病史。

3. 皮质慢性脓肿

- 临床特征：局部炎症的表现，常反复发作；抗生素治疗或休息后可好转。
- 影像特征：皮质慢性脓肿，多位于干骺端，溶骨性骨质破坏，病灶边缘骨质硬化。也可表现为反应性骨增生硬化灶内多发细小低密度脓腔，以及脓腔内向外延伸的低密度线状瘘管。
- 本病例考虑为皮质慢性脓肿的符合点及不符合点：

  符合点：影像检查显示病变受累部位骨质增生硬化，皮质增厚；

  不符合点：无局部炎症反复发作的病史，无脓腔。

4. 骨肉瘤

- 临床特征：病灶部位疼痛，并可触及肿块。
- 影像特征：高密度瘤骨、骨旁软组织肿块以及中断破坏的骨膜反应。
- 本病例考虑为骨肉瘤的符合点及不符合点：

  符合点：临床表现为局部疼痛，影像检查显示病变受累部位高密度成骨病灶；

  不符合点：无瘤骨、无骨旁软组织肿块以及中断破坏的骨膜反应。

长骨骨干皮质硬化性病变四种主要疾病的鉴别诊断（表7-5）。

表7–5 长骨骨干皮质硬化性病变四种主要疾病的鉴别诊断

鉴别点	疲劳骨折	骨样骨瘤	皮质慢性脓肿	骨肉瘤
临床症状及病史	慢性应力反应的病史	病灶部位的疼痛夜间加重，水杨酸类药物可明显缓解	局部炎症的表现，常反复发作；抗生素治疗或休息后可好转	疼痛、肿块、表浅静脉怒张等
实验室检查	无特殊	无特殊	无特殊或炎症反应细胞增高	血清碱性磷酸酶升高
病变部位	胫腓骨骨干、跖骨	位于长骨者多发生于骨干；脊椎多位于椎弓	长骨干骺端	好发于四肢长骨干骺端
影像特征表现	早期的应力反应表现为骨皮质的硬化灶；发展为应力骨折时，薄层CT可显示广泛骨质硬化灶内的骨折线，多垂直于骨皮质；伴连续骨膜反应	皮质内骨样骨瘤表现为皮质内类圆形低密度瘤巢，内见不同程度钙化，病灶周围明显骨质硬化，伴成熟连续层状、葱皮状骨膜反应	多位于干骺端，溶骨性骨质破坏，病灶边缘骨质硬化。也可表现为反应性骨增生硬化灶内多发细小低密度脓腔，以及脓腔内向外延伸的低密度线状瘘管	高密度瘤骨、骨旁软组织肿块以及中断、破坏的骨膜反应

本例临床结果及经验总结

最终结果：疲劳骨折。

本例患者为14岁女性，长期跑步后左小腿疼痛。CT检查显示胫骨中段垂直于骨皮质线状低密度，周围骨皮质广泛硬化，伴连续骨膜反应。病史为慢性应力过程，影像学主要表现为应力部位广泛骨质硬化、骨质修复性反应；仔细观察，可以看见垂直于骨皮质的骨折线。本例为典型的疲劳骨折，常发生于青少年，结合其病史及影像学表现，可以明确诊断。

（北京积水潭医院 程晓光）

病例7 下肢单发软组织实性占位

青年女性，右大腿上段及髋关节前方包块

临床情况

患者女性，19岁，1年前发现右大腿上段及髋关节前方包块，近日增大，大小约10cm×15cm，局部隐痛、肿胀，无异常搏动感，无溃疡、色素沉着等，局部皮温无明显

变化，久站久坐后出现间断疼痛，休息后明显缓解。发病来，神志清，精神可，饮食睡眠可，大小便正常，体重无明显变化。

影像检查

影像检查见图7-12、图7-13。

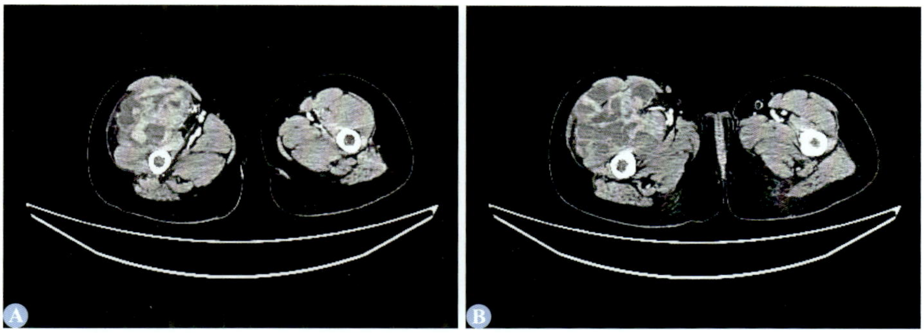

图7-12 增强CT显示右侧大腿上段及髋关节前方囊实性密度影，囊性为主，内见分隔，边界尚清，轻中度不均匀强化

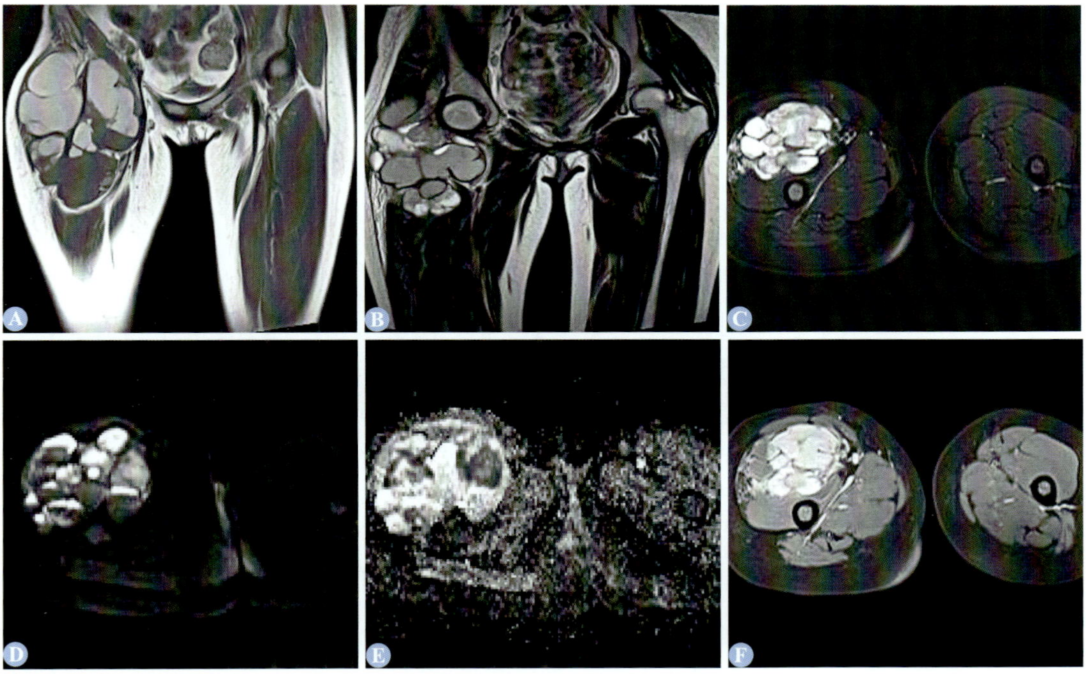

图7-13 A.MR T_1WI；B.MR T_2WI；C.MRI脂肪抑制序列；D.DWI；E.ADC；F.增强MRI，显示右侧大腿上段及髋关节前方见团块状混杂长短T_1信号、混杂稍长T_2信号，脂肪抑制序列呈混杂高信号，DWI部分呈高信号，病变内见多发液-液平面，ADC呈高低混杂信号，增强呈不均匀强化

下肢单发软组织实性占位基本鉴别诊断

1. 滑膜肉瘤

- 临床特征：局部隐痛、肿胀，常伴压痛；常见出血、坏死灶；病程长，可达数月至数年。
- 影像特征：邻关节深部的含有钙化的软组织肿块。可见边缘性钙化、MRI“三信号征”“铺路石征”。
- 本病例考虑为滑膜肉瘤的符合点及不符合点：
  符合点：发病年龄、部位，临床特征如局部隐痛、肿胀，病程长达一年以上及影像学表现如坏死、囊变等；
  不符合点：性别及影像表现中无边缘性钙化、骨质破坏。

2. 色素沉着绒毛结节性滑膜炎

- 临床特征：关节疼痛、肿胀、活动受限，可触及肿块，关节液呈巧克力色；发病缓慢，病程长。
- 影像特征：四肢大关节的滑膜增厚或软组织肿块，MRI显示含铁血黄素成分。滑膜增厚呈“海绵垫征”“苔藓状”“菜花状”。
- 本病例考虑为色素沉着绒毛结节性滑膜炎的符合点及不符合点：
  符合点：发病部位、性别、临床症状、无钙化及部分影像学表现；
  不符合点：无滑膜增厚、软组织坏死囊变、强化特点等。

3. 纤维肉瘤

- 临床特征：局部红、肿、热、痛，关节积液，活动受限；较少有出血、坏死灶；生长迅速，病程短。
- 影像特征：混杂的肌肉密度肿块，边界不清。
- 本病例考虑为纤维肉瘤的符合点及不符合点：
  符合点：发病部位、局部肿块伴疼痛、活动受限及软组织肿块；
  不符合点：性别，病程长短，肿块密度、边界等影像学表现。

4. 恶性神经鞘瘤

- 临床特征：局部无痛性肿块，常伴出血、坏死灶，有压迫症状；肿瘤生长缓慢，病程一般在5年以上。
- 影像特征：侵犯神经干并沿其长轴生长的恶性软组织肿块。MRI上可见呈“靶环征”，周围见水肿信号和小毛刺。
- 本病例考虑为恶性神经鞘瘤的符合点及不符合点：
  符合点：发病部位、临床表现及肿块长轴方向、部分影像学表现等；
  不符合点：性别、病程长短、边界尚清、无典型“靶环征”等。

下肢单发软组织实性占位四种主要疾病的鉴别诊断（表7-6）。

表7-6 下肢单发软组织实性占位四种主要疾病的鉴别诊断

鉴别点	滑膜肉瘤	色素沉着绒毛结节性滑膜炎	成人型纤维肉瘤	恶性神经鞘瘤
好发年龄	15~40岁	20~50岁	30~70岁	20~50岁
性别	男性多于女性	无性别差异	男性略多于女性	男性明显多于女性
病变部位	四肢关节旁软组织，膝关节周围尤甚	关节滑膜、滑液囊和腱鞘，膝关节好发	四肢、躯干	肢体躯干、头皮、颈部
临床症状及病史	局部隐痛、肿胀，常伴压痛；常见出血、坏死灶；病程长，可达数月至数年	关节疼痛、肿胀、活动受限，可触及肿块，关节液呈巧克力色；发病缓慢，病程长	局部红、肿、热、痛，关节积液，活动受限；较少有出血、坏死灶；生长迅速，病程短	局部无痛性肿块，常伴出血、坏死灶，有压迫症状；肿瘤生长缓慢，病程一般在5年以上
形状及边缘	圆形或分叶形肿块，边界清楚或不清，可有假包膜	弥漫性或结节样，无包膜	圆形或分叶状肿块，边界不清或尚清，无包膜	类圆形或不规则形肿块，边界不清，包膜常不完整
X线表现	软组织肿块，边缘钙化，局部骨质破坏，见骨膜新生骨	关节周围软组织肿块，密度增高，无钙化，无明显骨质疏松；临近骨质外压性改变，边缘多有硬化	软组织肿块，局部可见虫蚀状溶骨表现，无明显钙化	密度不均匀软组织肿块，部分有钙化影，有时见骨破坏
CT表现	等或稍低密度肿块影，内见更低密度坏死区，伴边缘性钙化；局部见骨质破坏	关节周围软组织肿块和滑膜增厚，无钙化，周围骨质受压变形，边缘硬化	肌肉密度肿块，边界清或不清，无明显钙化，伴局部骨质破坏	类圆形密度不均匀肿块，边界不清，部分有钙化，常见出血、坏死、囊变，有时可见骨质破坏
MRI表现	T_1呈低信号、T_2呈高、中、低混杂的“三信号征”	T_1呈低信号，T_2呈不均匀高信号或高低混杂信号。滑膜增厚呈“海绵垫征”“苔藓状”“菜花状”	T_1呈均匀或不均匀等低信号、T_2呈高、低混杂信号，周围可见水肿带信号影	T_1呈稍低信号、T_2呈高信号，内见更高信号呈“靶环征”，周围见水肿信号和小毛刺
强化方式	不均匀强化	明显强化	不均匀强化	不均匀强化
特征表现	边缘性钙化、MRI“三信号征”“铺路石征”	含铁血黄素沉积，滑膜增厚呈“海绵垫征”“苔藓状”“菜花状”	CK、EMA阴性，Vim弥漫性阳性	“靶环征”，S-100高阳性

本例病理结果及经验总结

最终病理结果：滑膜肉瘤（本病诊断原则是临床–影像–病理三结合）。

本例患者为年轻女性，1年前发现右大腿上段及髋关节前方肿块，近日增大，大小约10cm×15cm，局部隐痛、肿胀，无异常搏动感，无溃疡、色素沉着等，局部皮温无明显变化，久站久坐后出现间断疼痛，休息后明显缓解。CT表现为右大腿上段及髋关节前方囊实性密度影，囊性为主，内见分隔，边界尚清，轻中度不均匀强化；MRI表现为右侧大腿上段及髋关节前方见团块状混杂长短T_1信号、混杂稍长T_2信号，脂肪抑制序列呈混杂高信号，DWI部分呈高信号，病变内见多发液–液平面，ADC呈高低混杂信号，增强呈不均匀强化。虽未出现边缘性钙化，但有坏死囊变及液–液平面、“三信号征”“铺路石征”等典型影像学表现，仍须考虑滑膜肉瘤。

（郑州大学第一附属医院　张　勇）

第八章 儿 科

病例1 新生儿脑部病变

患儿男性，生后窒息30分钟，宫内窘迫

临床情况

患儿男性，9天。足月，剖宫产，生后窒息30分钟，产前有宫内窘迫史，生后皮肤青紫，无自主呼吸，四肢松弛，无喉反射，Apgar评分第一、第五、第十分钟分别为3分、5分、8分。查体反应差，呻吟。实验室检查：血糖4.3mmol/L，总胆红素11.2μmol/L，直接胆红素3.4μmol/L，间接胆红素6.2μmol/L。

影像检查

脑部MRI检查（图8-1）。

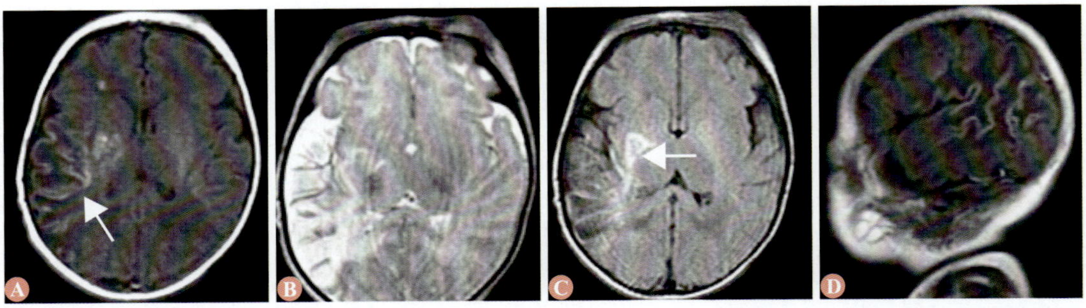

图8-1 A.轴位MR T_1WI检查显示双侧基底节丘脑区不均匀高信号（箭头），右侧颞叶皮质及白质区可见片状稍低信号，边界模糊，右侧颞叶皮层区可见脑回样高信号影，右额叶白质内可见局灶高信号影；B.轴位MR T_2WI检查显示右侧颞叶可见片状高信号（箭头），灰白质界限模糊；C.轴位T_2 FLAIR序列右侧基底节丘脑区可见片状高信号，右侧颞叶皮层区可见高信号，皮层下及白质区可见低信号；D.矢状位MR T_1WI检查显示右侧颞叶、顶叶皮层区高信号

新生儿脑部疾病的基本鉴别诊断

1. 足月儿缺氧缺血性脑病

- 临床特征：足月新生儿，生后窒息史，有相应神经系统症状及体征。
- 影像特征：矢状旁区脑损伤主要累及分水岭区的皮层及皮层下白质，急性期T_1WI表现为皮层及皮层下沿脑回分布的纡曲点条状高信号，T_2WI信号改变不明显。基底节/丘脑损伤主要累及深部灰质，如基底节、背侧丘脑，常为双侧，海马、背侧脑干也可受累，T_1WI呈高信号、T_2WI呈低信号，内囊后肢及丘脑腹前外侧T_1WI高信号消失。其他表现包括：深部脑白质损伤，表现为于侧脑室周围白质区点片状短T_1WI信号；脑水肿表现为脑肿胀表现，脑沟、脑池变窄甚至消失；颅内出血，足月新生儿缺氧缺血性脑病可合并硬膜外血肿、硬膜下血肿、脑实质内血肿和脑室内积血。

- 本病例考虑为足月儿缺氧缺血性脑病的符合点及不符合点：
  符合点：患儿为足月儿，生后有窒息史。双侧基底节/丘脑区出现T_1WI高信号。右侧额叶深部白质内局灶性T_1WI高信号。右侧颞叶片状稍长T_1、稍长T_2信号，右侧颞叶、顶叶皮层区可见线样短T_1WI信号；
  不符合点：双侧基底节/丘脑区病变不对称，右侧基底节丘脑区病变呈T_1WI及T_2WI高信号。

2. 早产儿缺氧缺血性脑病

- 临床特征：胎龄＜32周的早产儿，多有缺氧缺血病史，有相应神经系统症状及体征。
- 影像特征：早产儿缺氧缺血性脑病的影像学表现主要包括原生基质出血和脑室旁出血性脑梗死。CT和MRI表现为室管膜下出血，并可破入脑室，严重时可出现脑室扩张。脑室旁出血性脑梗死在MRI表现为脑室周围白质区异常信号，DWI序列呈高信号。
- 本病例考虑为早产儿缺氧缺血性脑病的符合点及不符合点：
  符合点：生后窒息时，伴有相应的神经系统症状和体征；
  不符合点：早产儿。无早产儿缺氧缺血性脑病的室管膜下出血及脑室周围出血性脑梗死表现。

3. 新生儿低血糖脑病

- 临床特征：血糖水平＜2.6mmol/L，大多数无明显临床症状，部分患儿可有喂养困难、肌张力减低、抽搐、嗜睡、惊厥等症状。
- 影像特征： 急性期表现为双侧顶枕叶皮层及皮层下白质区对称T_1WI低信号或稍低信号，T_2WI呈稍高信号，灰白质分解不清。DWI序列呈高信号，ADC图呈低信号。
- 本病例考虑为新生儿低血糖脑病的符合点及不符合点：
  符合点：新生儿；
  不符合点：血糖水平正常，无围生期窒息史。右侧颞叶大片水肿，双侧基底节/丘脑区及右侧额叶深部白质区异常信号。未见双侧顶枕叶对称性皮层及皮层下区异常信号。

4. 新生儿胆红素脑病

- 临床特征：高胆红素血症；急性期表现为肌张力减低、嗜睡，后期可出现手足徐动症、眼球运动障碍、听觉障碍和智力低下等。
- 影像特征：双侧苍白球等部位对称性T_1WI高信号，可同时累及下丘脑，壳核不受累。
- 本病例考虑为新生儿胆红素脑病的符合点及不符合点：

符合点：新生儿；中枢神经系统症状和体征；双侧基底节/丘脑区异常信号；

不符合点：临床实验室检查，基底节异常信号累及壳核，皮层及皮层下区、白质区异常信号。

新生儿脑部病变四种主要疾病的鉴别诊断（表8-1）。

表8-1　新生儿脑部病变四种主要疾病的鉴别诊断

鉴别点	足月儿缺氧缺血性脑病	早产儿缺氧缺血性脑病	新生儿低血糖脑病	新生儿胆红素脑病
发病年龄	新生儿，足月儿	新生儿，胎龄＜32周的早产儿	新生儿	新生儿
生产史	缺氧史	缺氧史	无特殊	无特殊
实验室检查	无特殊	无特殊	血糖水平低于2.6 mmol/L	总胆红素水平大于342 μmol/L
临床特点	轻症者表现为嗜睡，瞳孔扩大，肌张力轻度减低继而增高；重症者瞳孔光反射差，惊厥或去大脑强直，肌张力迟缓	肌张力减低，深反射增强，颤抖等。重症者表现为心率、血压、呼吸改变，反映迟钝，前囟隆起，癫痫等	反应差、喂养困难、面色苍白等全身症状，呼吸暂停、阵发性发绀	急性期表现为肌张力减低、嗜睡，后期可出现手足徐动症、眼球运动障碍、听觉障碍和智力低下等
影像学特点	矢状旁区脑损伤 基底节/丘脑损伤 深部脑白质损伤 颅内出血 脑梗死	原生基质出血 脑室旁出血性脑梗死 脑室周围白质软化、脑白质发育不良、脑梗死	双侧顶枕叶皮层及皮层下白质区对称性异常信号，DWI序列最敏感	急性期双侧苍白球对称性T1WI高信号，可同时累及丘脑和/脑干腹侧核

本例诊断及经验总结

最终诊断：足月儿缺氧缺血性脑病。

本例患者为足月新生儿，生后有窒息史，MRI平扫表现为T_1WI双侧基底节丘脑区高信号，以右侧明显；右侧颞叶皮层及皮层下区稍长T_1WI、稍长T_2WI信号，右侧额叶白质区见局灶性短T_1WI信号。虽然双侧基底节丘脑区病变不对称，且未见明显的矢状旁区脑损伤表现，即双侧额顶叶对称性的大脑镰旁皮质及皮质下区脑白质异常信号。但是其MRI表现双侧基底节丘脑区T_1WI高信号，右侧额叶侧脑室周围白质区的异常信号，以及右侧颞叶脑肿胀，皮层及皮层下区稍长T_1WI、稍长T_2WI信号，且右侧颞叶、顶叶皮层区于T_1WI信号增高。以上MRI表现，结合患儿为足月新生儿，生后窒息史，综合其临床症状及体征，仍需考虑足月儿缺氧缺血性脑病的诊断。

（天津市儿童医院　陈　静）

病例2 肺多发囊性占位

患儿女性，发热、咳嗽3天

临床情况

患儿女性，11个月，主因发热、咳嗽3天入院。实验室检查：白细胞：白细胞计数（WBC）13.5×10^9/L，中性粒细胞（N）55%，淋巴细胞（L）37%，单核细胞（M）8%，C反应蛋白（CRP）64mg/L。尿便常规未见异常。

影像检查

胸部X线、CT平扫+增强扫查（图8-2）。

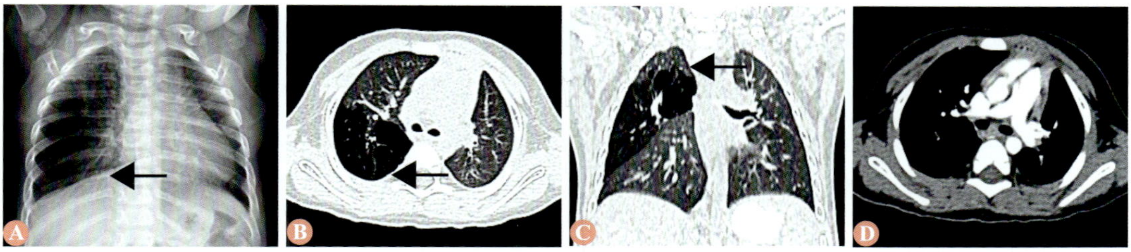

图8-2 A.胸部X线正位图检查显示右肺纹理增重、紊乱，右中下肺野外带可见囊性透亮区（箭头），其内可见分隔样改变；B.轴位肺窗CT平扫、C.冠状位肺窗CT平扫检查显示右肺上叶可见多发大小不等的囊性透亮区（箭头），其内未见正常肺纹理，邻近肺组织透过度增高，肺纹理稀疏；D.轴位CT增强显示右肺上叶多发囊性透亮区未见明显强化，病变内供血动脉均来源于肺动脉

肺多发囊性占位鉴别诊断

1. 先天性肺气管畸形Ⅰ型

- 临床特征：反复咳嗽、咳痰，也可偶然发现。
- 影像特征：X线表现为“气胸样”改变，病变累及一个或多个肺叶，呈囊性透亮区，囊内无肺纹理结构，囊内可有分隔，也可表现为单一大囊周围有多个小囊，似“细蜂窝样”。CT：Ⅰ型表现为一个或多个大小不等的薄壁囊腔，含气或液，周围可见多发含气小囊。当继发感染时，囊内常有气液平面，且病灶旁肺实质内出现炎性渗出改变，增强CT显示囊壁有轻度强化。
- 本病例考虑为先天性肺气道畸形的符合点和不符合点：

  符合点：发热、咳嗽，WBC升高，右肺上叶多发囊性透亮区，病变供血动脉来源于肺动脉；

  不符合点：囊壁未见强化。

2. 支气管源性囊肿

- 临床特征：反复呼吸道感染。

- 影像特征：X线示支气管源性囊肿表现为圆形囊状阴影，多为单发囊腔，囊腔内可见分隔，多数病例含一个或多个气液面。囊肿壁薄而光滑，继发感染时囊壁可增厚，边缘毛糙不光滑。CT示支气管源性囊肿多表现为边缘光滑、边界清晰的囊性病变，与支气管相通前呈软组织密度影，病灶较小时其长轴与支气管走行方向较一致。增强时囊壁无强化或轻度强化。
- 本病例考虑为支气管源性囊肿的符合点和不符合点：
  符合点：反复上呼吸道感染，WBC升高，右肺上叶多发囊性透亮区；
  不符合点：病变内未有气液平面，囊壁未见强化。

3. 叶内型肺隔离症

- 临床特征：呼吸道感染或偶然发现。
- 影像特征：叶内型肺隔离症60%发生在左下叶后基底段，X线表现为多房囊性病变，囊壁薄且不规则。继发感染时病灶内含有多个气液平面。也可表现为实性肿块样，为囊腔完全充满液体所致。囊腔由于继发感染可有大小变化。叶内型肺隔离症CT表现为多发含气囊腔与实变相混杂，也可是实性肿块伴周围肺组织低密度区，或仅表现为局部肺血管增多、增粗。增强CT可显示异常体循环供血动脉，多起自降主动脉及其分支，也有起自肋间动脉。
- 本病例考虑为叶内型肺隔离症的符合点和不符合点：
  符合点：呼吸道感染，WBC升高，右肺上叶多发囊性透亮区；
  不符合点：病变发生在右肺上叶，供血动脉来源于肺动脉。

肺多发囊性占位三种主要疾病的鉴别诊断（表8-2）。

表8-2 肺多发囊性占位三种主要疾病的鉴别诊断

鉴别点	先天性肺气道畸形Ⅰ型	支气管源性囊肿	叶内型肺隔离症
临床症状	反复咳嗽、咳痰，也可偶然发现	反复呼吸道感染	呼吸道感染或偶然发现
好发部位	通常只累及一个肺叶，也可多叶受累	可发生于气管支气管树的任何部位	左肺下叶后基底段
影像特征	病变表现为一个或多个大小不等的薄壁囊腔，含气或液，继发感染时，囊内常有气液平面，且病灶旁肺实质内可出现炎性渗出改变，增强后囊壁有轻度强化	病变表现为边界清晰的囊性病变，与支气管相通前呈软组织密度影，病灶长轴与支气管走行方向较一致，增强时囊壁无强化或轻度强化	病变表现为多发含气囊腔与实变相混杂，也可是实性肿块伴周围肺组织低密度区，或仅表现为局部肺血管增多、增粗。增强后可显示异常体循环供血动脉
有无异常供血动脉	无	无	有，多起自降主动脉及其分支，也有起自肋间动脉

本例病理结果及经验总结

最终病理结果：先天性肺气道畸形Ⅰ型。

本例患者为11个月幼儿，有发热咳嗽症状，实验室检查显示WBC和CRP升高，影像学检查显示右肺上叶多发大小不等的囊性透亮区，其内未见正常肺纹理，CT增强检查显示右肺上叶病变内供血动脉来源于肺动脉，虽然囊壁未强化，但也应首先考虑诊断为先天性肺气道畸形Ⅰ型。本例患者病变位于右肺上叶且供血动脉为肺动脉，可与叶内型肺隔离症鉴别，病变为多发囊性病变，且囊腔内没有气液平面，可与典型支气管源性囊肿鉴别，但如果支气管囊肿为多发，则鉴别困难。

（天津市儿童医院　陈　欣）

病例3　腹部肠腔内占位

患儿男性，间断哭闹、呕吐4小时

临床情况

患儿男性，9个月，间断哭闹、呕吐4小时。查体发现腹部可触及肿块，呈腊肠样光滑触感、实性。自发病以来精神较差，已禁食水。

影像检查

腹部超声、CT平扫、X线透视下空气灌肠检查（图8-3）。

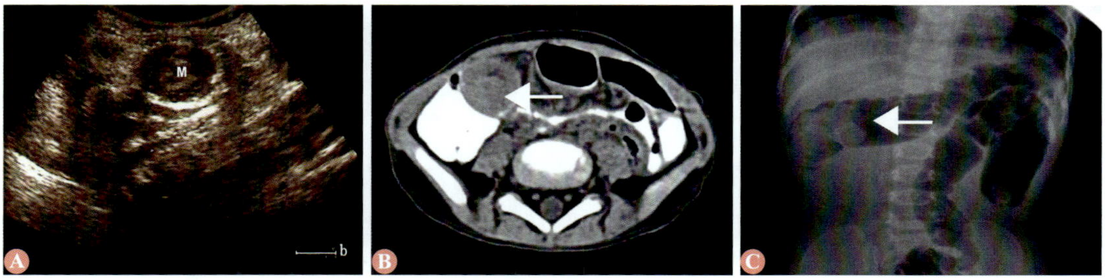

图8-3　A.超声横断面显示腹腔内靶环状肿块（M）；B.轴位CT平扫显示右下腹肠管内软组织密度包块（箭头），邻近部分肠管肠壁增厚；C.空气灌肠见气体充盈乙状结肠、降结肠、横结肠，升结肠无气体充盈。结肠肝曲见软组织团块影（箭头），上缘边界较清晰

腹部肠腔内占位基本鉴别诊断

1. 肠套叠

- 临床特征：原发性肠套叠多见于2岁以下，突然发病，多为阵发性哭闹、呕吐、血便，血便呈红色果酱样便。体检可触及腹部包块，右下腹部有空虚感。

- 影像特征：超声、CT均可显示病变肠管于横断面呈“同心圆征”或“靶征”，纵断面呈“套筒征”。空气灌肠显示气体沿结肠逆行充盈到达套入部时通过受阻，可见肠腔内有弧形边缘，并可见圆形或类圆形软组织肿块影。
- 本病例考虑为肠套叠的符合点及不符合点：
  符合点：患者年龄、临床表现均符合；超声表现“同心圆”征，CT显示肠腔内软组织密度包块；空气灌肠可见典型“杯口征”形成；
  不符合点：CT未明确显示出套入的肠系膜脂肪结构，“靶征”不够典型。

2. 淋巴瘤

- 临床特征：好发于4~10岁儿童，以非霍奇金淋巴瘤多见，易累及末端回肠。早期局限于肠壁黏膜下者可无临床症状，晚期可出现不同程度腹痛、腹部包块或肠梗阻等。
- 影像特征：主要依靠CT诊断，其表现包括：①肠壁显著增厚，对称性或偏心性，可呈肿块或结节样；②受累肠壁范围广泛，可呈多节段性分布；③增厚肠壁密度多均匀，少有坏死，增强后呈轻度强化；④单发或多发软组织肿块突向肠腔内，病变肠腔可狭窄或扩张，其中“动脉瘤样扩张”较具特征性；⑤继发肠梗阻者少见；⑥可同时伴有腹腔、腹膜后淋巴结肿大或肝脾增大等肠外异常。
- 本病例考虑为淋巴瘤的符合点及不符合点：
  符合点：CT显示肠腔内软组织密度包块，呈偏心肿块样改变，病变邻近肠壁显示增厚；
  不符合点：发病年龄、临床表现以及超声、空气灌肠表现均不支持。

3. 肠息肉

- 临床特征：最常见于学龄前期及学龄期，5~6岁为发病高峰。临床表现包括无痛性反复便血、腹痛，便血量多少不等，常为鲜红色覆盖于大便表面。病史较长时可伴有不同程度贫血、营养不良等。
- 影像特征：肠腔内息肉状隆起，可呈“长蒂状”“短蒂状”或“广基底状”形态，边缘较为光滑，相邻肠壁无增厚及肿胀。增强后息肉呈均匀强化，边缘显示更加清晰。
- 本病例考虑为肠息肉的符合点及不符合点：
  符合点：肠腔内软组织肿块，接近偏心性分布；
  不符合点：发病年龄、疾病发作过程、超声及空气灌肠表现均不支持。

4. 肠石症

- 临床特征：多因空腹状态下食入较大量黑枣或柿子所致。临床表现为持续性腹胀不适伴进食后加重。
- 影像特征：常出现小肠梗阻征象。CT可显示肠腔内不规则混杂密度团块，表面可黏附对比剂而显示出肠石的轮廓，梗阻近端肠管扩张。

- 本病例考虑为肠石症的符合点及不符合点：

符合点：肠腔内占位，病变部位肠腔未能显示；

不符合点：无临床相关病史和症状，CT上肠腔内团块多为低密度为主。

腹部肠腔内占位四种主要疾病的鉴别诊断（表8-3）。

表8-3　腹部肠腔内占位四种主要疾病的鉴别诊断

鉴别点	肠套叠	淋巴瘤	肠息肉	肠石症
发病年龄	原发性肠套叠多见于2岁以下	好发于4~10岁儿童	好发于学龄前期及学龄期	无明显年龄分布特点
临床症状及病史	阵发性哭闹、呕吐，果酱样血便	不同程度的腹痛、可触及腹部包块	无痛性反复便血、腹痛，常为鲜红色覆盖于大便表面	因空腹状态下食入较大量黑枣或柿子而发病
影像特征	病变肠管于横断面呈“同心圆征”或“靶征”，纵断面呈“套筒征”	病变肠壁显著增厚，多呈轻度均匀强化	肠腔内息肉状隆起，呈较均匀强化，相邻肠壁无增厚	肠腔内不规则混杂密度团块，包裹成团
继发表现	可继发肠梗阻	肠梗阻少见，可同时伴有淋巴结肿大或肝脾增大	较大者可继发肠套叠	常伴有肠梗阻

本例经验总结

最终结果：原发性肠套叠。

本例患者为婴幼儿，短时间突发哭闹、呕吐，查体发现腹部可触及腊肠样肿块，年龄及临床表现均符合原发性肠套叠，可能因发病持续时间短，未出现血便。临床拟诊肠套叠时，超声检查作为首选，可做到早期诊断，典型表现为横断面上“同心圆征”或“靶环征”。行空气灌肠复位可进一步明确诊断并治疗，注气后病变套入部呈“杯口征”，小肠全部充气提示复位成功。对于本例，CT仅表现为肠腔内软组织密度包块，未能明确显示出包块内卷入肠系膜脂肪等特异性征象，但其临床症状、超声及空气灌肠表现均具有特征性，结合其发病年龄，一般可及时做出原发性肠套叠的诊断。

（天津市儿童医院　闫　喆）

病例4　腹膜后实性占位

患儿女性，右腹部膨隆5天

临床情况

患者女性，4岁，腹部不适半个月，发现右腹部膨隆5天，腹部可触及坚硬包块。实验室检查：尿香草扁桃酸（VMA）42.75 μmol/24h。自发病以来一般情况差，贫血貌，体重下降约1kg。

影像检查

腹部CT+MPR检查（图8-4）。

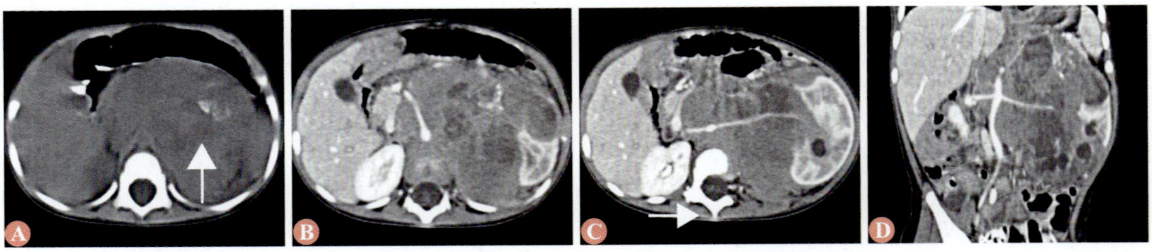

图8-4　A.轴位CT平扫显示左侧腹膜后区巨大软组织密度肿块，跨越中线生长，密度不均匀，其内可见斑片状不规则钙化（箭头）；B、C.轴位CT增强检查显示该肿物呈明显不均匀强化，内可见多发无强化坏死区。肿块包绕肠系膜上动脉、双肾动脉，左肾实质局部受侵。邻近左侧椎间孔扩大，肿物向椎管内延伸（箭头）；D.MPR显示该肿物的范围、包绕血管情况及其与周围结构的毗邻关系

腹膜后实性占位基本鉴别诊断

1. 神经母细胞瘤

- 临床特征：5岁以下儿童多见，发病高峰为2岁。腹部可触及坚硬肿块，转移出现较早，表现为头部包块、眼球突出、肝大、四肢痛等。90%~95%的患儿VMA和高香草酸（HVA）升高，是诊断本病的重要指标。
- 影像特征：肿瘤常跨中线生长，多呈分叶状或团块状，形态不规则，无包膜，75%~80%有钙化，其中砂粒状钙化较为有特征。肿瘤瘤体易发生出血、坏死、囊变。增强后肿瘤呈明显不均匀强化，囊变坏死区无强化。瘤体侵犯周围邻近结构，特别是包绕腹部大血管及其主要分支，形成血管“包埋征”。60%~70%患儿可发生区域淋巴结或远处转移，骨、脑、肝、肺等部位。部分病例可见肿瘤向椎管内侵犯生长，相应椎间孔扩大。
- 本病例考虑为神经母细胞瘤的符合点及不符合点：

  符合点：尿VMA升高；瘤体较大，跨越中线生长，内部可见坏死、囊变、钙化，增强后呈明显不均匀强化；出现血管“包埋征”并侵犯左肾，局部向椎管内延伸；

不符合点：发病年龄稍大于高峰年龄。

2. 肾母细胞瘤

- 临床特征：80%的患者于1~5岁发病，腹痛、腹部膨隆，部分病例可出现血尿。
- 影像特征：瘤体较大，呈膨胀生长，分外生型、中心型及肾外型。肿瘤内部易发生坏死、囊变、出血，部分伴有钙化，增强后呈明显不均匀强化，残肾呈“新月征”；肾实质及集合系统受压变形分离，肿瘤突破假包膜后可进入肾窦、肾内淋巴管和血管，侵犯肾盂、输尿管。部分病例可侵犯椎管或发生远处转移，以肺部转移灶最为常见。
- 本病例考虑为肾母细胞瘤的符合点及不符合点：

  符合点：好发年龄，瘤体较大且左肾受累，内部可见坏死囊变区及不规则钙化，增强后呈不均匀强化，肿瘤直接侵犯周围结构；

  不符合点：肿瘤主体位于腹膜后区，包绕腹主动脉周围，局部向椎管内延伸；侵犯左肾，但未出现残肾“新月征”。

3. 肾上腺皮质癌

- 临床特征：多发生于10岁以下，功能性皮质癌以女性较多，以皮质醇及伴随的男性化为特征，尿17酮类固醇升高。
- 影像特征：肾上腺区较大的分叶状混杂密度包块，内部可见坏死、出血，增强后呈明显不均匀强化，肿瘤可侵犯邻近结构或出现区域性淋巴结转移。
- 本病例考虑为肾上腺皮质癌的符合点及不符合点：

  符合点：瘤体较大，坏死多见，呈不均匀强化，常突破包膜向周围结构侵犯，可包埋邻近大血管；

  不符合点：无第二性征的表现，无尿17酮类固醇升高；出现血管“包埋征”，且局部向椎管内延伸。

4. 肾上腺嗜铬细胞瘤

- 临床特征：多见于年长儿，大多为良性。阵发性或持续性高血压，可伴有头痛、出汗、心悸。尿间羟肾上腺素（MN）和间羟去甲肾上腺素（NMN）阳性率达98%。
- 影像特征：肾上腺区圆形或椭圆形软组织包块，密度均匀或不均匀，增强早期瘤体实性部分呈明显强化，延迟持续强化。
- 本病例考虑为肾上腺嗜铬细胞瘤的符合点及不符合点：

  符合点：瘤体较大，瘤内可发生坏死、囊变，实性成分呈明显强化；

  不符合点：发病年龄偏小，无高血压。出现血管“包埋征”，且局部向椎管内延伸。

腹膜后实性占位四种主要疾病的鉴别诊断（表8-4）。

表8-4 腹膜后实性占位四种主要疾病的鉴别诊断

鉴别点	神经母细胞瘤	肾母细胞瘤	肾上腺皮质癌	肾上腺嗜铬细胞瘤
发病年龄及临床表现	5岁以下儿童多见，较早可发生转移	多于1~5岁之间发病，腹痛、腹胀、血尿	多发生于10岁以下，出现第二性征	多见于年长儿，出现阵发性或持续性高血压
实验室检查	尿VMA和HVA升高	无特殊	尿17酮类固醇升高	尿MN和NMN阳性率可达98%
强化方式	瘤体较大，跨越中线生长，内部见坏死、囊变及砂粒状钙化；增强后肿瘤呈不均匀强化	易发生坏死、囊变、出血，部分伴钙化；增强后肿瘤呈不均匀强化，见残肾明显强化	较大者内部可见坏死、出血；增强后呈明显不均匀强化；易侵犯周围结构	圆形或椭圆形软组织包块，较大者密度不均；增强早期瘤体实性部分呈明显强化，延迟持续强化
特征表现	"血管包埋征"；向椎管内侵犯	残肾"新月征"	肾上腺区占位伴有性早熟	延迟强化；包膜完整

本例病理结果及经验总结

最终病理结果：肾上腺神经母细胞瘤。

本例患者4岁，近期出现腹部膨隆，尿检VMA升高。CT检查发现腹膜后区实性占位，瘤体较大，内部可见坏死、囊变，伴有钙化，增强后肿瘤呈不均匀强化。瘤体跨中线生长并浸润左肾，包绕腹部大血管及其主要分支，局部向椎管内延伸。本例累及左肾，但主体仍位于腹膜后，未出现残肾"新月征"的表现。虽然诊断初期未发现有远处淋巴结、肝及骨骼的转移灶，但表现出较典型的血管"包埋征"和向椎管内延伸的CT征象，综合其发病年龄、临床实验室检查，仍需考虑神经母细胞瘤的诊断。

（天津市儿童医院　王立英）

病例5　髋关节病变

患儿男性，步态异常，右髋部不适1周

临床情况

患者男性，34个月，步态异常1年，右髋部不适1周。

影像检查

双髋关节X线平片及MRI检查（图8-5）。

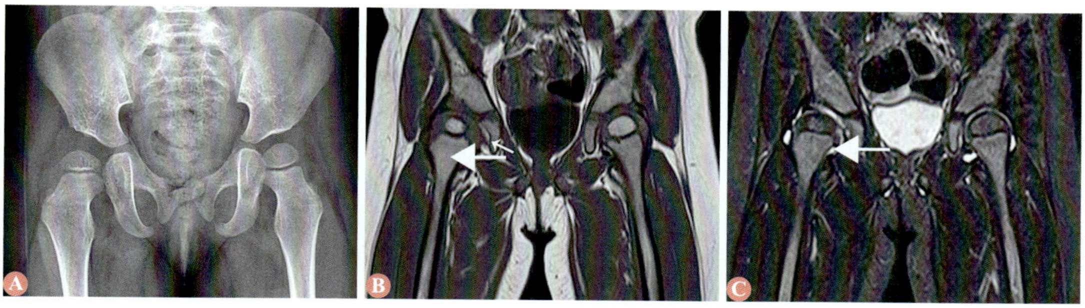

图8-5　A.双髋关节X线平片显示右侧髋臼角增大，髋臼窝变浅，右侧股骨头骨骺较对侧小，关节间隙较对侧稍增宽，股骨颈较粗短；B、C.双髋关节MR T_1WI及脂肪抑制序列（STIR）显示右侧股骨头骨骺较小（箭头），右侧髋臼窝浅，右髋关节腔内可见少量脂肪信号影（粗箭头）

儿童髋关节病变基本鉴别诊断

1. 发育性髋关节发育不良

- 临床特征：患儿站立和行走晚，单侧发育不良者表现为跛行，双侧者行走左右摇摆如鸭步；患儿学习行走后即出现症状，患肢短缩，髋外展受限。
- 影像特征：髋臼发育不良，髋臼浅平，髋臼角增大；股骨头骨骺出现晚且小；合并半脱位或脱位者，股骨头向外上方移位，shenton线不连续，脱位较久者，股骨头与髋臼上方形成假关节。CT上，三维重建可显示头臼球面关系失常，测量股骨前倾角增大。MRI上，显示股骨头骨骺软骨部分及骨骺发育均小，外形可不规则；关节脱位时可显示关节盂增生肥大并嵌于股骨头和髋臼之间；股骨头圆韧带肥大，关节腔内可见脂肪组织、增生的纤维组织；髋关节周围肌肉萎缩。
- 本病例考虑为发育性髋关节发育不良的符合点及不符合点：
  符合点：步态异常，髋臼角增大，股骨头骨骺小；
  不符合点：患儿年龄偏大，股骨头外移不明显。

2. 股骨头骨骺缺血坏死（Legg-Calve-perthes病）

- 临床特征：好发于3~14岁男孩，一般单侧受累，亦可双侧先后发病，表现为髋部疼痛、乏力和跛行，可有间歇性缓解。
- 影像特征：初期表现为股骨头轻度外移，髋关节间隙内侧略增宽，关节囊软组织肿胀；缺血期表现为股骨头骨骺变小，密度增高；碎裂期，股骨头碎裂，出现不规则透亮区，随后出现增生修复，修复期见新生骨形成，后遗症期股骨头变扁宽，呈蕈状，股骨颈短粗，头部向前下偏斜，髋臼上部平直；最终出现继发性退行性骨关节病。CT上，股骨头骨骺前侧皮质下“新月征”具有诊断特征；MRI早期可发现股骨头骨骺软骨下方不规则骨坏死区，信号不均匀。
- 本病例考虑为股骨头骨骺缺血坏死的符合点及不符合点：
  符合点：年龄、步态异常，股骨头骨骺小，内侧关节间隙略增宽；
  不符合点：髋臼角增大，MRI上股骨头骨骺信号均匀。

3. 幼年特发性关节炎

- 临床特征：可见于任何年龄，4岁以下多见。起病时可累及一个或多个关节，髋关节为常见受累关节，表现为关节肿胀、疼痛、活动受限。
- 影像特征：早期关节腔积液，关节间隙增宽，关节周围软组织肿胀，关节滑膜增厚，邻近骨髓水肿；关节周围骨质疏松，关节面毛糙，关节面下骨质破坏；晚期关节间隙变窄，关节面骨质破坏，关节纤维性或骨性强直。
- 本病例考虑为幼年特发性关节炎的符合点及不符合点：
  符合点：年龄，病变部位；
  不符合点：没有关节滑膜增厚、关节腔积液、关节周围软组织肿胀和关节面下骨髓水肿。

4. 化脓性关节炎

- 临床特征：急性发病，全身症状明显，高热、寒战，白细胞高，关节疼痛、肿胀、波动感，髋关节为好发部位。
- 影像特征：关节腔积液，关节周围软组织明显肿胀，骨髓水肿，继而关节软骨及软骨下骨质破坏，并新生骨增生硬化，以关节承重区显著；严重者可见死骨形成，关节病理性脱位或半脱位，脓液可从关节囊破入软组织形成脓腔。
- 本病例考虑为化脓性关节炎的符合点及不符合点：
  符合点：年龄，病变部位；
  不符合点：没有急性感染病史，没有关节腔积液、关节周围软组织肿胀及骨髓水肿。

儿童髋关节活动受限四种主要疾病的鉴别诊断（表8-5）。

表8–5　儿童髋关节活动受限四种主要疾病的鉴别诊断

鉴别点	发育性髋关节发育不良	股骨头骨骺缺血坏死	幼年特发性关节炎	化脓性关节炎
发病年龄	学步儿童	好发于3~14岁男孩	任何年龄，4岁以下多见	2岁以下婴幼儿
临床表现	站立行走晚，跛行，患肢缩短	髋部间歇性疼痛、乏力和跛行	关节肿胀、疼痛、活动受限	急性发病，高热、寒战，关节疼痛、肿胀
实验室检查	无异常	无异常	免疫指标异常，血沉、RF、ANA、ANCA等	白细胞高
影像特征	髋臼角增大，股骨头骨骺出现晚且小，合并半脱位或脱位	股骨头骨骺变小、碎裂，呈蕈状，皮质下新月征，股骨颈短粗，继发性退行性骨关节病	关节腔积液，关节滑膜增厚，邻近骨髓水肿；关节面下骨质破坏；晚期关节间隙变窄，关节纤维性或骨性强直	关节积液积脓、软组织肿胀，骨髓水肿，骨质破坏、增生硬化，死骨，软组织脓肿

本例诊断结果及经验总结

最终诊断结果：发育性髋关节发育不良。

本例患者自学步时即有步态异常，但因症状轻微，未引起重视。X线平片发现右侧髋臼较浅平，髋臼角大，右侧股骨头骨骺小于对侧，没有关节半脱位及脱位，MRI检查见股骨头信号均匀，没有关节软骨及软骨下骨破坏征象，右侧股骨头骨骺小，髋臼窝较小，关节腔内少量脂肪信号，符合Dunn Ⅰ级髋关节发育不良。Dunn Ⅰ级髋关节发育不良临床症状轻微，就诊时间较晚，影像表现缺乏特异性时，需要与其他常见的关节病变鉴别。

（天津市儿童医院　李　欣）